PHARMACY EDUCATION ELIGIBILITY TEST

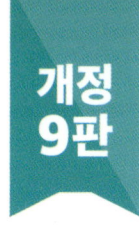
개정 9판

BEST SELECTION+ 플러스

물리추론 250제 | 문제편

메가엠디 자연과학추론연구소 지음

PEET에 적합한
국가시행시험 기출문제집

📖 기본문제	📚 연습문제	📘 PLUS 문제
국가시행시험 중 **PEET 유형 기본문항**	국가시행시험 중 **핵심개념 응용문항**	미출제영역 대비를 위한 **메가엠디 개발문항**

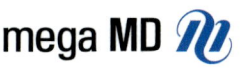

megaMD | 합격생 10명 중 8명은 메가엠디 유료 수강생

BEST SELECTION+ 플러스
물리추론 250제

발행	초판 1쇄 2011년 3월 31일
	9판 1쇄 2019년 11월 7일
펴낸곳	메가엠디㈜
연구개발	서민호
편집기획	한영미 김경희 김나래 홍현정 윤솔지 정용재
판매영업	최성준 김영호 이송이 이다정 최득수 강민구 윤지윤

출판등록	2007년 12월 12일 제 322-2007-000308호
주소	(06643) 서울시 서초구 효령로 321, 덕원빌딩 8층
문의	**도서** 070-4014-5145 / **인·현강** 1661-8587 / **팩스** 02-537-5144
홈페이지	www.megamd.co.kr

ISBN	978-89-6634-490-1
정가	23,000원

Copyright ⓒ 2011 메가엠디㈜

* 이 책에 대한 저작권은 메가엠디㈜에 있습니다.
* 이 책은 저작권법에 따라 보호받는 저작물이므로 무단전재와 무단복제 및 배포를 금지하며 책 내용의 전부 또는 일부를 이용하려면 반드시 저작권자와 출판권자의 서면동의를 받아야 합니다.

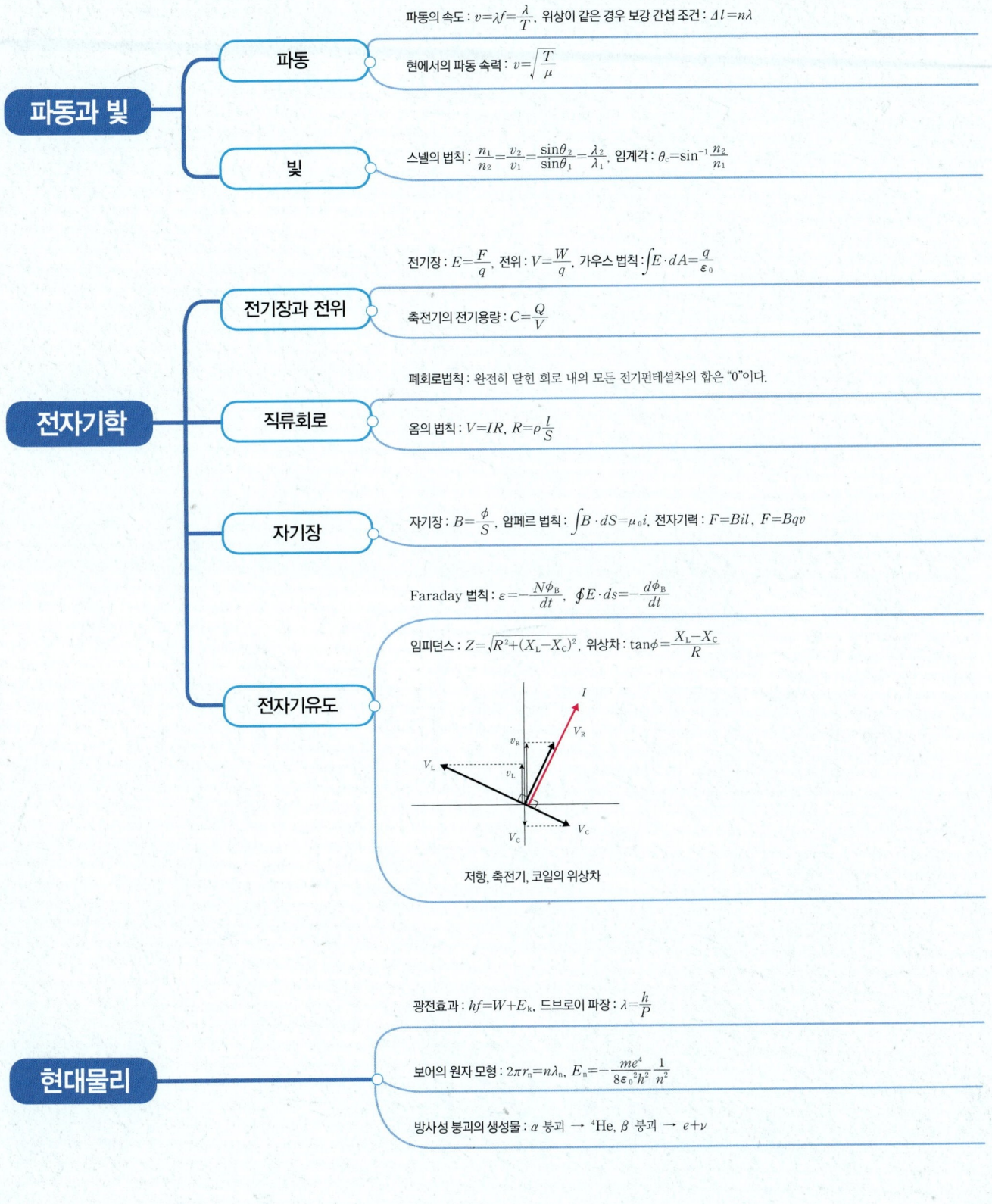

파동과 빛

파동
- 파동의 속도: $v = \lambda f = \dfrac{\lambda}{T}$, 위상이 같은 경우 보강 간섭 조건: $\Delta l = n\lambda$
- 현에서의 파동 속력: $v = \sqrt{\dfrac{T}{\mu}}$

빛
- 스넬의 법칙: $\dfrac{n_1}{n_2} = \dfrac{v_2}{v_1} = \dfrac{\sin\theta_2}{\sin\theta_1} = \dfrac{\lambda_2}{\lambda_1}$, 임계각: $\theta_c = \sin^{-1}\dfrac{n_2}{n_1}$

전자기학

전기장과 전위
- 전기장: $E = \dfrac{F}{q}$, 전위: $V = \dfrac{W}{q}$, 가우스 법칙: $\int E \cdot dA = \dfrac{q}{\varepsilon_0}$
- 축전기의 전기용량: $C = \dfrac{Q}{V}$

직류회로
- 폐회로법칙: 완전히 닫힌 회로 내의 모든 전기퍼텐셜차의 합은 "0"이다.
- 옴의 법칙: $V = IR$, $R = \rho \dfrac{l}{S}$

자기장
- 자기장: $B = \dfrac{\phi}{S}$, 암페르 법칙: $\int B \cdot dS = \mu_0 i$, 전자기력: $F = Bil$, $F = Bqv$

전자기유도
- Faraday 법칙: $\varepsilon = -\dfrac{N\phi_B}{dt}$, $\oint E \cdot ds = -\dfrac{d\phi_B}{dt}$
- 임피던스: $Z = \sqrt{R^2 + (X_L - X_C)^2}$, 위상차: $\tan\phi = \dfrac{X_L - X_C}{R}$

저항, 축전기, 코일의 위상차

현대물리
- 광전효과: $hf = W + E_k$, 드브로이 파장: $\lambda = \dfrac{h}{P}$
- 보어의 원자 모형: $2\pi r_n = n\lambda_n$, $E_n = -\dfrac{me^4}{8\varepsilon_0^2 h^2}\dfrac{1}{n^2}$
- 방사성 붕괴의 생성물: α 붕괴 → ^{4}He, β 붕괴 → $e + \nu$

활용 TIP!
물리추론의 기본적인 출제 키워드를 담아낸 마인드맵을 통해 문제를 보는 눈을 길러보자!
나만의 학습공간에 붙여두고 물리추론의 흐름을 익히는 것이 포인트!

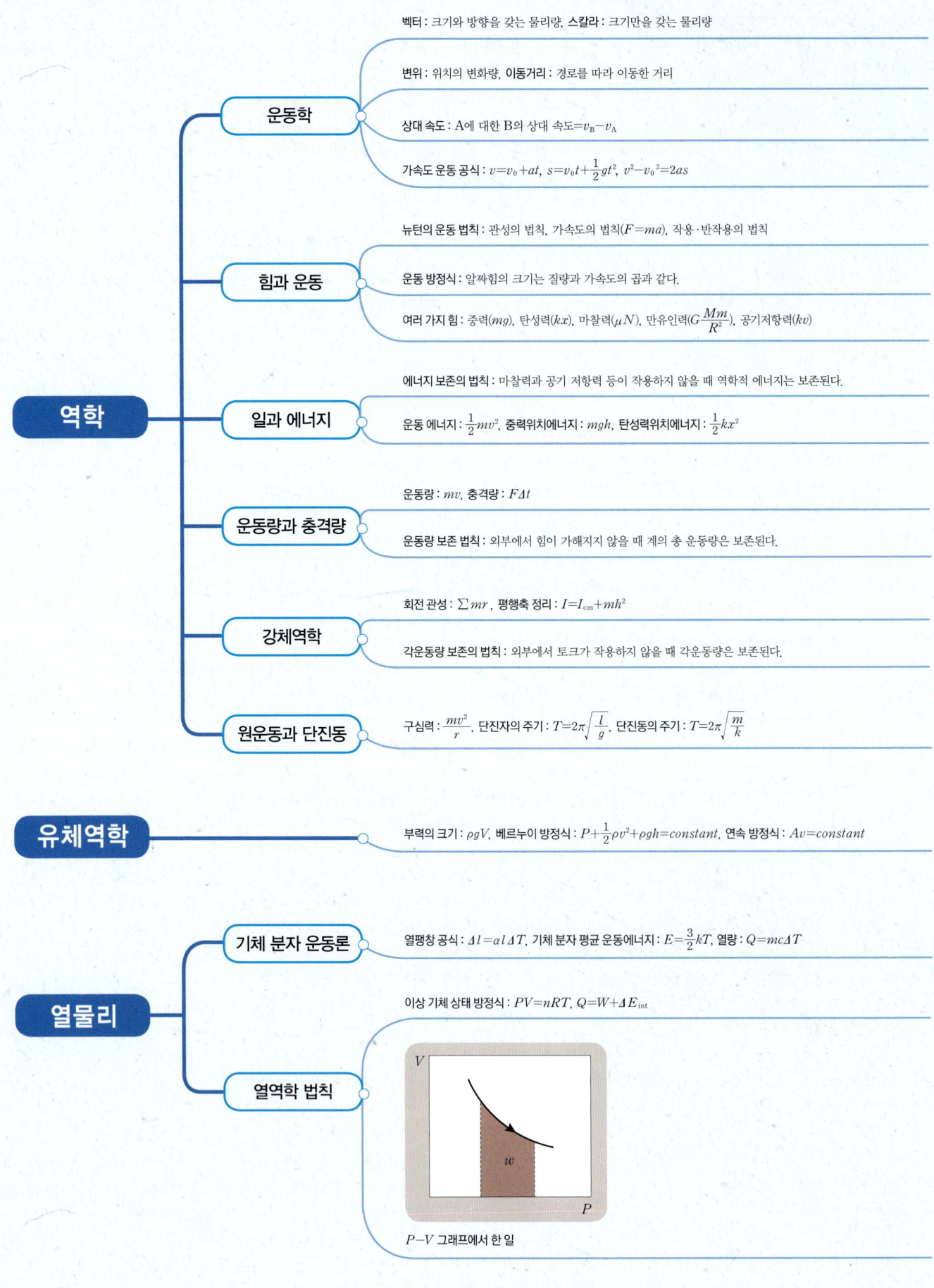

역학

운동학
- 벡터 : 크기와 방향을 갖는 물리량, 스칼라 : 크기만을 갖는 물리량
- 변위 : 위치의 변화량, 이동거리 : 경로를 따라 이동한 거리
- 상대 속도 : A에 대한 B의 상대 속도 $=v_B-v_A$
- 가속도 운동 공식 : $v=v_0+at$, $s=v_0t+\frac{1}{2}gt^2$, $v^2-v_0^2=2as$

힘과 운동
- 뉴턴의 운동 법칙 : 관성의 법칙, 가속도의 법칙($F=ma$), 작용·반작용의 법칙
- 운동 방정식 : 알짜힘의 크기는 질량과 가속도의 곱과 같다.
- 여러 가지 힘 : 중력(mg), 탄성력(kx), 마찰력(μN), 만유인력($G\frac{Mm}{R^2}$), 공기저항력(kv)

일과 에너지
- 에너지 보존의 법칙 : 마찰력과 공기 저항력 등이 작용하지 않을 때 역학적 에너지는 보존된다.
- 운동 에너지 : $\frac{1}{2}mv^2$, 중력위치에너지 : mgh, 탄성력위치에너지 : $\frac{1}{2}kx^2$

운동량과 충격량
- 운동량 : mv, 충격량 : $F\Delta t$
- 운동량 보존 법칙 : 외부에서 힘이 가해지지 않을 때 계의 총 운동량은 보존된다.

강체역학
- 회전 관성 : $\sum mr$, 평행축 정리 : $I=I_{cm}+mh^2$
- 각운동량 보존의 법칙 : 외부에서 토크가 작용하지 않을 때 각운동량은 보존된다.

원운동과 단진동
- 구심력 : $\frac{mv^2}{r}$, 단진자의 주기 : $T=2\pi\sqrt{\frac{l}{g}}$, 단진동의 주기 : $T=2\pi\sqrt{\frac{m}{k}}$

유체역학
- 부력의 크기 : ρgV, 베르누이 방정식 : $P+\frac{1}{2}\rho v^2+\rho gh=constant$, 연속 방정식 : $Av=constant$

열물리

기체 분자 운동론
- 열팽창 공식 : $\Delta l=a l \Delta T$, 기체 분자 평균 운동에너지 : $E=\frac{3}{2}kT$, 열량 : $Q=mc\Delta T$

열역학 법칙
- 이상 기체 상태 방정식 : $PV=nRT$, $Q=W+\Delta E_{int}$
- P-V 그래프에서 한 일

BEST SELECTION+ 플러스

물리추론 250제

메가엠디 자연과학추론연구소 지음

mega MD

메가엠디는
당신의 꿈을 응원합니다

megaMD Roots for You, Your Victory!

MEGAMD PEET SERIES						
개념 완성	기출 완성	문제풀이 완성			실전 완성	합격 완성
OX 문제집	**ALL ONE**	**BEST SELECTION⁺**	**단피트**	**MD for PEET**	**FINAL** 적중 모의고사	자기소개서 & 심층면접 **돋보이는 기술**
실전추론형 OX문제집	PEET 기출문제집	국가시행시험 기출문제집	단원별·단계별 문제집	PEET에 적합한 M·DEET 기출문제집	실전형 시험지 (7회)	자기소개서 & 심층면접 역전 전략

BEST SELECTION⁺

왜?
BEST SELECTION⁺ 인가?

검증된 국가시행시험 문제와
메가엠디 자연과학추론연구소가 만났다!

메가엠디 자연과학추론연구소는
2009년부터 PEET/M·DEET만 연구한 전문 연구소입니다

시작부터 헤매지 말고 검증된 문항만 풀자!

국가시행시험 문제 중 PEET 출제 유형에 맞는 문항을 선별하여
개인별 학습 진도에 따라 활용 가능하도록 단원별 구성

※ 국가시행시험이란? 대학수학능력시험, 고등학교 전국연합학력평가 (교육청, 평가원),
중등교원 임용시험, 변리사시험, 7급 공무원시험, 기술고시 등 국가에서 인정한 검증된 시험

달라진 2단계 구성, 완벽한 출제 범위

PEET에 출제되는 주요 개념을 확인하고 문제에 직접 적용/응용해보는
기본문제와 연습문제는 물론, 국가시행시험에서 미출제된 영역까지 PLUS 구성

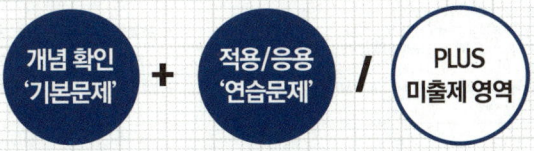

기본 완성을 위한 특별 부록 "개념마인드맵"

PEET 출제 범위에 해당하는 주요 내용을
한눈에 볼 수 있는 과목별 개념마인드맵 제공

PEET vs 국가시행시험

MEGAMD PEET

국가시행시험 기출문제, PEET 준비에 도움이 될까?

PEET 출제 경향을 분석해보면 국가시행시험의 기출문제와 비슷한 경우가 많다.
이는 일부 출제 범위가 동일하여, 문항에 활용되는 실험 자료나 그래프, 그림 등이 유사하기 때문이다.
특히 대학수학능력시험과 중등교원 임용시험의 경우 PEET와 난이도 차이를 보이기는 하나 주어진 문제 상황은 매우 흡사하다.
BEST SELECTION PLUS는 메가엠디 자연과학추론연구소에서 PEET 출제 경향과
매우 유사한 국가시행시험 문항만을 선별하여 단원별로 구성하였다.

생물추론 VS

2020학년도 PEET 생물추론 19번 | **2005학년도 고등고시시험**

2020학년도 PEET 생물추론 19번 문제와 2005학년도 고등고시시험 문제는 모두 생식과 발생 단원의 발생 파트에서
출제된 문제로, 양서류 초기 배아에서 중배엽 유도에 대한 실험을 분석한 후 중배엽 형성 기작과 관련하여 추론하는 형식을 하고 있다.
2005학년도 고등고시시험 문제에서 제시된 실험은 2020학년도 PEET 생물추론 문제가 제시한 실험과 매우 유사하며,
이들 실험을 통해 양서류 초기 배아에서 식물극조직의 유도로 동물극조직에서 중배엽이 형성된다는 것을 추론할 수 있다.
2005학년도 고등고시시험 문제를 통해 중배엽 유도 실험에 대한 분석방법과 형성기작에 대해 잘 숙지하였다면,
PEET 본고사의 문제도 잘 해결할 수 있다.

PEET vs 국가시행시험

일반화학추론 VS

2020학년도 PEET 일반화학추론 2번

2. 다음은 25℃에서 탄소(C)와 관련된 반응의 열화학 반응식이다.

○ $2CO(g) \rightarrow 2C(s, 흑연) + O_2(g)$ $\Delta H° = a$ kJ/mol
○ $CO_2(g) \rightarrow C(s, 다이아몬드) + O_2(g)$ $\Delta H° = b$ kJ/mol
○ $2CO(g) + O_2(g) \rightarrow 2CO_2(g)$ $\Delta H° = c$ kJ/mol

25℃에서 C(s, 다이아몬드)의 표준 생성 엔탈피(kJ/mol)는? [3점]

① $-\frac{1}{2}a + b + \frac{1}{2}c$ ② $-\frac{1}{2}a - b - \frac{1}{2}c$
③ $-a + 2b + c$ ④ $a + b - \frac{1}{2}c$
⑤ $a + b - c$

2018학년도 9월 수능모의평가 화학Ⅱ 9번

151. [기본] 2018학년도 9월 대학수학능력시험 모의평가

다음은 25℃, 1기압에서 3가지 열화학 반응식이다.

• $C_3H_8(g) + 5O_2(g) \rightarrow 3CO_2(g) + 4H_2O(l)$ $\Delta H = a$
• $C(s, 흑연) + O_2(g) \rightarrow CO_2(g)$ $\Delta H = b$
• $2H_2(g) + O_2(g) \rightarrow 2H_2O(l)$ $\Delta H = c$

25℃, 1기압에서 이에 대한 설명으로 옳은 것만을 <보기>에서 있는 대로 고른 것은?

<보기>
ㄱ. $C_3H_8(g)$의 연소 엔탈피(ΔH)는 a이다.
ㄴ. $C_3H_8(g)$의 생성 엔탈피(ΔH)는 $2c + 3b - a$이다.
ㄷ. 1몰의 $H_2O(l)$이 가장 안정한 성분 원소로 분해될 때, 엔탈피 변화(ΔH)는 $-c$이다.

① ㄱ   ② ㄷ   ③ ㄱ, ㄴ
④ ㄴ, ㄷ   ⑤ ㄱ, ㄴ, ㄷ

2020학년도 PEET 일반화학추론 2번은 서로 다른 세 가지 화학 반응 엔탈피에 헤스의 법칙을 적용하여 다이아몬드의 표준 생성 엔탈피를 계산하는 문항이다. 이와 동일하게 2018학년도 9월 수능모의평가 화학Ⅱ 9번에서도 서로 다른 세 가지 화학 반응의 반응 엔탈피를 계산하는 문항이 출제되었다. 이를 통하여 헤스의 법칙과 표준 상태의 안정한 원소에 대해 잘 숙지하였다면 PEET 본고사의 문제도 충분히 해결할 수 있다.

물리추론 VS

2020학년도 PEET 물리추론 13번

13. 표는 구형 흑체 A, B, C의 표면적, 표면의 절대 온도, 복사하는 전자기파 중 세기가 가장 큰 전자기파의 파장 λ_m을 나타낸 것이다.

흑체	표면적	온도	λ_m
A	S	$2T$	λ_A
B	S	$3T$	λ_B
C	$2S$	$3T$	λ_C

이에 대한 설명으로 옳은 것만을 <보기>에서 있는 대로 고른 것은? [5점]

<보 기>
ㄱ. $\lambda_B = \frac{2}{3}\lambda_A$이다.
ㄴ. 흑체 표면에서 단위 시간당 단위 면적당 복사하는 에너지는 B가 A의 $\frac{27}{8}$배이다.
ㄷ. 흑체 표면 전체에서 단위 시간당 복사하는 에너지는 C가 B의 2배이다.

① ㄱ   ② ㄴ   ③ ㄷ
④ ㄱ, ㄴ   ⑤ ㄱ, ㄷ   ⑥ ㄴ, ㄷ
⑦ ㄱ, ㄴ, ㄷ

2018학년도 대학수학능력시험 물리Ⅱ 5번

231. [연습] 2018학년도 수능 물리Ⅱ

그림은 반지름이 각각 $2R$, R, R인 구형 흑체 A, B, C를, 표는 흑체 표면의 절대 온도와 흑체가 복사하는 전자기파 중 세기가 가장 큰 전자기파의 파장 λ_{max}를 나타낸 것이다.

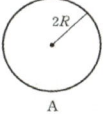 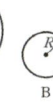 

A   B   C

흑체	절대 온도	λ_{max}
A	T	λ_A
B	T	λ_B
C	$2T$	λ_C

이에 대한 설명으로 옳은 것만을 <보기>에서 있는 대로 고른 것은?

<보기>
ㄱ. $\lambda_B = \lambda_C$이다.
ㄴ. 흑체 표면에서 단위 시간당, 단위 면적당 복사하는 에너지는 A가 C보다 크다.
ㄷ. 흑체 표면 전체에서 단위 시간당 복사하는 에너지는 A가 B보다 크다.

① ㄱ   ② ㄷ   ③ ㄱ, ㄴ
④ ㄴ, ㄷ   ⑤ ㄱ, ㄴ, ㄷ

2020학년도 PEET 물리추론 13번 문제는 흑체 복사에서 서로 다른 세 가지 구형 물체의 파장 최댓값과 복사하는 에너지를 묻는 지문을 제시하고 있다. 이와 유사하게 2018학년도 대학수학능력시험 물리Ⅱ 5번 문제에서도 동일한 내용에 대해서 세 물체의 반지름으로 나타내고 있다. 이를 통해 흑체 복사하는 상황에 대해 잘 숙지하였다면 PEET 본고사의 문제도 충분히 해결할 수 있다.

교재 구성

MEGAMD PEET

BEST SELECTION⁺
어떻게 구성되어 있을까

문제편

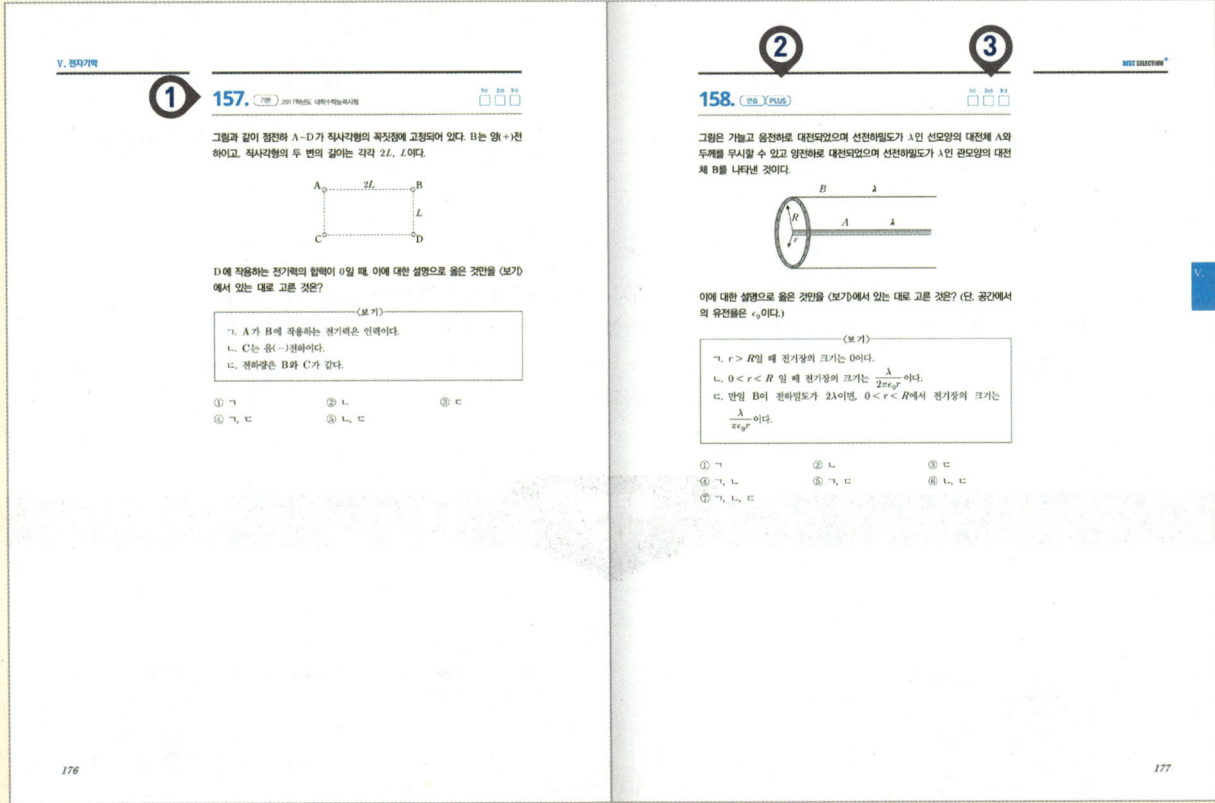

① 기본문제 & 연습문제
학습 주안점에 따라 기본과 연습으로 구분된 문제들을
풀어보면서 PEET에 적합한 국가시행시험문제를 폭넓게 학습

- **기본** 국가시행시험문제 중 PEET에 출제되는 **기본 개념을 확인하는 문제**
- **연습** 국가시행시험문제 중 PEET의 **핵심 개념을 응용하여 연습하는 문제**

② PLUS 문제 [PLUS]
PEET 전 범위를 학습할 수 있도록 국가시행시험에서
미출제된 영역은 메가엠디 자연과학추론연구소의
개발 문항으로 추가 구성

③ 1 X 3 학습법
문제 유형 및 출제 경향을 완벽하게 파악할 수
있도록 메가엠디가 제안하는 PEET 고득점 학습법

교재 구성

▎해설편

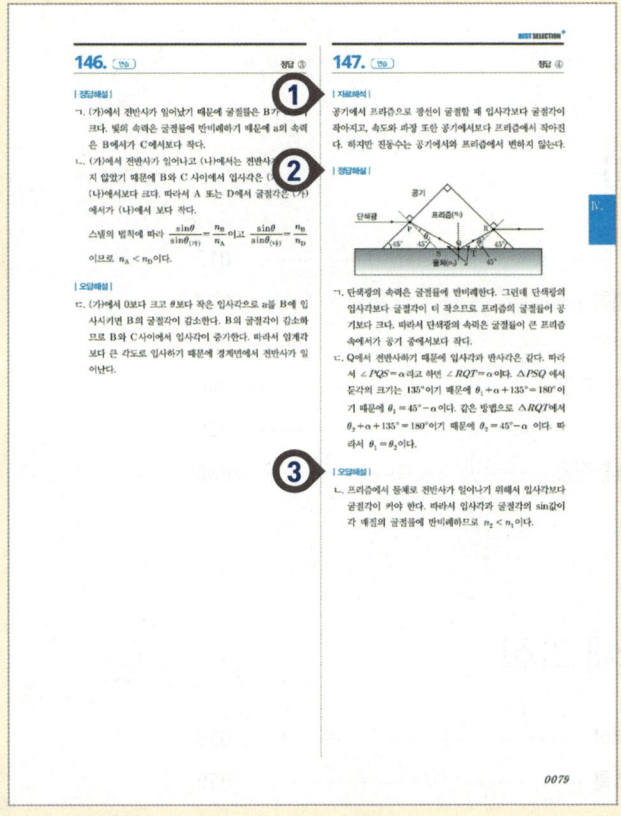

① 자료해석
해당 문항의 핵심 내용을 설명한 자료해석으로
문항의 출제의도와 학습 주안점 파악

② 정답해설
출제자의 의도에 근거하여 문제의 정답을 찾는
방법과 정답이 도출되는 과정을 담은 상세한 해설로
실제 시험에서 답을 찾아내는 훈련

③ 오답해설
정답이 아닌 오답에 대한 근거를 짚어보고
오답을 걸러내는 연습을 반복

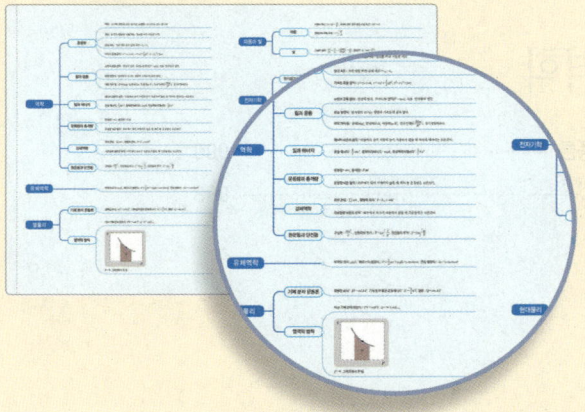

[특별부록]
개념마인드맵

출제 범위에 해당하는 주요 내용을
한눈에 볼 수 있는 과목별 개념마인드맵으로
PEET의 기본기를 탄탄하게 완성

목차

MEGAMD PEET

BEST SELECTION⁺

◆ **PEET vs 국가시행시험** | 국가시행시험 기출문제, PEET 준비에 도움이 될까?
◆ **교재 구성** | **BEST SELECTION⁺** 어떻게 구성되어 있을까?

PART
I. 역학

1	운동학	012
2	운동의 법칙	022
3	일과 에너지	031
4	운동량과 충격량	040
5	강체역학	050
6	원운동과 단진동	058

PART
II. 유체역학

7	유체 정역학	070
8	유체 동역학	075

PART
III. 열역학

9	기체분자운동론	080
10	열역학 법칙	098

목차

PART IV. 파동과 빛

11 파동 ······ 118
12 빛 ······ 143

PART V. 전자기학

13 전기장과 전위 ······ 170
14 직류회로 ······ 186
15 자기장과 전자기력 ······ 202
16 전자기유도와 교류 ······ 218

PART VI. 현대물리학

17 양자물리 ······ 242
18 원자모형과 원자핵 ······ 257

빠른답 찾기 ······ 273

BEST SELECTION⁺

물리추론 250제

MEGAMD
PHARMACY EDUCATION ELIGIBILITY TEST

PART I

역학

1 운동학
2 운동의 법칙
3 일과 에너지
4 운동량과 충격량
5 강체역학
6 원운동과 단진동

I. 역학

1. 운동학

001. 〔기본〕 2017학년도 6월 대학수학능력시험 모의평가

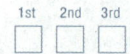

그림과 같이 $2\,\mathrm{m/s}$로 등속도 운동하는 무빙워크 위에 서 있는 영희가 $t=0$일 때 기준선 P를 통과하는 순간 P에 정지해 있던 철수가 등가속도 직선 운동을 시작한다. 이후, 철수와 영희는 P에서 $40\,\mathrm{m}$ 떨어진 기준선 Q를 동시에 통과한다.

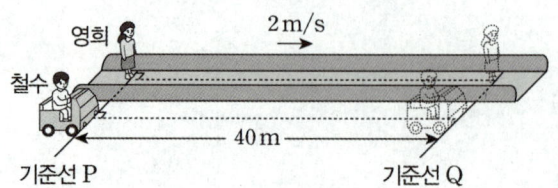

이에 대한 설명으로 옳은 것만을 〈보기〉에서 있는 대로 고른 것은?

―〈보기〉―
ㄱ. 철수의 가속도의 크기는 $0.4\,\mathrm{m/s^2}$이다.
ㄴ. $t=0$부터 $t=10$초까지 이동한 거리는 영희가 철수의 2배이다.
ㄷ. $t=10$초일 때, 철수의 속력은 $2\,\mathrm{m/s}$이다.

① ㄱ ② ㄴ ③ ㄷ
④ ㄱ, ㄴ ⑤ ㄴ, ㄷ

002.

그림은 수평면의 동일 지점에서 던져진 공 A, B, C가 수평면에 도달할 때까지 각각의 운동 경로를 나타낸 것이다. B와 C는 처음 속력이 같았고, h는 C의 최고점 높이이다.

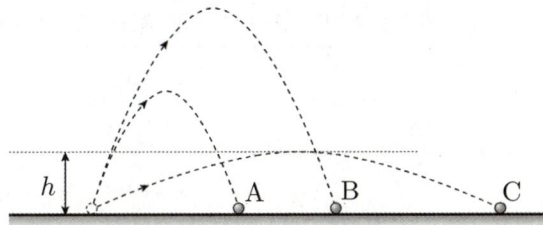

A, B, C의 운동에 대한 옳은 설명만을 〈보기〉에서 있는 대로 고른 것은? (단, 공기 저항은 무시한다.)

―〈보기〉―
ㄱ. 높이가 h인 곳을 지날 때의 속력은 B와 C가 서로 같다.
ㄴ. 던져진 후 수평면에 도달할 때까지 걸린 시간은 B가 가장 길다.
ㄷ. 던져진 후 높이 h까지 올라가는 데 걸린 시간은 A가 가장 길다.

① ㄱ ② ㄷ ③ ㄱ, ㄴ
④ ㄴ, ㄷ ⑤ ㄱ, ㄴ, ㄷ

003. 기본 2020학년도 6월 물리 II

xy평면에서 질량이 1 kg인 물체가 포물선 운동을 하고 있다. 물체에 작용하는 알짜힘의 크기는 2N이고 방향은 $+x$방향이다. 표는 물체가 원점을 지나는 순간 물체의 속도의 x성분 v_x와 y성분 v_y를 나타낸 것이다.

원점을 지나는 순간 물체의 속도	
v_x	v_y
-2m/s	1 m/s

물체의 운동 경로를 나타낸 것으로 가장 적절한 것은?

①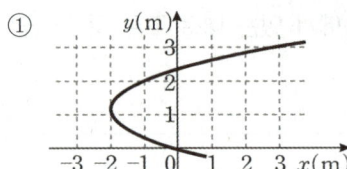

②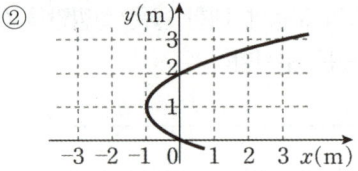

③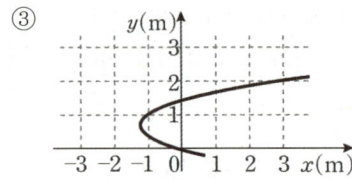

④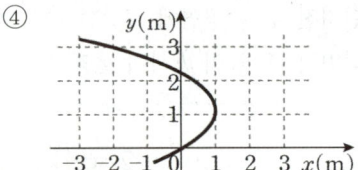

⑤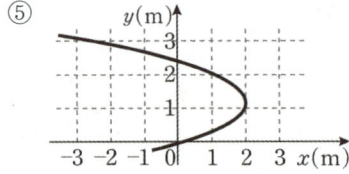

004. 2019학년도 대학수학능력시험

그림과 같이 기준선에 정지해 있던 자동차가 출발하여 직선 경로를 따라 운동한다. 자동차는 구간 A에서 등가속도, 구간 B에서 등속도, 구간 C에서 등가속도 운동한다. A, B, C의 길이는 모두 같고, 자동차가 구간을 지나는 데 걸린 시간은 A에서가 C에서의 4배이다.

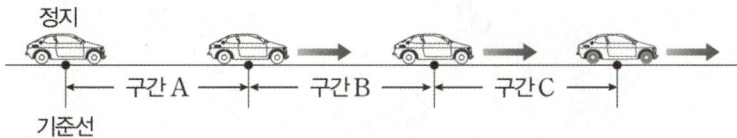

자동차의 운동에 대한 설명으로 옳은 것만을 〈보기〉에서 있는 대로 고른 것은? (단, 자동차의 크기는 무시한다.)

──〈보기〉──
ㄱ. 평균 속력은 B에서가 A에서의 2배이다.
ㄴ. 구간을 지나는 데 걸린 시간은 B에서가 C에서의 2배이다.
ㄷ. 가속도의 크기는 C에서가 A에서의 8배이다.

① ㄱ
② ㄷ
③ ㄱ, ㄴ
④ ㄴ, ㄷ
⑤ ㄱ, ㄴ, ㄷ

005. 2019학년도 9월 물리 Ⅱ

그림과 같이 높이가 h인 지점에서 물체 A를 수평 방향으로, $2h$인 지점에서 물체 B를 비스듬한 방향으로 동시에 던졌다. A, B는 포물선 운동을 하여 수평면에 같은 속력으로 동시에 도달하였다. A, B의 수평 이동 거리는 각각 $2R$, R이다.

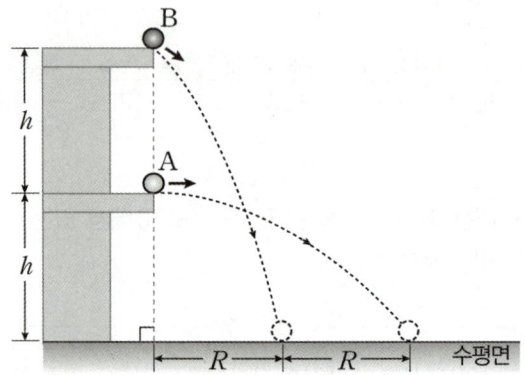

R는? (단, 물체의 크기는 무시한다.)

① $\sqrt{\dfrac{1}{3}}\,h$ ② $\sqrt{\dfrac{2}{3}}\,h$ ③ $\sqrt{\dfrac{4}{3}}\,h$
④ $\sqrt{\dfrac{5}{3}}\,h$ ⑤ $\sqrt{\dfrac{8}{3}}\,h$

006. 연습 2017학년도 대학수학능력시험

그림과 같이 수평면으로부터 높이가 h인 점 p에서 물체 A를 수평 방향과 $45°$의 각을 이루며 v_0의 속력으로 던진 순간, p의 연직 아래 수평면 위의 점 q에 정지해 있던 물체 B가 등가속도 운동을 시작하였다. A는 포물선 운동을 하여 B와 동시에 수평면 위의 점 r에 도달하며, A의 최고점의 높이는 수평면으로부터 $\frac{9}{8}h$이다.

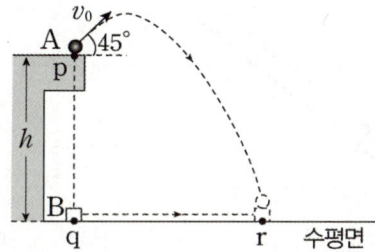

B의 가속도의 크기는? (단, 중력 가속도는 g이고, 물체의 크기는 무시한다.)

① $\frac{1}{3}g$ ② $\frac{1}{2}g$ ③ $\frac{2}{3}g$

④ $\frac{3}{4}g$ ⑤ g

007. 2020학년도 6월 물리

그림과 같이 수평면에서 운동하던 물체가 왼쪽 빗면을 따라 올라간 후 곡선 구간을 지나 오른쪽 빗면을 따라 내려온다. 물체가 왼쪽 빗면에서 거리 L_1과 L_2를 지나는 데 걸린 시간은 각각 t_0으로 같고, 오른쪽 빗면에서 거리 L_3을 지나는 데 걸린 시간은 $\dfrac{t_0}{2}$이다.

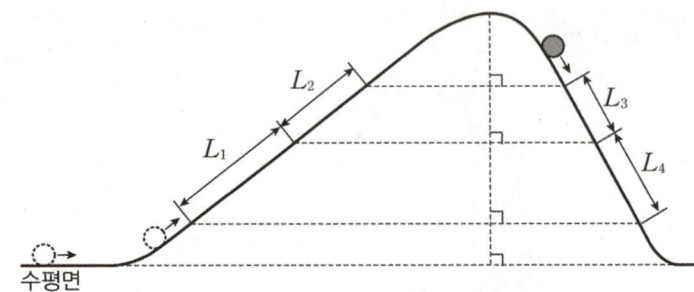

$L_2 = L_4$일 때, $\dfrac{L_1}{L_3}$은? (단, 물체의 크기, 마찰과 공기 저항은 무시한다.)

① $\dfrac{3}{2}$ ② $\dfrac{5}{2}$ ③ 3

④ 4 ⑤ 6

그림과 같이 경사각이 45°인 경사면 위의 점 P에서 물체 A, B를 동시에 발사하였더니 B가 최고점에 도달하는 순간, A는 B와 만났다. A는 경사면과 θ의 각을 이루며 발사되어 포물선 운동을 하고, B는 경사면을 따라 등가속도 직선 운동을 한다.

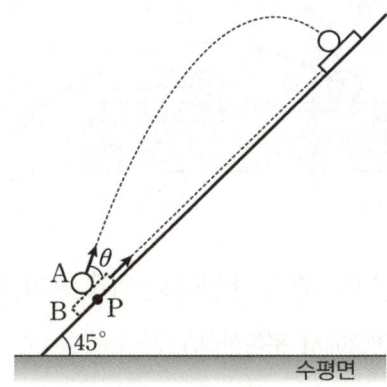

$\tan\theta$는? (단, A와 B의 크기, 마찰은 무시한다.)

① $\dfrac{1}{6}$ ② $\dfrac{1}{5}$ ③ $\dfrac{1}{4}$

④ $\dfrac{1}{3}$ ⑤ $\dfrac{1}{2}$

009. 연습 2019학년도 수능 물리 II

그림과 같이 마찰이 없는 수평면에서 물체 A가 수평면과 30°의 각을 이루며 $2v$의 속력으로 던져진 순간, 물체 B가 수평 방향으로 v의 속력으로 발사된다. 포물선 운동을 하는 A와 수평면을 떠나 포물선 운동을 하는 B는 지면상의 점 P에 동시에 도달한다. 수평면의 높이는 H이고, B가 수평면에서 이동한 거리는 L이다.

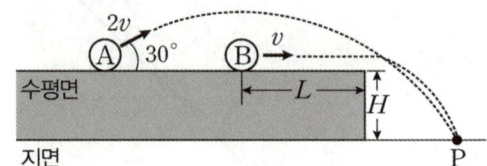

$H = \dfrac{8v^2}{9g}$ 일 때, L은? (단, 중력 가속도는 g이고, A와 B의 크기는 무시하며, A와 B는 동일 연직면상에서 운동한다.)

① $\dfrac{9v^2}{5g}$ ② $\dfrac{7v^2}{4g}$ ③ $\dfrac{5v^2}{3g}$

④ $\dfrac{4v^2}{3g}$ ⑤ $\dfrac{5v^2}{4g}$

010. 2018학년도 수능 물리 II

그림과 같이 입자가 x축과 θ의 각을 이루며 v의 속력으로 원점 O에 입사한 후, 일정한 힘을 받아 xy 평면에서 포물선 운동을 하여 x축에 수직인 방향으로 x축 상의 점 q에 도달한다. 입자가 점 p를 지날 때 x축과 입자 사이의 거리는 최대이고, O에서 p까지 운동하는 데 걸린 시간은 t_0이다.

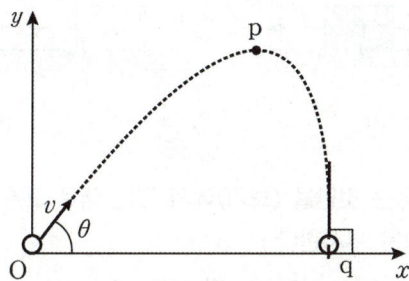

이에 대한 설명으로 옳은 것만을 〈보기〉에서 있는 대로 고른 것은?

─〈보기〉─

ㄱ. 입자의 가속도의 방향은 $-y$ 방향이다.
ㄴ. q에서 입자의 속력은 $v\sin\theta$이다.
ㄷ. p에서 q까지 입자가 운동하는 데 걸린 시간은 t_0이다.

① ㄴ ② ㄷ ③ ㄱ, ㄴ
④ ㄱ, ㄷ ⑤ ㄴ, ㄷ

011. 2019학년도 6월 물리 I

그림 (가)는 물체 A와 B를, (나)는 물체 A와 C를 각각 실로 연결하고 수평 방향의 일정한 힘 F로 당기는 모습을 나타낸 것이다. 질량은 C가 B의 3배이고, 실은 수평면과 나란하다. 등가속도 직선 운동을 하는 A의 가속도의 크기는 (가)에서가 (나)에서의 2배이다.

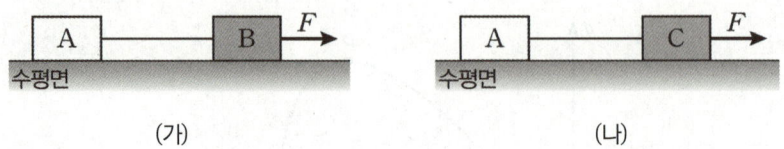

(가)   (나)

이에 대한 설명으로 옳은 것만을 <보기>에서 있는 대로 고른 것은? (단, 실의 질량, 마찰과 공기 저항은 무시한다.)

―<보기>―
ㄱ. A의 질량은 B의 질량과 같다.
ㄴ. C에 작용하는 알짜힘의 크기는 B에 작용하는 알짜힘의 크기의 3배이다.
ㄷ. (가)에서 실이 A를 당기는 힘의 크기는 (나)에서 실이 C를 당기는 힘의 크기와 같다.

① ㄱ ② ㄴ ③ ㄱ, ㄷ
④ ㄴ, ㄷ ⑤ ㄱ, ㄴ, ㄷ

012.

그림 (가)와 같이 질량이 각각 $3m$, $2m$, $4m$인 물체 A, B, C가 실로 연결된 채 정지해 있다. 실 p, q는 빗면과 나란하다. 그림 (나)는 (가)에서 p가 끊어진 후, A, B, C가 등가속도 운동하는 모습을 나타낸 것이다.

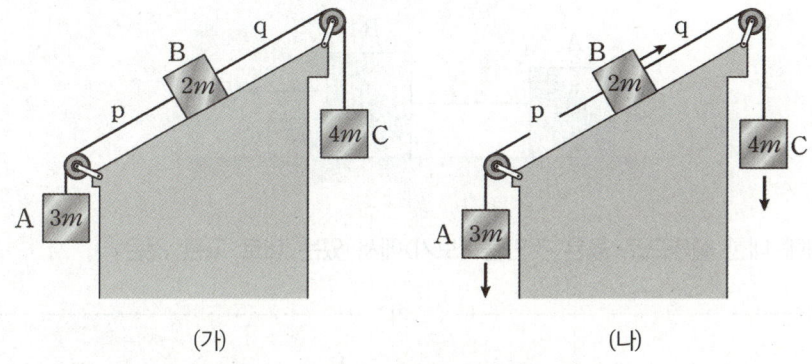

(가)   (나)

(나)의 상황에 대한 설명으로 옳은 것만을 〈보기〉에서 있는 대로 고른 것은? (단, 중력 가속도는 g이고, 실의 질량, 모든 마찰과 공기 저항은 무시한다.)

〈보기〉
ㄱ. 가속도의 크기는 A가 B의 2배이다.
ㄴ. A에 작용하는 알짜힘의 크기는 C에 작용하는 알짜힘의 크기보다 작다.
ㄷ. q가 B를 당기는 힘의 크기는 mg이다.

① ㄱ   ② ㄴ   ③ ㄱ, ㄷ
④ ㄴ, ㄷ   ⑤ ㄱ, ㄴ, ㄷ

013. 기본 PLUS

그림은 마찰이 없는 수평면 위에 질량이 각각 $3m$, $2m$, m인 A, B, C를 지면에 평행하고 일정한 힘 F로 끌고 있는 것을 나타낸 것이다. A와 B는 가는 줄로 연결되어 있고, B와 C는 붙어 있다.

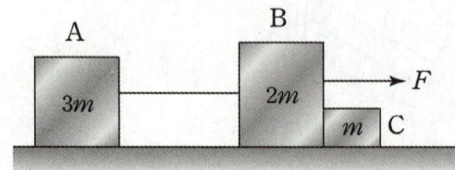

이에 대한 설명으로 옳은 것만을 〈보기〉에서 있는 대로 고른 것은?

〈보기〉

ㄱ. C에 작용하는 알짜힘의 크기는 A의 $\frac{1}{3}$배이다.

ㄴ. 실에 걸린 장력의 크기는 $\frac{1}{3}F$이다.

ㄷ. B의 가속도의 크기는 $\frac{F}{6m}$이다.

① ㄱ ② ㄴ ③ ㄷ
④ ㄱ, ㄴ ⑤ ㄱ, ㄷ ⑥ ㄴ, ㄷ
⑦ ㄱ, ㄴ, ㄷ

014. 기본 PLUS

그림은 마찰이 없는 수평면에 질량이 m_x, $2\,\text{kg}$, $1\,\text{kg}$인 물체 A, B, C를 가는 실로 연결한 뒤 $14N$의 힘으로 잡아당기는 것을 나타낸 것이다. 이때 A와 B 사이에 작용하는 장력의 크기는 B와 C사이에 작용하는 장력의 크기에 $\dfrac{2}{3}$ 배이다.

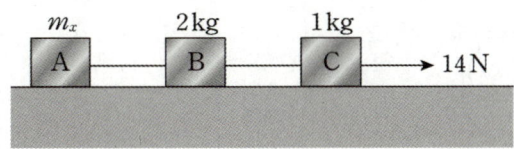

m_x의 값으로 가장 적당한 것은? (단, 실의 질량은 무시한다.)

① $1\,\text{kg}$ ② $2\,\text{kg}$ ③ $3\,\text{kg}$
④ $4\,\text{kg}$ ⑤ $6\,\text{kg}$

015. 2017학년도 9월 대학수학능력시험 모의평가

그림 (가)는 물체 A, B, C를 실 p, q로 연결한 후, 손이 A에 연직 방향으로 일정한 힘 F를 가해 A, B, C가 정지한 모습을 나타낸 것이다. 그림 (나)는 (가)에서 A를 놓은 순간부터 물체가 운동하여 C가 지면에 닿고 이후 B가 C와 충돌하기 전까지 A의 속력을 시간에 따라 나타낸 것이다.

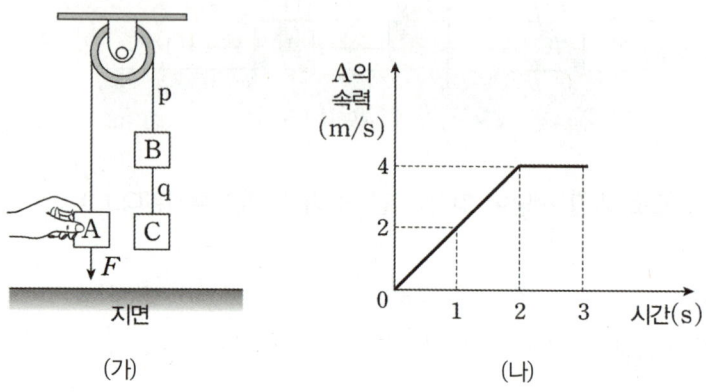

(가)　　　　　　　(나)

이에 대한 설명으로 옳은 것만을 〈보기〉에서 있는 대로 고른 것은? (단, 중력 가속도는 $10\,\text{m/s}^2$이고, 모든 마찰과 공기 저항은 무시한다.)

―〈보기〉―
ㄱ. F의 크기는 C에 작용하는 중력의 크기와 같다.
ㄴ. 질량은 A가 C의 2배이다.
ㄷ. 1초일 때, p가 B를 당기는 힘의 크기는 q가 B를 당기는 힘의 크기보다 크다.

① ㄱ　　　② ㄷ　　　③ ㄱ, ㄴ
④ ㄴ, ㄷ　　⑤ ㄱ, ㄴ, ㄷ

016. 2017학년도 대학수학능력시험

그림 (가)는 0초일 때 정지해 있던 물체 A, B, C가 실로 연결된 채 등가속도 운동을 하다가 2초일 때 A와 B를 연결하고 있던 실이 끊어진 후 A, B, C가 등가속도 운동을 하고 있는 것을, (나)는 시간에 따른 B의 속력을 나타낸 것이다. 질량은 A가 C보다 크고, B의 질량은 m이다.

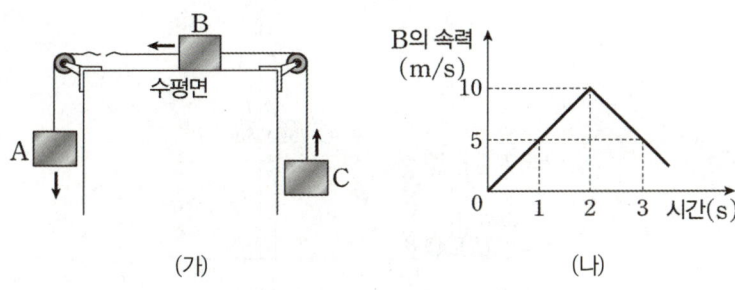

(가)　　　　　　　(나)

이에 대한 설명으로 옳은 것만을 〈보기〉에서 있는 대로 고른 것은? (단, 중력 가속도는 $10\,\mathrm{m/s^2}$이고, 모든 마찰과 공기 저항은 무시한다.)

---〈보기〉---

ㄱ. C의 운동 방향은 1초일 때와 3초일 때가 서로 반대이다.
ㄴ. 질량은 A가 C의 4배이다.
ㄷ. C의 역학적 에너지는 3초일 때가 2초일 때보다 크다.

---

① ㄱ　　　　② ㄴ　　　　③ ㄷ
④ ㄱ, ㄴ　　　⑤ ㄴ, ㄷ

017. 연습 2017학년도 대학수학능력시험

그림과 같이 질량 m인 놀이 기구가 올라갔다 내려온다. 지면에 정지해 있던 놀이 기구에 $t=0$부터 $t=T$까지는 중력과 크기 $3mg$의 일정한 힘이 작용하고, $t=T$부터 $t=4T$까지는 중력만 작용하다가 $t=4T$부터 지면에 도달할 때까지는 중력과 크기 F의 일정한 힘이 작용한다.

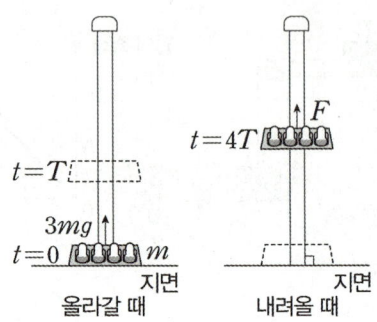

지면에 도달할 때, 놀이 기구의 속력이 0이 되게 하는 F는? (단, 모든 힘은 연직 방향으로 작용하며, 중력 가속도는 g이고, 모든 마찰과 공기 저항은 무시한다.)

① $\dfrac{12}{11}mg$ ② $\dfrac{10}{9}mg$ ③ $\dfrac{8}{7}mg$

④ $\dfrac{6}{5}mg$ ⑤ $\dfrac{4}{3}mg$

018. 연습 2020학년도 6월 물리

그림 (가)는 수평면 위에 있는 물체 A가 물체 B, C에 실 p, q로 연결되어 정지해 있는 모습을 나타낸 것이다. 그림 (나)는 (가)에서 p, q 중 하나가 끊어진 경우, 시간에 따른 A의 속력을 나타낸 것이다. A, B의 질량은 같고, C의 질량은 2 kg이다.

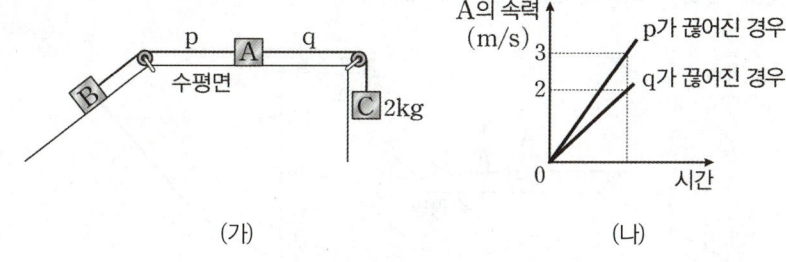

(가)   (나)

A의 질량은? (단, 실의 질량, 마찰과 공기 저항은 무시한다.)

① 3 kg   ② 4 kg   ③ 5 kg
④ 6 kg   ⑤ 7 kg

019. 2018학년도 수능 물리 I

그림 (가)와 같이 수평 방향의 일정한 힘 F가 작용하여 물체 A, B가 함께 운동하던 중에 A와 B 사이의 실이 끊어진다. 실이 끊어진 후에도 A에는 F가 계속 작용하고, A, B는 각각 등가속도 직선 운동을 한다. B의 질량은 2 kg이고, B의 가속도의 크기는 실이 끊어지기 전과 후가 같다. 그림 (나)는 실이 끊어지기 전과 후 A의 속력을 시간에 따라 나타낸 것이다.

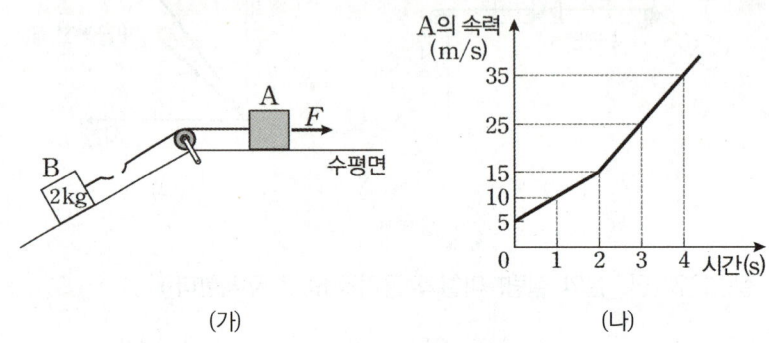

(가)　　　　　　　　(나)

이에 대한 설명으로 옳은 것만을 〈보기〉에서 있는 대로 고른 것은? (단, 실의 질량, 모든 마찰과 공기 저항은 무시한다.)

〈보기〉
ㄱ. A의 질량은 4 kg이다.
ㄴ. 1초일 때, B에 작용하는 알짜힘의 크기는 10 N이다.
ㄷ. 3초일 때, B의 운동량의 크기는 20 kg·m/s이다.

① ㄱ　　② ㄷ　　③ ㄱ, ㄴ
④ ㄴ, ㄷ　　⑤ ㄱ, ㄴ, ㄷ

020. 2016학년도 9월 대학수학능력시험 모의평가

그림과 같이 질량이 같은 두 물체 A와 B를 실로 연결하고 빗면의 점 p에 A를 가만히 놓았더니 A와 B는 등가속도 운동을 하여 A가 점 q를 통과하였다.

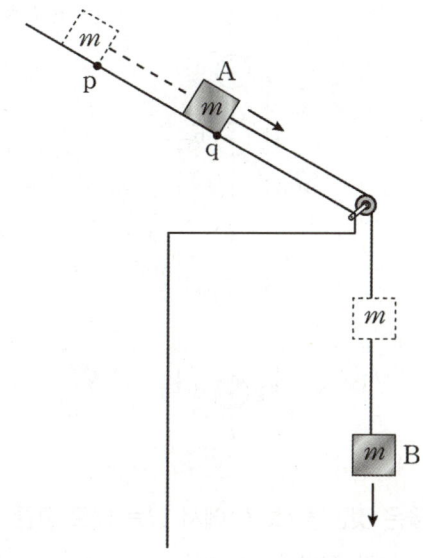

A가 p에서 q까지 이동하는 동안, 이에 대한 설명으로 옳은 것만을 〈보기〉에서 있는 대로 고른 것은? (단, 실의 질량, 마찰과 공기 저항은 무시한다.)

─〈보기〉─

ㄱ. A에 작용하는 알짜힘이 A에 해 준 일과 B에 작용하는 알짜힘이 B에 해 준 일은 같다.
ㄴ. A의 역학적 에너지는 증가한다.
ㄷ. A와 B의 운동 에너지 증가량의 합은 B의 중력 퍼텐셜 에너지 감소량과 같다.

① ㄱ ② ㄴ ③ ㄷ
④ ㄱ, ㄴ ⑤ ㄴ, ㄷ

021. 「기본」 2014학년도 6월 대학수학능력시험 모의평가

그림은 a점에서 가만히 놓은 질량 1kg인 물체가 낙하하는 모습을 나타낸 것이다. 중력에 의한 퍼텐셜 에너지 차는 a점과 c점 사이에서는 40J이고, b점과 d점 사이에서는 50J이다. c에서의 속력은 b에서의 2배이다.

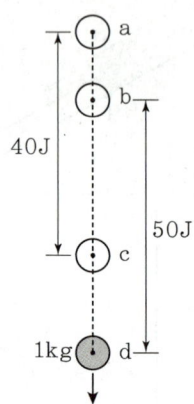

이에 대한 설명으로 옳은 것만을 〈보기〉에서 있는 대로 고른 것은? (단, 중력 가속도는 $10\,\text{m/s}^2$이고, 공기 저항은 무시한다.)

―〈보기〉―
ㄱ. a와 b 사이의 거리는 1.5 m이다.
ㄴ. c와 d 사이에서 중력이 물체에 한 일은 18J이다.
ㄷ. d에서 물체의 속력은 $2\sqrt{30}\,\text{m/s}$이다.

① ㄴ ② ㄷ ③ ㄱ, ㄴ
④ ㄱ, ㄷ ⑤ ㄴ, ㄷ

022. 2014학년도 9월 대학수학능력시험 모의평가

그림은 높이가 h인 A점에서 속력 $2v$로 운동하던 수레가 B점을 지나 최고점 C에 도달하여 정지한 순간의 모습을 나타낸 것이다. B에서 수레의 속력은 v이고 높이는 $2h$이다.

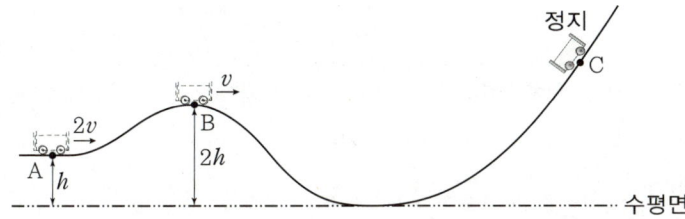

최고점 C의 높이는? (단, 수레는 동일 연직면 상에서 궤도를 따라 운동하고 수레의 크기와 마찰, 공기 저항은 무시한다.)

① $\dfrac{7}{3}h$ ② $\dfrac{8}{3}h$ ③ $3h$

④ $\dfrac{10}{3}h$ ⑤ $\dfrac{11}{3}h$

023.

그림은 수평면에서 전동기가 질량 2kg인 물체를 수평 방향으로 크기가 10N인 힘으로 계속 당겼더니, 물체는 마찰이 없는 면을 지나 마찰이 있는 면에서 운동하고 있는 모습이다. 그래프는 물체의 속도를 시간에 따라 나타낸 것이다.

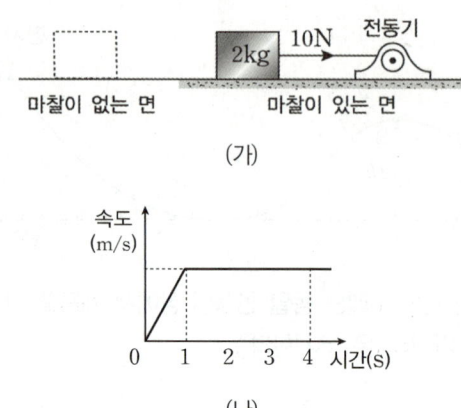

(가)

(나)

이에 대한 설명으로 옳은 것만을 〈보기〉에서 있는 대로 고른 것은?

─〈보기〉─
ㄱ. 2초일 때 물체의 속도 크기는 5m/s이다.
ㄴ. 마찰이 있는 수평면에서 물체에 작용하는 합력은 0이다.
ㄷ. 2초에서 4초까지 전동기의 일률은 50W이다.

① ㄱ ② ㄴ ③ ㄷ
④ ㄱ, ㄴ ⑤ ㄱ, ㄷ ⑥ ㄴ, ㄷ
⑦ ㄱ, ㄴ, ㄷ

024. 2019학년도 9월 물리 I

그림은 $x=0$에서 정지해 있던 물체 A, B가 x축과 나란한 직선 경로를 따라 운동을 한 모습을, 표는 구간에 따라 A, B에 작용한 힘의 크기와 방향을 나타낸 것이다. A, B의 질량은 같고, $x=0$에서 $x=4L$까지 운동하는데 걸린 시간은 같다. F_A와 F_B는 각각 크기가 일정하고, x축과 나란한 방향이다.

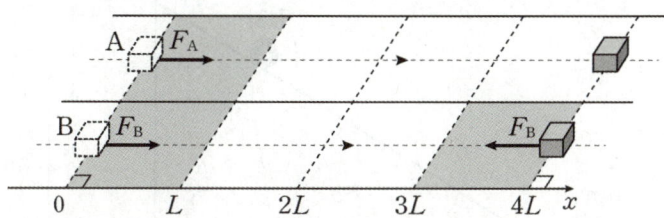

구간 물체	$0 \leq x \leq L$	$L < x < 3L$	$3L \leq x \leq 4L$
A	F_A, 오른쪽	0	0
B	F_B, 오른쪽	0	F_B, 왼쪽

$0 \leq x \leq L$에서 A, B가 받은 일을 각각 W_A, W_B라고 할 때, $\dfrac{W_A}{W_B}$는? (단, 물체의 크기, 마찰, 공기 저항은 무시한다.)

① $\dfrac{16}{25}$ ② $\dfrac{25}{36}$ ③ $\dfrac{36}{49}$

④ $\dfrac{49}{64}$ ⑤ $\dfrac{64}{81}$

025. 연습 PLUS

그림과 같이 마찰이 있는 각 30°인 경사면과 지면이 만나는 지점에서 질량 2kg인 물체가 10m/s인 속력으로 출발하여 경사면을 따라 지면으로부터 높이 3m만큼 올라갔다가 다시 내려와서 지면에 도달하였다.

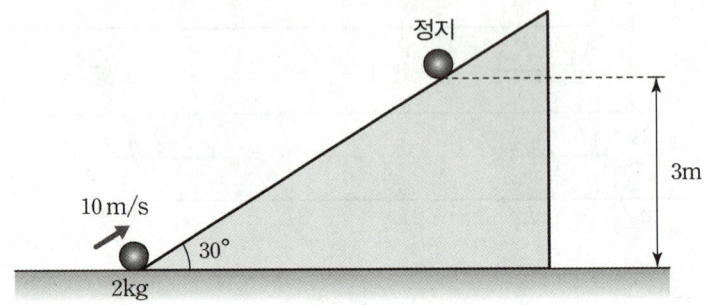

물체와 빗면 사이의 운동마찰계수(μ)와 출발지점으로 다시 돌아왔을 때 물체의 속력(v)은? (단, 중력 가속도의 크기는 $10\,\mathrm{m/s^2}$이고, 물체의 크기와 공기 저항은 무시한다.)

	μ	v
①	$\dfrac{1}{3\sqrt{3}}$	$\sqrt{20}\,\mathrm{m/s}$
②	$\dfrac{1}{3\sqrt{3}}$	$2\sqrt{15}\,\mathrm{m/s}$
③	$\dfrac{2}{3\sqrt{3}}$	$\sqrt{20}\,\mathrm{m/s}$
④	$\dfrac{2}{3\sqrt{3}}$	$2\sqrt{15}\,\mathrm{m/s}$
⑤	$\dfrac{2}{3\sqrt{3}}$	$4\sqrt{15}\,\mathrm{m/s}$

026. 2016학년도 대학수학능력시험

그림과 같이 질량이 같은 물체 A와 B가 각각 마찰이 없고 도중에 꺾인 경사면을 따라 내려온다. A, B는 각각 동일 수평면으로부터 높이 h인 지점을 동시에 통과하고 같은 거리만큼 이동하여 동시에 수평면에 도달한다. $\theta_1 < 180° < \theta_2$이다.

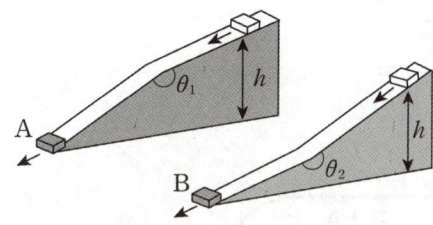

물체가 높이 h인 지점을 지나는 순간부터 수평면에 도달할 때까지, 물체의 운동에 대한 설명으로 옳은 것만을 〈보기〉에서 있는 대로 고른 것은? (단, 수평면에서 중력에 의한 퍼텐셜 에너지는 0이며, 물체는 경사면을 벗어나지 않고, 물체의 크기와 공기 저항은 무시한다.)

─────〈보기〉─────
ㄱ. 중력이 한 일은 A와 B가 서로 같다.
ㄴ. 운동 에너지 변화량은 A와 B가 서로 같다.
ㄷ. 역학적 에너지는 A와 B가 서로 같다.

① ㄱ ② ㄷ ③ ㄱ, ㄴ
④ ㄴ, ㄷ ⑤ ㄱ, ㄴ, ㄷ

027. 2020학년도 6월 물리

그림은 점 p에 가만히 놓은 물체가 궤도를 따라 운동하여 점 q에서 정지한 모습을 나타낸 것이다. 길이가 각각 ℓ, 2ℓ인 수평 구간 A, B에서는 물체에 같은 크기의 일정한 힘이 운동 방향의 반대 방향으로 작용한다. p와 A의 높이 차는 h_1, A와 B의 높이 차는 h_2이다. 물체가 B를 지나는 데 걸린 시간은 A를 지나는 데 걸린 시간의 2배이다.

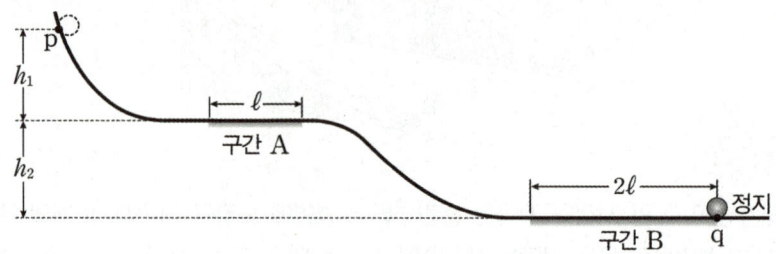

$\dfrac{h_1}{h_2}$은? (단, 물체의 크기, 마찰과 공기 저항은 무시한다.)

① $\dfrac{1}{2}$ ② $\dfrac{3}{5}$ ③ $\dfrac{3}{4}$

④ $\dfrac{4}{5}$ ⑤ $\dfrac{5}{6}$

028. 2019학년도 대학수학능력시험

그림은 높이 h인 지점에 가만히 놓은 질량 m인 물체가 마찰이 없는 연직면상의 궤도를 따라 운동하는 모습을 나타낸 것이다. 물체는 궤도의 수평 구간의 점 p에서 점 q까지 운동하는 동안 물체의 운동 방향으로 일정한 크기의 힘 F를 받는다. 물체의 운동 에너지는 높이 $2h$인 지점에서가 p에서의 2배이다.

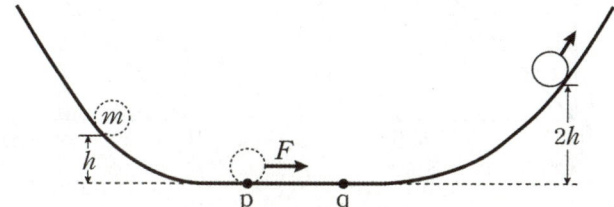

$F = 2mg$일 때, 물체가 p에서 q까지 운동하는 데 걸린 시간은? (단, 중력 가속도는 g이고, 물체의 크기와 공기 저항은 무시한다.)

① $\sqrt{\dfrac{h}{5g}}$ ② $\sqrt{\dfrac{h}{4g}}$ ③ $\sqrt{\dfrac{h}{3g}}$

④ $\sqrt{\dfrac{h}{2g}}$ ⑤ $\sqrt{\dfrac{h}{g}}$

029. 2014학년도 7월 전국연합학력평가

그림 (가), (나)는 일직선상에서 운동하는 물체의 속도와 운동량을 시간에 따라 나타낸 것이다. (가)와 (나)에서 그래프의 기울기는 각각 a와 b이다.

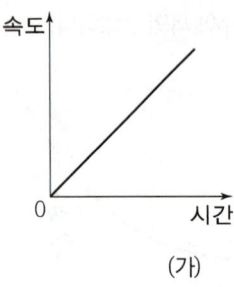
(가)

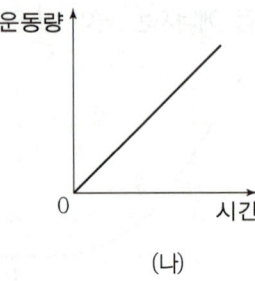
(나)

이에 대한 설명으로 옳은 것만을 〈보기〉에서 있는 대로 고른 것은?

―〈보기〉―
ㄱ. 물체는 등가속도 운동한다.
ㄴ. 물체의 질량은 $\dfrac{b}{a}$이다.
ㄷ. 물체에 작용하는 알짜힘의 크기는 증가한다.

① ㄱ   ② ㄷ   ③ ㄱ, ㄴ
④ ㄴ, ㄷ   ⑤ ㄱ, ㄴ, ㄷ

030.

그림과 같이 xy 평면에서 공 A가 일정한 속력으로 $+x$ 방향으로 운동하여 원점에 정지해 있던 공 B와 탄성 충돌하였다. 충돌 후 A는 v_A의 일정한 속력으로 x축과 30°의 각을 이루며 운동하고, B는 $2\,\text{m/s}$의 일정한 속력으로 x축과 60°의 각을 이루며 운동한다. A와 B의 질량은 2kg으로 같다.

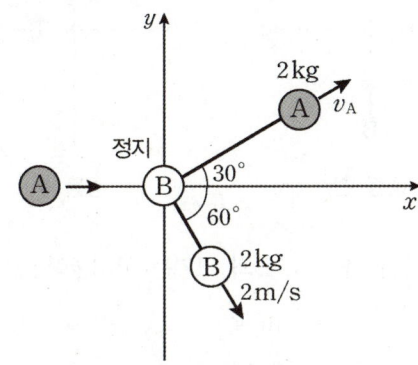

이에 대한 설명으로 옳은 것만을 〈보기〉에서 있는 대로 고른 것은? (단, A, B의 크기는 무시한다.)

〈보기〉
ㄱ. v_A는 $2\sqrt{3}\,\text{m/s}$이다.
ㄴ. 충돌 전 A의 운동 에너지는 16 J이다.
ㄷ. 충돌하는 동안 A가 받은 충격량의 크기는 $4\,\text{N}\cdot\text{s}$이다.

① ㄱ ② ㄴ ③ ㄷ
④ ㄱ, ㄴ ⑤ ㄱ, ㄴ, ㄷ

031. 2014학년도 대학수학능력시험

그림은 마찰이 없고 수평인 xy평면에서 질량이 같은 물체 A, B가 충돌 전과 충돌 후에 운동하는 모습을 나타낸 것이다.

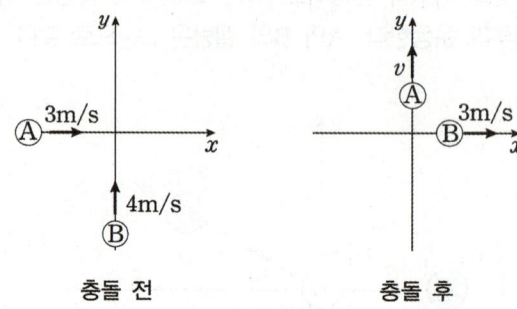

충돌 후 A의 속력 v는? (단, A, B의 크기는 무시한다.)

① 1m/s ② 2m/s ③ 3m/s
④ 4m/s ⑤ 5m/s

032. 기본 PLUS

그림은 질량이 m인 물체 A가 높이가 $4h$인 경사면에서 정지 상태에서 내려오고 질량이 $3m$인 물체 B가 높이 h인 경사면에서 정지 상태에서 내려오는 모습을 나타낸 것이다.

두 물체가 지면에서 처음 완전 탄성 충돌을 하고 다시 경사면을 올라 갈 때 A와 B의 최고 높이 비는? (단, 물체의 크기와 마찰 및 공기 저항은 무시한다.)

① 25 : 1   ② 5 : 1   ③ 1 : 1
④ 1 : 5   ⑤ 1 : 25

033.

그림은 정지 상태에서 질량이 m인 물체 A가 높이가 h인 곡면을 따라서 내려와 질량을 알 수 없는 물체 B와 충돌한 뒤 한 물체가 되어 높이 h의 포물선 운동을 하여 수평 도달 거리 $\frac{1}{3}h$인 지점에 도달하였다.

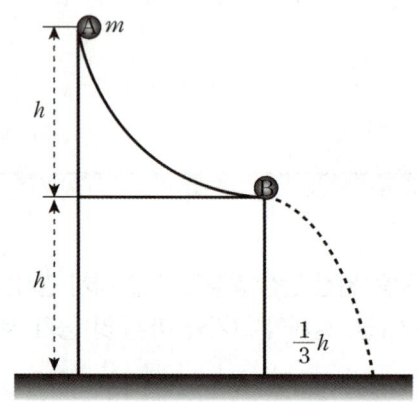

B의 질량은? (단, 물체의 크기와 마찰 및 공기 저항은 무시한다.)

① $\frac{1}{3}m$ ② m ③ $\frac{3}{2}m$

④ $2m$ ⑤ $5m$

034.

그림과 같이 마찰이 없는 xy평면에서 $+x$방향과 $-x$방향으로 각각 속력 v_0으로 운동하던 물체 A와 B가 원점에서 탄성 충돌한 후, A는 $+y$방향으로 등속 운동한다. A, B의 질량은 각각 m, $2m$이고, 충돌 후 A, B의 속력은 각각 v_A, v_B이다.

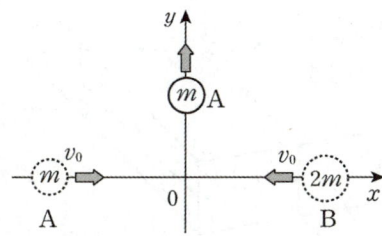

$\dfrac{v_A}{v_B}$는? (단, 물체의 크기는 무시한다.)

① $\sqrt{\dfrac{5}{2}}$ ② $\sqrt{2}$ ③ $\sqrt{\dfrac{5}{3}}$

④ $\sqrt{\dfrac{3}{2}}$ ⑤ $\sqrt{\dfrac{4}{3}}$

035. 2020학년도 6월 물리 Ⅱ

그림과 같이 수평인 책상면에서 등속 직선 운동을 하던 물체 A가 정지해 있던 물체 B와 탄성 충돌한 후, A와 B는 각각 등속 직선 운동을 하다가 포물선 운동을 하여 수평면 위에 동시에 도달하였다. A와 B가 책상면에서 벗어나는 지점과 점 p 사이의 거리는 각각 L_1, L_2이다.

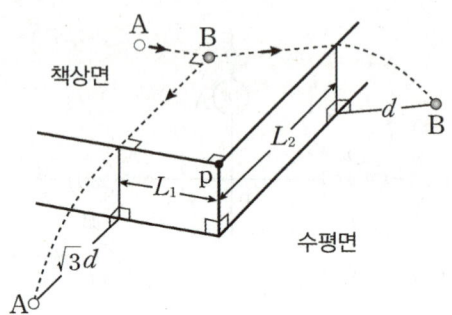

$\dfrac{L_2}{L_1}$는? (단, A와 B의 크기는 무시한다.)

① 3　　② $2\sqrt{2}$　　③ 2
④ $\sqrt{3}$　　⑤ $\sqrt{2}$

036. 2019학년도 수능 물리 Ⅱ

그림과 같이 마찰이 없고 수평인 xy평면에서 y축을 따라 속력 $1\,\text{m/s}$로 등속 운동을 하던 물체 A는 원점에 정지해 있던 물체 B와 충돌한 후 점 P에서 다시 B와 충돌한다. A와 B의 질량은 각각 $1\,\text{kg}$, m이고, P의 y좌표는 $\dfrac{4}{3}L$이다. 모든 충돌은 탄성 충돌이다.

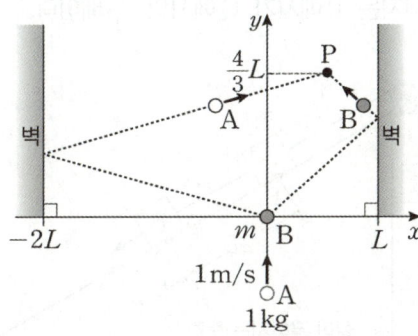

m은? (단, 물체의 크기, 벽과의 충돌 시간은 무시한다.)

① $4\,\text{kg}$　　② $\dfrac{7}{2}\,\text{kg}$　　③ $3\,\text{kg}$

④ $\dfrac{5}{2}\,\text{kg}$　　⑤ $2\,\text{kg}$

037. 2019학년도 6월 물리 I

그림과 같이 물체 A, B를 실로 연결하고 빗면의 점 P에 A를 가만히 놓았더니 A, B가 함께 등가속도 운동을 하다가 A가 점 Q를 지나는 순간 실이 끊어졌다. 이후 A는 등가속도 직선 운동을 하여 점 R를 지난다. A가 P에서 Q까지 운동하는 동안, A의 운동 에너지 증가량은 B의 중력 퍼텐셜 에너지 증가량의 $\frac{4}{5}$배이고, A의 운동 에너지는 R에서가 Q에서의 $\frac{9}{4}$배이다.

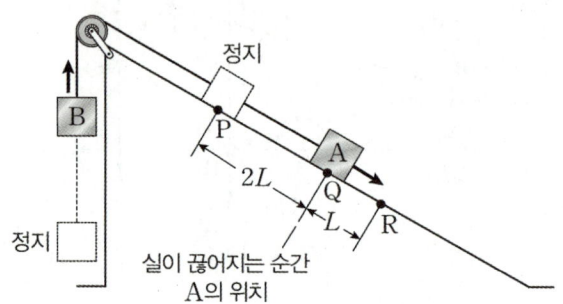

A, B의 질량을 각각 m_A, m_B라 할 때, $\dfrac{m_A}{m_B}$는? (단, 물체의 크기, 마찰과 공기 저항은 무시한다.)

① 3   ② 4   ③ 5
④ 6   ⑤ 7

038. 2019학년도 6월 물리 Ⅱ

그림은 xy 평면에서 각각 $+x$ 방향, $+y$ 방향으로 속력 v_A, v_B로 등속 직선 운동하던 물체 A, B가 원점 O에서 탄성 충돌한 후 각각 등속 직선 운동하는 모습을 나타낸 것이다. 충돌 후 A는 $+y$ 방향으로 속력 $1\,\mathrm{m/s}$로 운동하고, B의 운동 방향과 x축이 이루는 각은 θ이다. A, B의 질량은 각각 $3m$, m이다.

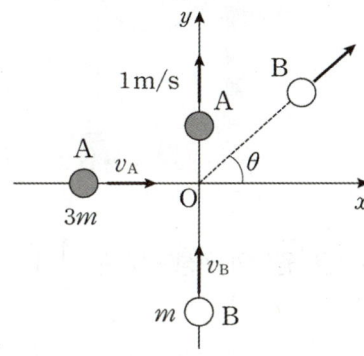

$\tan\theta = \dfrac{8}{9}$일 때, $\dfrac{v_A}{v_B}$는? (단, 물체의 크기는 무시한다.)

① $\dfrac{3}{11}$ ② $\dfrac{4}{11}$ ③ $\dfrac{5}{11}$

④ $\dfrac{6}{11}$ ⑤ $\dfrac{7}{11}$

039. 기본 2002학년도 기술고시

질량이 M이고, 반지름이 R인 자유롭게 회전할 수 있는 원판 도르래에 줄이 감겨 있고 줄 끝에 질량 m인 물체가 아래의 그림처럼 매달려 낙하하고 있다.

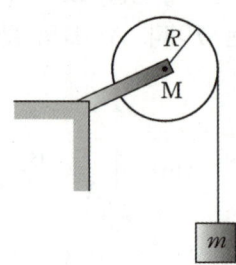

물체의 가속도의 크기는? (단, 원판의 관성모멘트는 $\frac{1}{2}MR^2$이고, 줄의 질량은 무시한다.)

① $\dfrac{mg}{m+\dfrac{1}{2}M}$ ② $\dfrac{mg}{M}$ ③ $\dfrac{2mg}{M}$

④ $\dfrac{mg}{m+\dfrac{2}{5}M}$ ⑤ mg

040. 기본 PLUS

그림은 반지름이 R이고, 질량이 m인 균일한 도르래에 질량이 m, $2m$인 두 물체가 질량을 무시할 수 있는 줄에 매달린 모습을 나타낸 것이다.

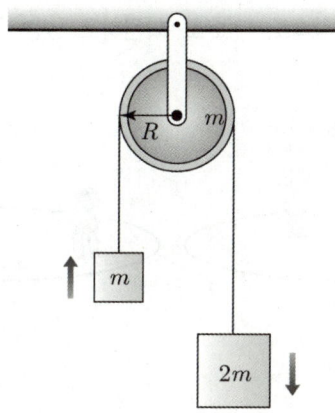

질량이 $2m$인 물체의 가속도 크기로 가장 적당한 것은? (단, 공기저항과 실의 질량은 무시하고, 줄과 도르래 사이에는 미끄러짐이 없으며, 도르래의 회전축에 대한 관성모멘트값은 $\frac{1}{2}mR^2$이며, 중력 가속도는 g이다.)

① $\frac{1}{7}g$ ② $\frac{2}{7}g$ ③ $\frac{1}{3}g$

④ $\frac{3}{7}g$ ⑤ $\frac{1}{2}g$

041.

그림 (가)는 원판의 회전축으로부터 거리 r만큼 떨어진 위치에 질량 m인 사람이 원판과 함께 일정한 각속도 ω로 회전하고 있는 것을 나타낸 것이고, 그림 (나)는 그림 (가)의 사람이 원판의 회전축으로부터 거리 $2r$만큼 떨어진 위치까지 이동한 뒤 원판과 함께 일정한 각속도 $\frac{1}{3}\omega$로 회전하고 있는 것을 나타낸 것이다.

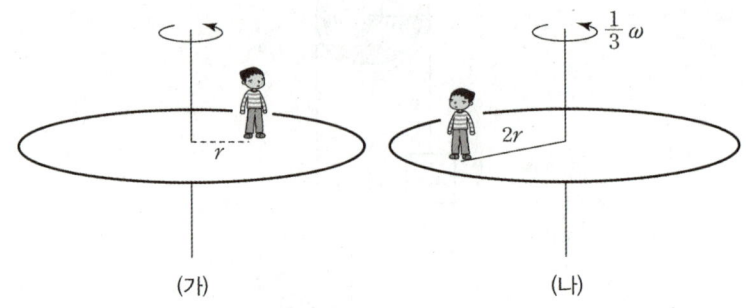

(가)   (나)

회전축에 대한 원판의 회전관성(관성모멘트)을 구하면? (단, 사람은 질점 취급하고 원판과 회전축 사이의 마찰은 존재하지 않으며 (가)와 (나)의 각속도의 방향은 동일하다.)

① $\frac{1}{3}mr^2$ ② $\frac{1}{2}mr^2$ ③ $\frac{2}{3}mr^2$
④ mr^2 ⑤ $3mr^2$

042. 2016학년도 대학수학능력시험

그림은 받침대 위에 놓인 가로 빔이 수평으로 평형을 유지하고 있는 모습을 나타낸 것이다. 두 받침점 사이의 간격은 L이고, 빔의 길이는 $18L$, 빔의 질량은 m이다. 빔의 왼쪽 끝에서부터 길이 x만큼 떨어진 지점에 매달린 물체, 빔 위에 놓인 물체, 빔의 오른쪽 끝에 매달린 물체의 질량은 각각 $4m$, $9m$, $6m$이다.

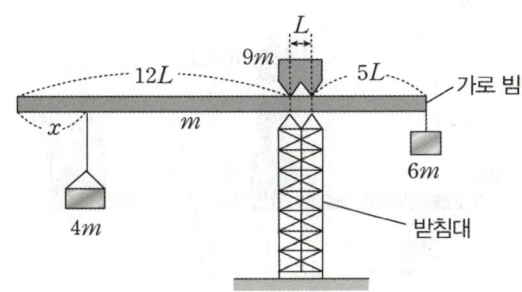

평형이 유지되는 x의 최댓값과 최솟값의 차는? (단, 빔의 밀도는 균일하며 빔의 두께와 폭은 무시한다. 빔 위에 놓인 물체는 좌우 대칭이고, 밀도는 균일하다.)

① $4L$ ② $5L$ ③ $6L$
④ $7L$ ⑤ $8L$

043.

그림과 같이 피에로가 받침대 위에 놓인 수평인 막대 위의 공 위에 서 있다. 받침대 사이의 거리는 $3L$이고, 공 넣는 통은 막대 위에 고정되어 있다. 수평으로 평형을 유지하며 피에로가 공 위에 서 있을 수 있는 가장 왼쪽 지점과 가장 오른쪽 지점 사이의 거리는 $4L$이다. 막대와 통의 질량의 합은 m_1이고, 피에로와 공의 질량의 합은 m_2이다.

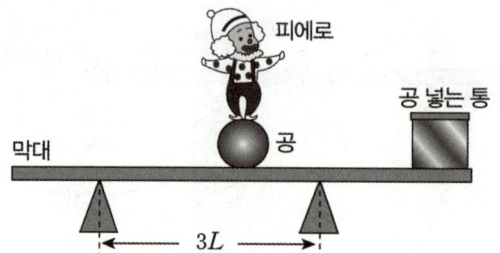

$m_1 : m_2$는?

① 1 : 5 ② 1 : 4 ③ 1 : 3
④ 2 : 5 ⑤ 2 : 3

044. 2017학년도 9월 대학수학능력시험 모의평가

그림 (가)와 같이 물체 A가 막대 끝에 실로 연결되어 물에 절반만 잠겨 있고, 막대는 수평으로 평형을 유지하고 있다. 막대의 왼쪽 끝에서 추까지의 거리를 x라 할 때, 막대가 수평으로 평형을 유지하기 위한 x의 최댓값은 x_1이다. 그림 (나)와 같이 (가)에서 물을 채워 A가 완전히 잠겼을 때, 막대가 수평으로 평형을 유지하기 위한 x의 최댓값 x_2는 x_1보다 $\frac{1}{2}L$만큼 크다. 추와 A의 질량은 각각 $3m$과 $2m$이고, 막대의 길이는 $6L$이며, 물의 밀도는 ρ이다.

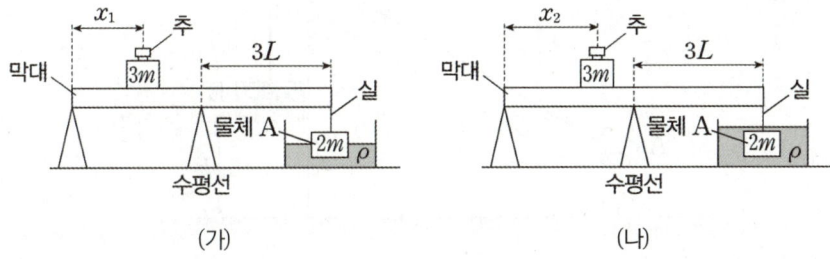

(가)   (나)

이에 대한 설명으로 옳은 것만을 〈보기〉에서 있는 대로 고른 것은? (단, 막대의 밀도는 균일하며, 막대의 두께와 폭, 실의 질량, 추의 크기는 무시한다.)

〈보기〉

ㄱ. A의 밀도는 2ρ이다.

ㄴ. $x_1 = \frac{3}{2}L$이다.

ㄷ. 실이 막대에 작용하는 힘의 크기는 (가)에서가 (나)에서의 $\frac{3}{2}$배이다.

① ㄱ   ② ㄷ   ③ ㄱ, ㄴ
④ ㄴ, ㄷ   ⑤ ㄱ, ㄴ, ㄷ

045. 연습

그림은 질량이 각각 m, $2m$인 물체 A와 B를 원형도르래를 통해 경사각이 30°인 경사면과 아주 가는 줄로 연결한 것을 나타낸 것이다. 도르래의 반지름은 r이고 회전축에 대한 회전 관성 I가 $\frac{1}{2}mr^2$이며, B를 바닥면으로부터 h만큼 높이에서 잡고 있다가 가만히 놓았더니 A, B는 등가속도 운동을 하고, 줄은 도르래에서 미끄러지지 않고 도르래를 회전 시킨다.

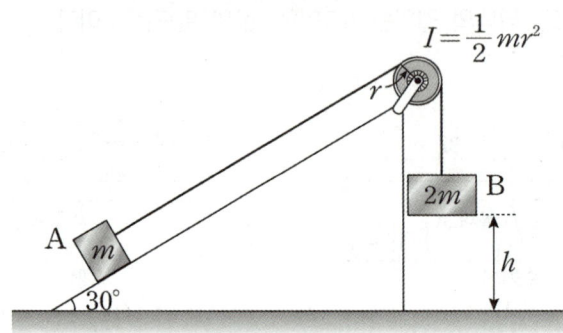

B가 바닥면에 도달하기 직전 B의 속력은? (단, 중력 가속도는 g이고, 도르래와 도르래 축과의 마찰, 경사면의 마찰 및 공기저항은 무시한다.)

① $\sqrt{2gh}$
② $\sqrt{\dfrac{4gh}{7}}$
③ $\sqrt{\dfrac{6gh}{7}}$
④ $\sqrt{\dfrac{5gh}{14}}$
⑤ $\sqrt{\dfrac{4gh}{5}}$

046. (연습)

그림은 질량이 M이고 반지름이 R인 원판이 경사각이 θ인 빗면을 미끄러지지 않고 굴러 내려오는 모습을 나타낸 것이다.

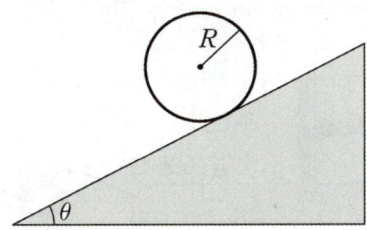

이에 대한 설명으로 옳은 것만을 〈보기〉에서 있는 대로 고른 것은? (단, 중력 가속도는 g이며, 원판의 질량중심에 대한 회전관성은 $\frac{1}{2}MR^2$이다.)

─────〈보기〉─────

ㄱ. 빗면을 내려오는 동안 원판의 질량 중심에서의 선가속도의 크기는 $\frac{2}{3}g\sin\theta$이다.

ㄴ. 다른 조건은 같고 원판의 질량만 2배가 된다면 빗면과 원판 바닥과의 마찰력의 크기는 4배가 된다.

ㄷ. 다른 조건은 같고 원판의 반지름만 2R로 커진다면 원판의 바닥 도달 속력은 2배가 된다.

① ㄱ　　　② ㄴ　　　③ ㄷ
④ ㄱ, ㄴ　　⑤ ㄱ, ㄷ　　⑥ ㄴ, ㄷ
⑦ ㄱ, ㄴ, ㄷ

047. 2019학년도 대학수학능력시험

그림은 용수철 끝에 매달린 추의 단진동 주기를 변인에 따라 측정하는 것을 나타낸 것이다.

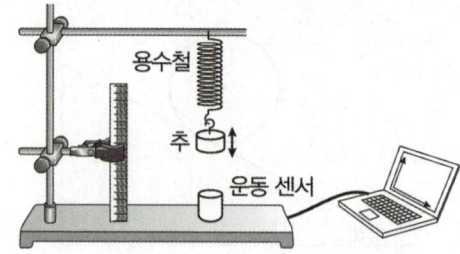

단진동의 진폭, 추의 질량, 용수철 상수가 변인일 때, 주기와 각 변인의 관계로 가장 적절한 그래프를 〈보기〉에서 고른 것은?

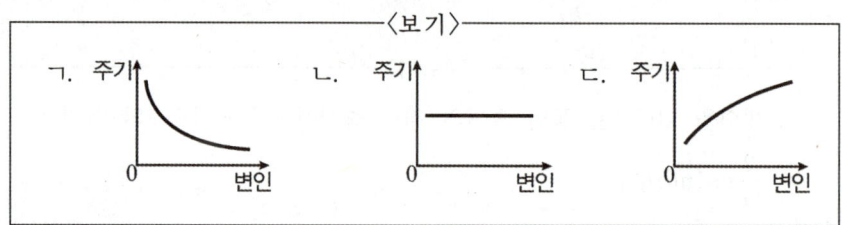

	단진동의 진폭	추의 질량	용수철 상수
①	ㄱ	ㄴ	ㄷ
②	ㄱ	ㄷ	ㄴ
③	ㄴ	ㄱ	ㄷ
④	ㄴ	ㄷ	ㄱ
⑤	ㄷ	ㄴ	ㄱ

048.

그림 (가)는 질량이 각각 m_A, m_B인 물체 A, B가 용수철 상수가 같은 용수철에 연결되어 각각 단진동하는 것을 나타낸 것이고, (나)는 A, B의 운동 에너지를 시간에 따라 나타낸 것이다.

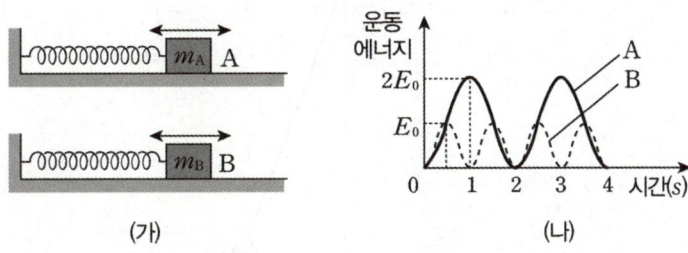

(가) (나)

이에 대한 설명으로 옳은 것만을 〈보기〉에서 있는 대로 고른 것은?

〈보기〉
ㄱ. A의 가속도의 크기는 1초일 때 최대이다.
ㄴ. $m_A = 4m_B$이다.
ㄷ. 단진동의 진폭은 A가 B의 2배이다.

① ㄱ ② ㄴ ③ ㄷ
④ ㄱ, ㄴ ⑤ ㄴ, ㄷ

049. 2017학년도 9월 대학수학능력시험 모의평가

그림은 길이가 l인 실에 매달려 점 A를 중심으로 단진동하는 추가 최고점 B에 도달한 순간의 모습을 나타낸 것이다.

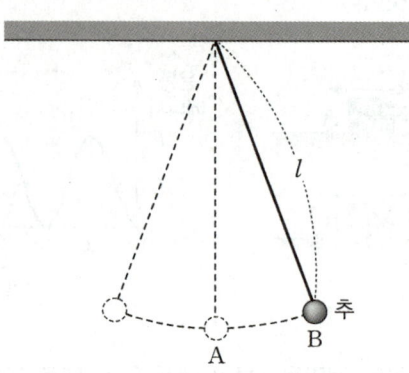

이에 대한 설명으로 옳은 것만을 〈보기〉에서 있는 대로 고른 것은? (단, 중력 가속도는 g이고, 실의 질량과 추의 크기는 무시한다.)

〈보기〉
ㄱ. 추의 속력은 A에서 최대이다.
ㄴ. B에서 추에 작용하는 알짜힘은 0이다.
ㄷ. B에서 A까지 이동하는 데 걸린 시간은 $\pi\sqrt{\dfrac{l}{g}}$이다.

① ㄱ ② ㄴ ③ ㄷ
④ ㄱ, ㄴ ⑤ ㄴ, ㄷ

050.

그림은 질량이 각각 m_1, m_2인 위성 P, Q가 동일한 행성을 한 초점으로 하는 각각의 타원 궤도를 따라 한 주기 동안 운행할 때, 행성이 P와 Q에 작용하는 만유인력의 크기를 행성 중심으로부터 P, Q 중심까지의 거리에 따라 나타낸 것이다.

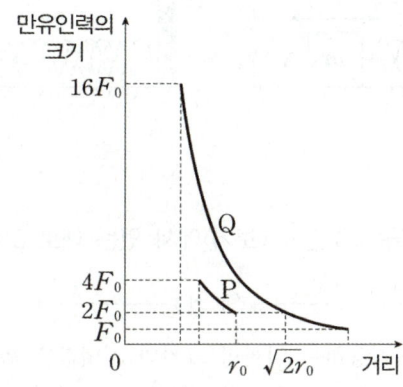

이에 대한 설명으로 옳은 것만을 〈보기〉에서 있는 대로 고른 것은? (단, P와 Q에는 행성에 의한 만유인력만 작용한다.)

〈보기〉
ㄱ. $m_1 : m_2 = 1 : 4$이다.
ㄴ. 행성 중심으로부터 Q 중심까지 거리의 최댓값은 $2r_0$이다.
ㄷ. 공전 주기는 Q가 P의 $2\sqrt{2}$배이다.

① ㄱ ② ㄴ ③ ㄷ
④ ㄱ, ㄴ ⑤ ㄴ, ㄷ

051. 2018학년도 6월 대학수학능력시험 모의평가

그림 (가), (나)와 같이 용수철에 연결된 질량 m인 물체 A, B를 각각의 평형 위치에서 s만큼 당겼다가 가만히 놓았을 때, A와 B는 각각 수평 방향으로 단진동한다. (가), (나)에서 용수철 상수는 각각 k, $2k$이다.

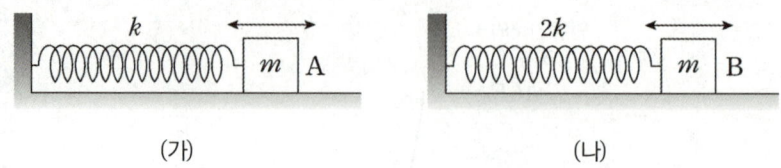

(가)   (나)

이에 대한 설명으로 옳은 것만을 〈보기〉에서 있는 대로 고른 것은?

〈보기〉
ㄱ. (가)에서 A에 작용하는 알짜힘 크기의 최댓값은 ks이다.
ㄴ. (나)에서 B를 놓은 후 시간이 $\pi\sqrt{\dfrac{m}{2k}}$ 만큼 지났을 때, B는 평형 위치에 있다.
ㄷ. 운동 에너지의 최댓값은 B가 A의 2배이다.

① ㄱ ② ㄴ ③ ㄷ
④ ㄱ, ㄴ ⑤ ㄱ, ㄷ

052. 2017학년도 9월 대학수학능력시험 모의평가

그림과 같이 중심이 O이고 반지름이 R인 원형 트랙의 A점에서 물체를 가만히 놓았더니, 물체가 원운동하면서 최저점 B를 지나 C점에서부터 포물선 운동을 하여 수평면의 D점에 도달하였다.

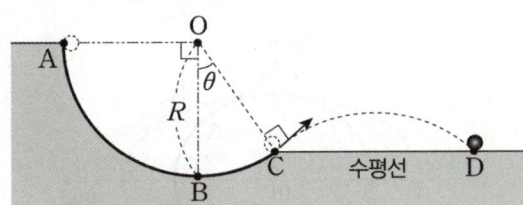

$\theta = 30°$일 때, C와 D 사이의 거리는? (단, 물체는 동일 연직면 상에서 운동하며 물체의 크기와 마찰은 무시한다.)

① $\dfrac{4}{5}R$ ② R ③ $\dfrac{6}{5}R$

④ $\dfrac{4}{3}R$ ⑤ $\dfrac{3}{2}R$

053. 2019학년도 6월 물리 II

그림은 물체 A가 용수철 상수 k인 용수철에, 물체 B는 용수철 상수 $2k$인 용수철에 연결되어 각각 수평면에서 단진동을 할 때, A, B의 속도와 변위의 관계를 나타낸 것이다. 시간 $t=0$일 때 A와 B의 속도는 v_0으로 같다.

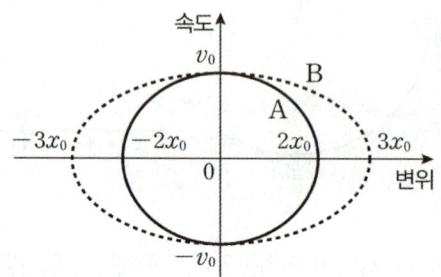

이에 대한 설명으로 옳은 것만을 〈보기〉에서 있는 대로 고른 것은?

〈보기〉

ㄱ. 물체의 질량은 A가 B의 $\frac{4}{9}$배이다.

ㄴ. 진동 주기는 A가 B의 $\frac{2}{3}$배이다.

ㄷ. $t=0$ 후에 A와 B의 속도가 동시에 v_0이 되는 최소 시간은 $t=12\pi\frac{x_0}{v_0}$이다.

① ㄱ ② ㄴ ③ ㄱ, ㄷ
④ ㄴ, ㄷ ⑤ ㄱ, ㄴ, ㄷ

054. 2020학년도 6월 물리

그림과 같이 위성 P, Q가 행성을 한 초점으로 하는 타원 궤도를 따라 운동하고 있다. 점 a는 P가 행성으로부터 가장 먼 지점, 점 b는 P가 타원의 중심 O에서 가장 가까운 지점이다. 타원 궤도의 긴반지름은 P가 Q의 4배이고, Q의 공전 주기는 T이다.

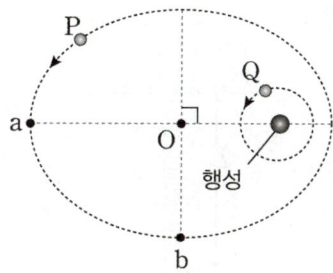

P에 대한 설명으로 옳은 것만을 〈보기〉에서 있는 대로 고른 것은? (단, P, Q에는 행성에 의한 만유인력만 작용한다.)

─〈보기〉─
ㄱ. 가속도의 크기는 b에서가 a에서보다 크다.
ㄴ. 운동 에너지는 a에서 b로 이동하는 동안 감소한다.
ㄷ. a에서 b까지 이동하는 데 걸리는 시간은 $2T$이다.

① ㄱ ② ㄴ ③ ㄱ, ㄷ
④ ㄴ, ㄷ ⑤ ㄱ, ㄴ, ㄷ

055. 2020학년도 6월 물리 II

그림과 같이 실로 연결된 물체 A, B가 용수철에 매달려 정지해 있다. A, B의 질량은 각각 m, $2m$이다. 용수철은 원래 길이 L_0에서 L만큼 늘어나 있고 수평면에서 B까지의 높이는 h이다. 실을 끊으면 A와 B는 정지 상태로부터 연직 방향으로 각각 단진동과 등가속도 운동을 한다. A가 최고점에 처음으로 도달하는 순간, B가 수평면에 도달한다.

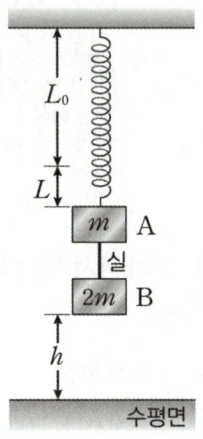

h는? (단, A와 B의 크기, 용수철과 실의 질량은 무시한다.)

① $\dfrac{\pi^2 L}{6}$ ② $\dfrac{\pi^2 L}{5}$ ③ $\dfrac{\pi^2 L}{4}$

④ $\dfrac{\pi^2 L}{3}$ ⑤ $\dfrac{\pi^2 L}{2}$

056. 2019학년도 9월 물리 Ⅱ

그림 (가), (나)와 같이 용수철에 연결된 물체 A, B가 추에 실로 연결되어 정지해 있다. (가), (나)에서 실을 동시에 끊었더니, A, B가 수평 방향으로 단진동하였다. A, B의 질량은 각각 $2m$, m이다. (가), (나)에서 추의 질량은 같고 용수철 상수는 각각 k, $2k$이다.

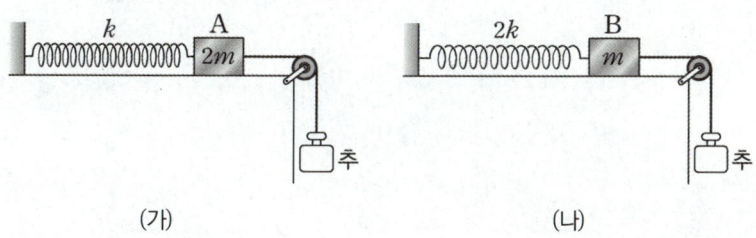

(가)   (나)

A, B의 단진동 중심을 기준으로 한 변위를 시간에 따라 나타낸 것으로 가장 적절한 것은? (단, 모든 마찰은 무시한다.)

①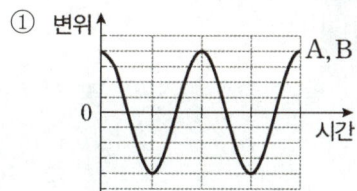

②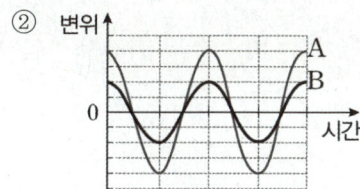

③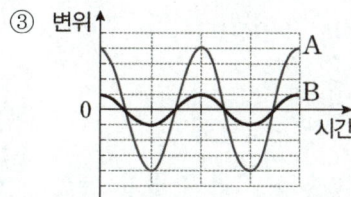

④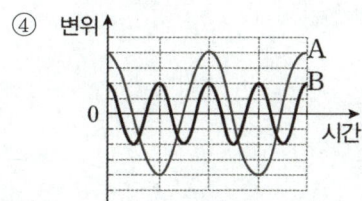

⑤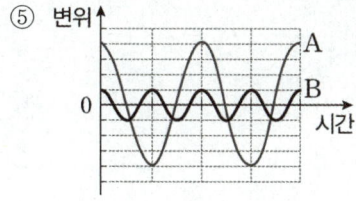

BEST SELECTION⁺

물리추론 250제

MEGAMD
PHARMACY EDUCATION ELIGIBILITY TEST

PART II

유체역학

7   유체 정역학

8   유체 동역학

057. 기본 PLUS

그림은 얼음이 물에 정지한 상태로 떠있는 모습을 나타낸 것이다. 얼음 전체 부피의 10%에 해당하는 부분이 수면 밖으로 돌출된 것을 나타낸 것이다.

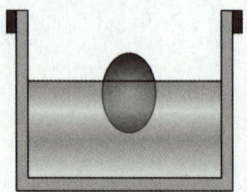

얼음의 밀도로 가장 적절한 것은? (단, 물의 밀도는 ρ_0이다.)

① $\dfrac{8}{10}\rho_0$ ② $\dfrac{9}{10}\rho_0$ ③ ρ_0

④ $\dfrac{10}{9}\rho_0$ ⑤ $\dfrac{10}{8}\rho_0$

058. 〔기본〕 2016학년도 대학수학능력시험

그림 (가)는 얼음이 물에 떠서 정지해 있는 모습을, (나)는 (가)의 얼음 위에 곰이 올라가 얼음이 물에 떠서 정지해 있는 모습을 나타낸 것이다. (가)와 (나)에서 수면 위로 나온 얼음의 부피는 각각 V, $0.7V$이고, 물과 얼음의 밀도는 각각 ρ, 0.9ρ이다.

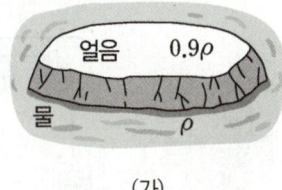

이에 대한 설명으로 옳은 것만을 〈보기〉에서 있는 대로 고른 것은? (단, 얼음의 부피 변화는 무시한다.)

―〈보기〉―
ㄱ. 얼음의 부피는 $10V$이다.
ㄴ. 곰의 질량은 $0.3\rho V$이다.
ㄷ. (나)에서 얼음에 작용하는 부력의 크기는 곰이 얼음에 작용하는 힘의 크기와 같다.

① ㄱ　　② ㄴ　　③ ㄷ
④ ㄱ, ㄴ　　⑤ ㄱ, ㄴ, ㄷ

059. 2019학년도 대학수학능력시험

그림 (가)는 물체 A, B가 각각 단면적이 $2S$, S인 피스톤 위에 놓여 있고, B와 실로 연결된 물체 C에 연직 방향의 일정한 힘 F가 작용하여 A, B, C가 정지해 있는 모습을 나타낸 것이다. 두 피스톤의 높이 차는 h이다. 그림 (나)는 (가)에서 F가 작용하지 않을 때, 두 피스톤의 높이 차가 $3h$가 되어, A, B, C가 정지해 있는 모습을 나타낸 것이다. A, B, C의 질량은 각각 m, $5m$, $2m$이고, 액체의 밀도는 ρ이다.

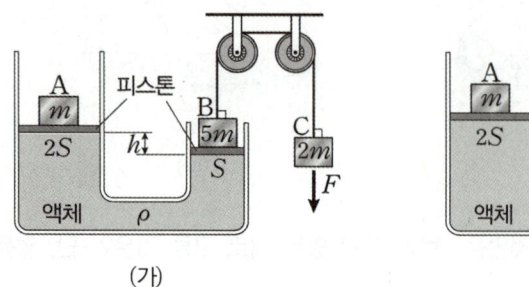
(가)

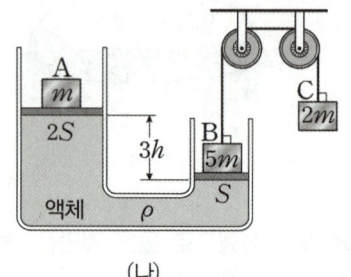
(나)

F는? (단, 중력 가속도는 g이고, 대기압은 일정하며, 실과 피스톤의 질량, 모든 마찰은 무시한다.)

① $\dfrac{3}{5}mg$ ② $\dfrac{2}{3}mg$ ③ mg

④ $\dfrac{3}{2}mg$ ⑤ $\dfrac{5}{3}mg$

060. 2019학년도 9월 물리 I

그림 (가)는 수조 안에 밀도가 ρ인 물체가 바닥에 실로 연결되어 있고, 수조와 물체의 무게는 $10\,\mathrm{N}$인 것을 나타낸 것이다. 그림 (나)는 (가)에서 $1\,\mathrm{L}$ 눈금까지 물을 부어 물체가 완전히 잠겨 있을 때의 무게가 $17\,\mathrm{N}$인 것을 나타낸 것이다. 그림 (다)는 (나)에서 실이 끊어져 물체가 떠오른 후 물을 더 부어 $1\,\mathrm{L}$ 눈금까지 채웠을 때의 무게가 $19\,\mathrm{N}$인 것을 나타낸 것이다. (가), (나), (다)는 각각 평형 상태에 있다.

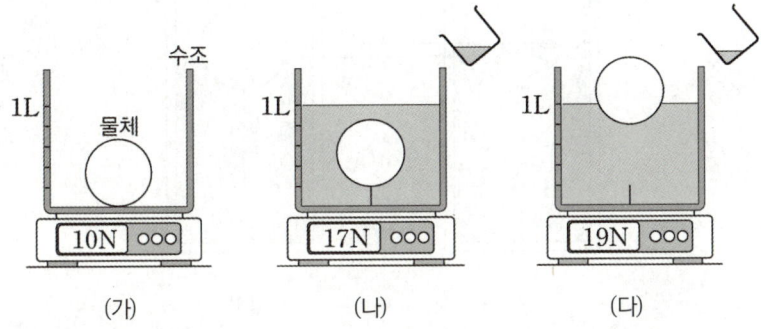

ρ는? (단, 중력 가속도는 $10\,\mathrm{m/s^2}$이고, 물의 밀도는 $1\,\mathrm{kg/L}$이며, 실의 질량과 부피는 무시한다.)

① $\dfrac{6}{25}\,\mathrm{kg/L}$ ② $\dfrac{4}{15}\,\mathrm{kg/L}$ ③ $\dfrac{3}{10}\,\mathrm{kg/L}$

④ $\dfrac{1}{3}\,\mathrm{kg/L}$ ⑤ $\dfrac{5}{12}\,\mathrm{kg/L}$

061. 2018학년도 6월 대학수학능력시험 모의평가

그림 (가)와 같이 물체 A, B가 실 a, b로 원통형 수조 바닥에 연결되어 밀도가 ρ인 물에 잠겨 정지해 있다. B의 밀도는 6ρ, B의 부피는 d^3, 수조 밑면적은 $24d^2$이다. 그림 (나)는 b가 끊어진 후 A의 일부가 물 위로 떠올라 A와 B가 정지해 있는 것을 나타낸 것이다. 이때 수면의 높이는 $\dfrac{d}{2}$만큼 감소한다.

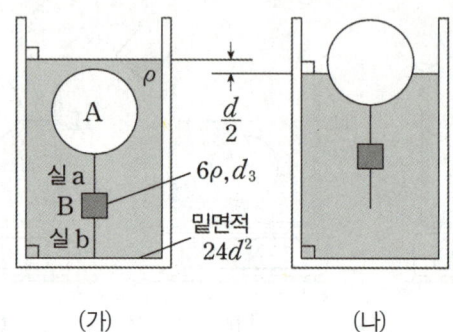

(가)에서 a가 A를 당기는 힘의 크기는? (단, 중력 가속도는 g이고, 실의 질량과 부피는 무시한다.)

① $11\rho d^3 g$ ② $13\rho d^3 g$ ③ $15\rho d^3 g$
④ $17\rho d^3 g$ ⑤ $19\rho d^3 g$

062. 2014학년도 대학수학능력시험

그림과 같이 밀도가 ρ인 물이 단면적이 변하는 관 속에서 흐르고 있다. 관 내부의 세 지점 A, B, C에서 단면적은 각각 $2S$, S, $2S$이고, A와 B의 높이는 같고, A와 C의 높이 차는 h이다.

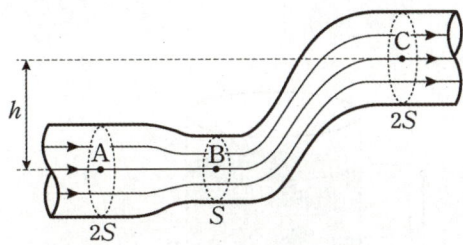

이에 대한 설명으로 옳은 것만을 〈보기〉에서 있는 대로 고른 것은? (단, 중력 가속도는 g이고, 물은 베르누이 법칙을 만족한다.)

―〈보기〉―
ㄱ. 물의 압력은 A에서가 B에서보다 작다.
ㄴ. 물의 속력은 A와 C에서 같다.
ㄷ. A와 C에서의 압력 차는 $\rho g h$이다.

① ㄱ ② ㄴ ③ ㄷ
④ ㄱ, ㄷ ⑤ ㄴ, ㄷ

063. 기본 PLUS

그림은 단면적이 A이고 밀도가 ρ인 액체가 높이 h만큼으로 원통에 담겨 있는 모습을 나타낸 것이다. 이 때 지면으로부터 높이가 $\frac{h}{2}$인 위치 P에 아주 작은 구멍을 뚫어 액체가 흘러나온다. 흘러나온 액체는 수평 거리 L만큼 이동한 뒤 지면에 도달하였다.

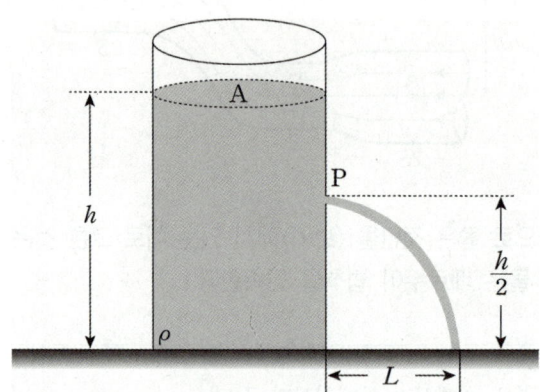

L을 감소시키기 위한 방법으로 옳은 것만을 〈보기〉에서 있는 대로 고른 것은? (단, 액체는 이상유체이고, 대기압은 일정하며, P의 위치는 지면으로부터 높이 h보다는 작게 한다.)

─〈보기〉─

ㄱ. 다른 조건은 그대로 하고 ρ를 감소시킨다.

ㄴ. 다른 조건은 그대로 하고 P의 위치를 지면에서 $\frac{h}{2}$보다 낮게 한다.

ㄷ. 다른 조건은 그대로 하고 P의 위치를 지면에서 $\frac{h}{2}$보다 높게 한다.

① ㄱ　　② ㄴ　　③ ㄷ
④ ㄱ, ㄴ　　⑤ ㄱ, ㄷ　　⑥ ㄴ, ㄷ
⑦ ㄱ, ㄴ, ㄷ

064. 연습 2019학년도 6월 물리 I

그림과 같이 단면적이 변하는 관에 액체 A가 점 P에서 속력 v로 흐른다. 왼쪽 유리관의 액체 A의 표면은 점 Q와 높이가 같고, 비커의 액체 B의 표면은 P와 높이가 같다. P와 Q의 높이 차는 $2h$이다. 비커의 액체 B의 표면에서 액체 A와 B의 경계면까지의 높이는 h이다. P, Q에서 관의 단면적은 각각 $4S$, S이고, A, B의 밀도는 각각 ρ, 4ρ이다.

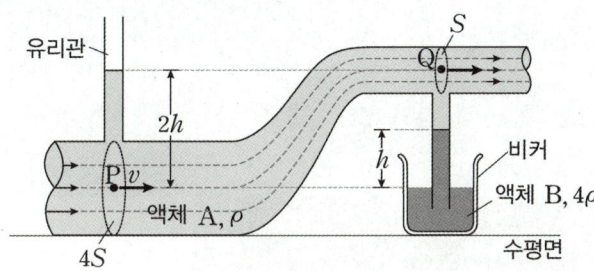

v는? (단, 중력 가속도는 g이고, 대기압은 일정하며, 액체는 베르누이 법칙을 만족한다.)

① $\sqrt{\dfrac{1}{3}gh}$ ② $\sqrt{\dfrac{2}{5}gh}$ ③ $\sqrt{\dfrac{3}{5}gh}$

④ $\sqrt{\dfrac{2}{3}gh}$ ⑤ $\sqrt{\dfrac{4}{5}gh}$

BEST SELECTION⁺

물리추론 250제

MEGAMD
PHARMACY EDUCATION ELIGIBILITY TEST

PART III

열역학

- 9   기체분자운동론
- 10   열역학 법칙

065. 2020학년도 6월 물리 Ⅱ

그림은 물체 A를 액체 B에 넣은 후, A와 B의 온도를 시간에 따라 나타낸 것이다. A의 처음 온도는 T이고, 열평형 상태에 도달하기까지 A의 온도 감소량은 B의 온도 증가량의 3배이다. 질량은 A가 B의 2배이다.

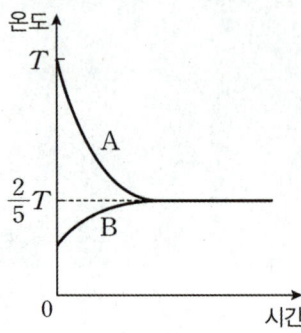

이에 대한 설명으로 옳은 것만을 〈보기〉에서 있는 대로 고른 것은? (단, 열은 A와 B 사이에서만 이동한다.)

―〈보기〉―

ㄱ. B의 처음 온도는 $\frac{T}{5}$이다.

ㄴ. 열용량은 B가 A의 4배이다.

ㄷ. 비열은 B가 A의 6배이다.

① ㄱ ② ㄴ ③ ㄱ, ㄴ
④ ㄱ, ㄷ ⑤ ㄴ, ㄷ

그림과 같이 길이가 L이고 단면적이 같은 금속 막대 A, B를 접촉시켜 양 끝에 각각 70℃와 30℃의 열원에 연결하였다. 충분한 시간이 흐른 후 A와 B의 접촉 부분의 온도는 60℃이다. A와 B의 열전도율은 각각 k_A, k_B이다.

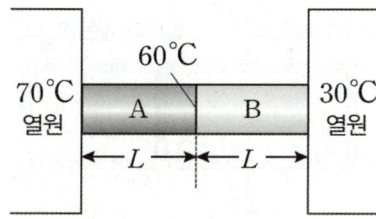

$\dfrac{k_A}{k_B}$는? (단, 열의 전달은 전도에 의해서만 이루어지고, 외부와의 열 출입은 없다.)

① $\dfrac{1}{3}$ ② $\dfrac{1}{2}$ ③ 1

④ 2 ⑤ 3

067. 기본 2020학년도 6월 물리 II

그림과 같이 피스톤으로 분리된 실린더에 단원자 분자 이상 기체 A, B가 들어 있다. 피스톤은 힘의 평형을 이루며 정지해 있고, A와 B는 서로 열평형 상태이다. A, B 분자 1개의 질량은 각각 $2m$, m이고, 내부 에너지는 A가 B보다 크다.

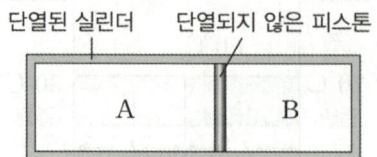

이에 대한 설명으로 옳은 것만을 〈보기〉에서 있는 대로 고른 것은? (단, 피스톤의 마찰은 무시한다.)

―――――――〈보기〉―――――――
ㄱ. 분자의 개수는 A가 B보다 크다.
ㄴ. 기체 분자 1개의 평균 운동 에너지는 A가 B의 2배이다.
ㄷ. 기체 분자의 평균 속력은 A가 B의 $\sqrt{2}$ 배이다.

① ㄱ   ② ㄴ   ③ ㄱ, ㄷ
④ ㄴ, ㄷ   ⑤ ㄱ, ㄴ, ㄷ

068. 2019학년도 6월 물리 II

그림과 같이 부피가 같은 밀폐된 용기에 단원자 분자 이상 기체 A, B가 각각 1몰이 들어 있고, 온도는 같다. A, B 분자 1개의 질량은 각각 m, $2m$이다.

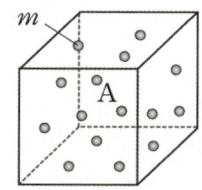 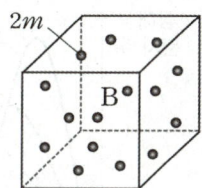

이에 대한 설명으로 옳은 것만을 〈보기〉에서 있는 대로 고른 것은?

―〈보기〉―

ㄱ. A와 B의 압력은 같다.
ㄴ. 분자 1개의 평균 운동 에너지는 A와 B가 같다.
ㄷ. 기체 분자의 평균 속력은 A가 B의 2배이다.

① ㄱ　　② ㄷ　　③ ㄱ, ㄴ
④ ㄴ, ㄷ　　⑤ ㄱ, ㄴ, ㄷ

069. 2018학년도 수능 물리 Ⅱ

그림은 단원자 분자 이상 기체 A, B, C의 상대적 분자 수를 속력에 따라 나타낸 맥스웰 분포이다. A와 B의 분자 1개의 질량은 같고, A와 C의 온도는 같다.

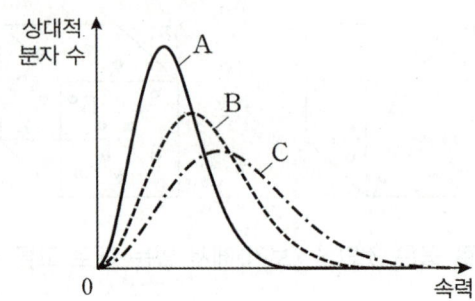

이에 대한 설명으로 옳은 것만을 〈보기〉에서 있는 대로 고른 것은?

─〈보기〉─

ㄱ. 온도는 A가 B보다 낮다.
ㄴ. 기체 분자 1개의 질량은 A가 C보다 작다.
ㄷ. 기체 분자 1개의 평균 운동 에너지는 B가 C보다 작다.

① ㄱ ② ㄴ ③ ㄱ, ㄴ
④ ㄱ, ㄷ ⑤ ㄴ, ㄷ

070. 기본 PLUS

그림 (가)는 1몰의 단원자 분자의 이상 기체 A와 B가 고정된 금속판에 의해 나뉘어져 있는 모습을 나타낸 것이다. A와 B 기체 모두 온도는 T이며 압력은 P이고 부피는 V이다. 그림 (나)는 열을 공급하여 A와 B의 온도가 동일하게 상승하고 B의 부피가 $1.5V$가 되는 것을 나타낸 것이다.

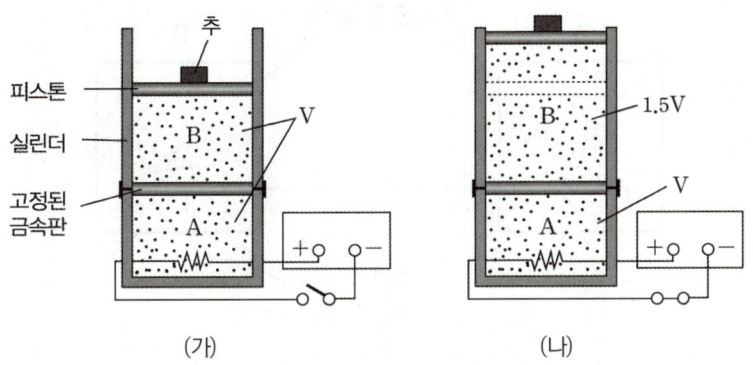

이에 대한 설명으로 옳은 것만을 〈보기〉에서 있는 대로 고른 것은?

〈보기〉
ㄱ. 전달되는 열은 B가 A의 1.5배이다.
ㄴ. 전달되는 열의 총량은 $2PV$이다.
ㄷ. (나)에서 A와 B의 온도는 $\dfrac{PV}{2R}$이다.

① ㄱ   ② ㄴ   ③ ㄷ
④ ㄱ, ㄴ   ⑤ ㄱ, ㄷ   ⑥ ㄴ, ㄷ
⑦ ㄱ, ㄴ, ㄷ

071. 기본 PLUS

그림은 부피가 동일한 밀폐된 단열용기에 각각 1mol과 2mol의 단원자 이상 기체 A와 B가 들어 있는 것을 나타낸 것이다. A와 B의 온도는 T로 동일하고 A에는 R, B에는 $2R$의 저항값을 가진 저항을 직렬로 연결하고 전지와 스위치를 이용해 회로를 구성하였다.

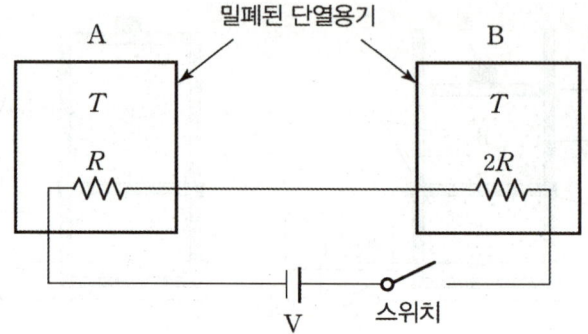

스위치를 닫은 후 A와 B의 온도가 상승하는 동안 A와 B 엔트로피 증가량의 비는?

① 1 : 1   ② 2 : 1   ③ 1 : 2
④ 3 : 1   ⑤ 1 : 3

072. 2017학년도 9월 대학수학능력시험 모의평가

그림은 부피가 V, $2V$인 밀폐된 용기에 단원자 분자 이상 기체 A, B가 각각 들어 있는 것을 나타낸 것이고, 표는 A, B의 온도, 분자 수, 기체분자 평균 속력을 나타낸 것이다. A, B 기체분자 1개의 질량은 각각 m, $2m$이다.

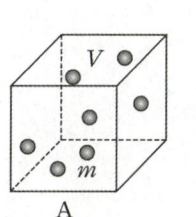 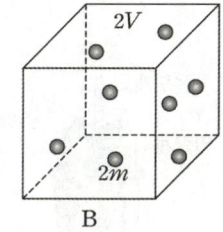

기체	A	B
온도	T	T
분자 수	N	N
평균 속력	v_A	v_B

이에 대한 설명으로 옳은 것만을 〈보기〉에서 있는 대로 고른 것은?

〈보기〉
ㄱ. 기체의 압력은 A가 B보다 크다.
ㄴ. 기체분자 1개의 평균 운동 에너지는 A와 B가 같다.
ㄷ. $v_A : v_B = 2 : 1$이다.

① ㄱ ② ㄷ ③ ㄱ, ㄴ
④ ㄴ, ㄷ ⑤ ㄱ, ㄴ, ㄷ

073. 2017학년도 대학수학능력시험

다음은 물체의 비열 측정 실험이다.

<실험 과정>

(가) 질량 300 g의 물체 A를 끓는 물에 넣고 충분한 시간이 지난 후에 물의 온도 T_1을 측정한다.

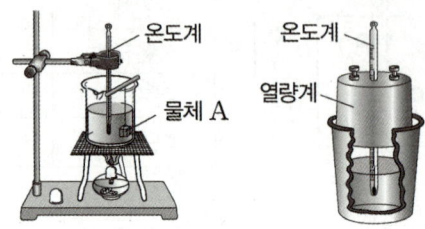

(나) 열량계 속에 찬물 300 g을 넣고 물의 온도 T_2를 측정한다.
(다) 끓는 물에서 A를 꺼내 열량계 속에 넣고 온도 변화가 없을 때 열량계 속의 물의 온도 T_3을 측정한다.

<실험 결과>

측정 온도	T_1	T_2	T_3
	100 ℃	16 ℃	30 ℃

이에 대한 설명으로 옳은 것만을 <보기>에서 있는 대로 고른 것은?

─<보기>─

ㄱ. (다)에서 A가 잃은 열량은 열량계 속의 물이 얻은 열량보다 작다.
ㄴ. A의 열용량은 열량계 속의 물의 열용량보다 작다.
ㄷ. 비열은 A가 물보다 작다.

① ㄴ　　② ㄷ　　③ ㄱ, ㄴ
④ ㄱ, ㄷ　　⑤ ㄴ, ㄷ

074. 2018학년도 6월 대학수학능력시험 모의평가

그림 (가)는 단열된 실린더 속에 부피가 V_0인 단원자 분자 이상 기체가 들어 있는 것을, (나)는 (가)의 기체에 열을 가하여 기체의 부피가 $\frac{3}{2}V_0$이 된 것을, (다)는 (나)의 기체에 열을 가하여 기체의 부피가 $2V_0$이 된 것을 나타낸 것이다. (가) → (나)는 등압 과정이고, (나) → (다)는 등온 과정이다.

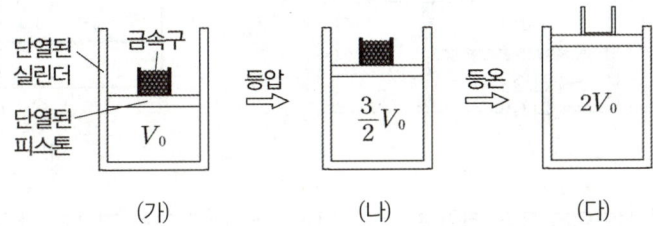

이에 대한 설명으로 옳은 것만을 〈보기〉에서 있는 대로 고른 것은? (단, 실린더와 피스톤 사이의 마찰은 무시한다.)

―〈보기〉―

ㄱ. 기체분자의 평균 운동 에너지는 (가)에서가 (나)에서의 $\frac{2}{3}$ 배이다.

ㄴ. 기체의 압력은 (가)에서가 (다)에서의 $\frac{1}{2}$ 배이다.

ㄷ. (나) → (다) 과정에서 기체는 외부에 일을 한다.

① ㄱ ② ㄴ ③ ㄱ, ㄷ
④ ㄴ, ㄷ ⑤ ㄱ, ㄴ, ㄷ

075. 2020학년도 6월 물리

그림 (가)와 같이 단열된 실린더와 단열되지 않은 실린더에 각각 같은 양의 동일한 이상 기체 A, B가 들어 있고, 단면적이 같은 단열된 두 피스톤이 정지해 있다. B의 온도를 일정하게 유지하면서 A에 열을 공급하였더니 피스톤이 천천히 이동하여 정지하였다. 그림 (나)는 시간에 따른 A와 B의 온도를 나타낸 것이다.

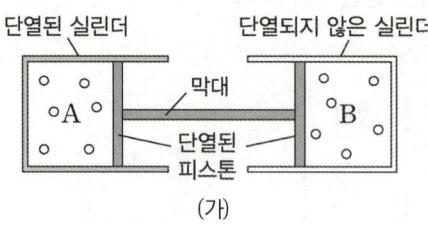
(가)

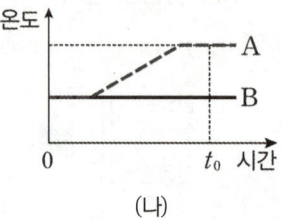
(나)

이에 대한 설명으로 옳은 것만을 〈보기〉에서 있는 대로 고른 것은? (단, 실린더는 고정되어 있고, 피스톤의 마찰은 무시한다.)

〈보기〉
ㄱ. t_0일 때, 내부 에너지는 A가 B보다 크다.
ㄴ. t_0일 때, 부피는 B가 A보다 크다.
ㄷ. A의 온도가 높아지는 동안 B는 열을 방출한다.

① ㄱ   ② ㄴ   ③ ㄱ, ㄷ
④ ㄴ, ㄷ   ⑤ ㄱ, ㄴ, ㄷ

076. 2019학년도 대학수학능력시험

그림 (가)와 같이 실린더 안의 동일한 이상 기체 A와 B가 열전달이 잘되는 고정된 금속판에 의해 분리되어 열평형 상태에 있다. A, B의 압력과 부피는 각각 P, V로 같다. 그림 (나)는 (가)에서 피스톤에 힘을 가하여 B의 부피가 감소한 상태로 A와 B가 열평형을 이룬 모습을 나타낸 것이다.

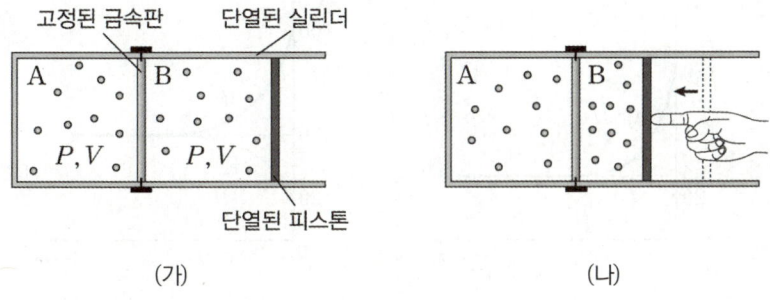

(가)   (나)

이에 대한 설명으로 옳은 것만을 〈보기〉에서 있는 대로 고른 것은? (단, 피스톤의 마찰, 금속판이 흡수한 열량은 무시한다.)

―〈보기〉―
ㄱ. A의 온도는 (가)에서가 (나)에서보다 높다.
ㄴ. (나)에서 기체의 압력은 A가 B보다 작다.
ㄷ. (가) → (나) 과정에서 B가 받은 일은 B의 내부 에너지 증가량과 같다.

① ㄱ   ② ㄴ   ③ ㄱ, ㄷ
④ ㄴ, ㄷ   ⑤ ㄱ, ㄴ, ㄷ

077. 2019학년도 9월 물리 II

그림 (가), (나)는 같은 양의 물이 들어 있는 두 열량계에 물체 A, B를 각각 넣었을 때, 물체와 물의 온도를 시간에 따라 나타낸 것이다. A, B의 질량은 각각 m, $2m$이다.

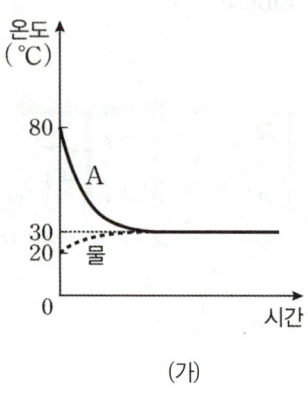
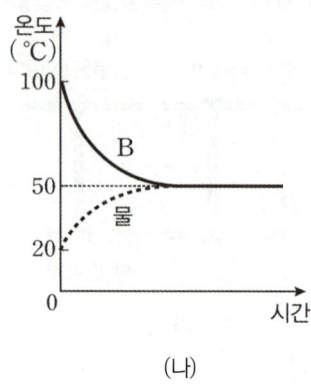

(가)   (나)

A, B의 비열을 각각 c_A, c_B라고 할 때, $c_A : c_B$는?

① 2 : 3 ② 3 : 4 ③ 1 : 1
④ 4 : 3 ⑤ 3 : 2

078. 2020학년도 6월 물리 II

그림 (가)와 같이 실린더가 피스톤에 의해 A와 B로 분리되어 있다. A에는 단원자 분자 이상 기체가 들어 있고, B는 진공이다. 피스톤은 용수철에 연결되어 힘의 평형을 이루며 정지해 있다. 기체의 내부 에너지는 E이고 용수철에 저장된 탄성력에 의한 퍼텐셜 에너지는 $\frac{1}{9}E$이다. 그림 (나)는 (가)에서 기체에 열량 Q를 서서히 가했더니 피스톤이 이동하여 힘의 평형을 이루며 정지한 모습을 나타낸 것이다.

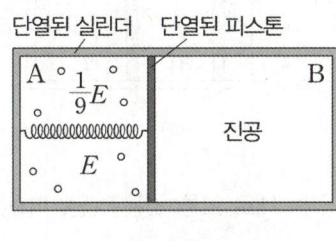
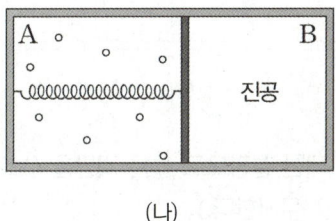

(가)   (나)

$Q = \frac{8}{9}E$일 때, (나)에서 기체의 내부 에너지는? (단, 피스톤의 마찰, 용수철의 열용량과 부피는 무시한다.)

① $\frac{5}{4}E$ ② $\frac{3}{2}E$ ③ $\frac{5}{3}E$

④ $\frac{7}{4}E$ ⑤ $\frac{15}{8}E$

079. 연습 2019학년도 수능 물리 Ⅱ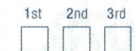

그림 (가)와 같이 두 개의 피스톤에 의해 분리된 실린더의 세 부분에 단원자 분자 이상 기체 A, B, C가 각각 들어 있다. 두 피스톤은 힘의 평형을 이루며 정지해 있다. 그림 (나)는 (가)에서 A와 C에 각각 열량 Q를 서서히 가했더니 두 피스톤이 이동하여 힘의 평형을 이루며 정지한 모습을 나타낸 것이다. 열을 가하기 전과 후의 B의 압력은 각각 P_1, P_2이다. A, B, C의 부피의 합은 V이다.

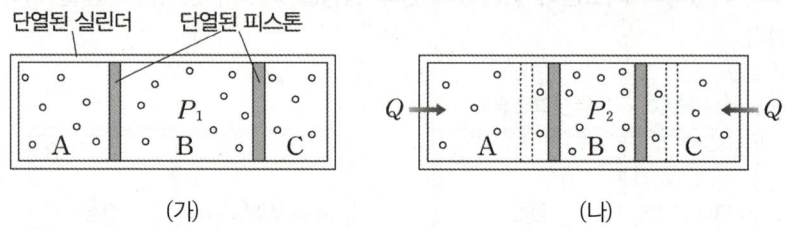

이에 대한 설명으로 옳은 것만을 〈보기〉에서 있는 대로 고른 것은? (단, 피스톤의 마찰은 무시한다.)

―〈보기〉―

ㄱ. (나)에서 압력은 A와 C가 같다.
ㄴ. (가)→(나) 과정에서 A, B, C의 내부 에너지 변화량의 합은 $2Q$이다.
ㄷ. $P_2 - P_1 = \dfrac{2Q}{3V}$ 이다.

① ㄱ　　　　② ㄷ　　　　③ ㄱ, ㄴ
④ ㄴ, ㄷ　　⑤ ㄱ, ㄴ, ㄷ

080. 2019학년도 9월 물리 Ⅱ

그림 (가)와 같이 단열된 실린더의 두 부분에 각각 1몰의 단원자 분자 이상 기체 A, B가 들어 있고, 피스톤이 용수철에 연결되어 정지해 있다. A의 절대 온도는 T_0이다. 그림 (나)는 (가)에서 B에 열량 Q를 서서히 가했더니 B의 부피가 2배가 되어 피스톤이 정지한 모습을 나타낸 것이다. (가), (나)에서 대기압은 P_0이고, 용수철에 저장된 탄성력에 의한 퍼텐셜 에너지는 Q_0으로 같다.

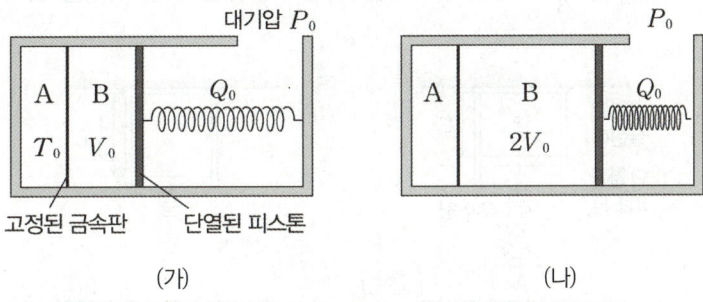

(가)   (나)

$Q_0 = \dfrac{1}{4}RT_0$ 일 때, Q는? (단, R은 기체 상수이고, 금속판의 열용량과 피스톤의 마찰은 무시한다.)

① $17RT_0$ ② $19RT_0$ ③ $21RT_0$
④ $23RT_0$ ⑤ $25RT_0$

081. 2018학년도 6월 대학수학능력시험 모의평가

그림 (가)와 같이 일정량의 단원자 분자 이상 기체가 들어 있는 실린더와 무게가 F인 물체 A가 용수철에 연결되어 정지해 있다. 실린더 내의 윗면과 피스톤 사이의 거리 h는 L이고, 수평면이 A를 연직 위 방향으로 미는 힘의 크기 F_A는 $\frac{1}{4}F$이며, 대기압은 일정하다. 그림 (나)는 (가)의 기체에 열을 서서히 가했더니 h는 $\frac{4}{3}L$, F_A는 $\frac{1}{3}F$가 되어 피스톤이 정지해 있는 것을 나타낸 것이다.

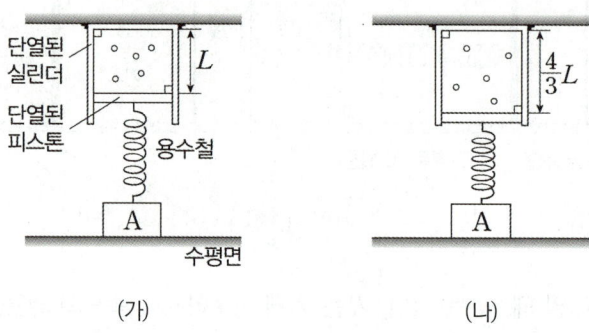

(가)   (나)

(가)에서 기체의 내부 에너지가 $2FL$일 때, (나)에서 기체의 내부 에너지는? (단, 모든 마찰과 용수철의 질량은 무시하고, 용수철, 물체, 실린더의 중심은 동일 연직선상에 있다.)

① $\frac{11}{6}FL$ ② $\frac{13}{6}FL$ ③ $\frac{15}{6}FL$

④ $\frac{17}{6}FL$ ⑤ $\frac{19}{6}FL$

082. 연습 PLUS

그림은 길이가 l인 원통 안에서 질량이 m이고, 분자수가 N인 단원자 분자 이상 기체가 x축 방향으로 평균 속력 v로 운동하여 벽에 수직한 방향으로 탄성 충돌하는 것을 나타낸 것이다. 원통 내부의 절대온도는 T이고, 원통의 단면적은 A이다.

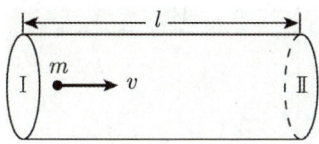

이에 대한 설명으로 옳은 것만을 〈보기〉에서 있는 대로 고른 것은? (단, k는 볼츠만 상수이고, 기체분자는 x축 방향으로만 운동한다.)

─〈보기〉─

ㄱ. 기체분자 N개가 충돌할 때마다 벽이 받는 평균 충격력은 $\dfrac{Nmv^2}{l}$이다.

ㄴ. 기체분자 N개가 벽에 미치는 압력은 $\dfrac{Nmv^2}{3Al}$이다.

ㄷ. $v = \sqrt{\dfrac{3kT}{m}}$이다.

① ㄱ
② ㄴ
③ ㄷ
④ ㄱ, ㄴ
⑤ ㄱ, ㄷ
⑥ ㄴ, ㄷ
⑦ ㄱ, ㄴ, ㄷ

그림은 일정량의 이상 기체의 상태가 A→B→C를 따라 변할 때 압력과 부피를 나타낸 것이다. A→B 과정에서 기체에 공급한 열량은 Q이다.

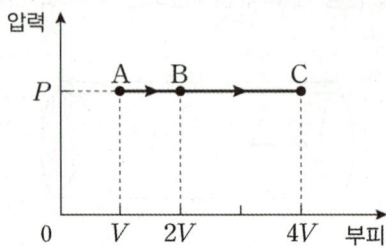

이에 대한 설명으로 옳은 것만을 〈보기〉에서 있는 대로 고른 것은?

─〈보기〉─
ㄱ. 기체가 한 일은 A→B 과정에서와 B→C 과정에서가 같다.
ㄴ. 기체의 온도는 C에서가 A에서보다 높다.
ㄷ. A→B 과정에서 기체의 내부 에너지 변화량은 Q와 같다.

① ㄱ　　　② ㄴ　　　③ ㄱ, ㄷ
④ ㄴ, ㄷ　　⑤ ㄱ, ㄴ, ㄷ

084.

그림은 일정량의 단원자 분자 이상 기체의 상태가 A→B→C 또는 A→B→D를 따라 변할 때 기체의 압력과 부피를 나타낸 것이다. B→C, B→D 과정 중 하나는 단열 과정이고 다른 하나는 등온 과정이다.

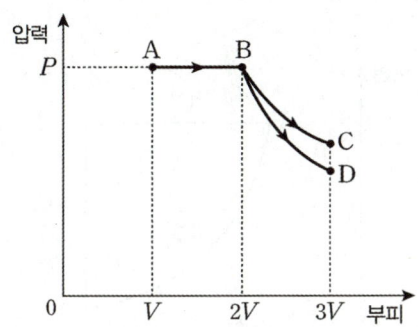

이에 대한 설명으로 옳은 것만을 〈보기〉에서 있는 대로 고른 것은?

―〈보기〉―

ㄱ. A→B 과정에서 기체가 흡수한 열량은 $\frac{5}{2}PV$이다.

ㄴ. B→C 과정에서 기체의 엔트로피는 증가한다.

ㄷ. D에서 기체의 압력은 $\frac{2}{3}P$보다 크다.

① ㄱ ② ㄷ ③ ㄱ, ㄴ
④ ㄴ, ㄷ ⑤ ㄱ, ㄴ, ㄷ

085. 2017학년도 9월 대학수학능력시험 모의평가

그림은 1몰의 단원자 분자 이상 기체의 상태가 A에서 B로 (가), (나)의 서로 다른 경로를 따라 변할 때 압력과 부피를 나타낸 것이다. (나)는 단열 과정을 나타낸 경로이다. (가), (나)에서 기체의 내부 에너지 변화량은 $\Delta U_{(가)}$, $\Delta U_{(나)}$이고, 기체가 외부에서 받은 열량은 $Q_{(가)}$, $Q_{(나)}$이다.

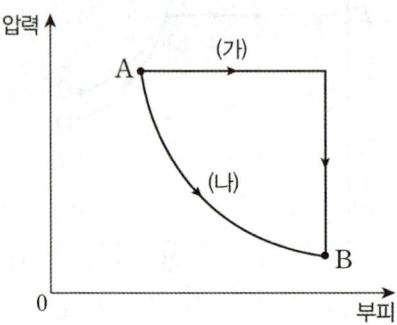

$\Delta U_{(가)}$, $\Delta U_{(나)}$와 $Q_{(가)}$, $Q_{(나)}$를 옳게 비교한 것은?

① $\Delta U_{(가)} = \Delta U_{(나)}$, $Q_{(가)} = Q_{(나)}$
② $\Delta U_{(가)} = \Delta U_{(나)}$, $Q_{(가)} > Q_{(나)}$
③ $\Delta U_{(가)} > \Delta U_{(나)}$, $Q_{(가)} = Q_{(나)}$
④ $\Delta U_{(가)} > \Delta U_{(나)}$, $Q_{(가)} > Q_{(나)}$
⑤ $\Delta U_{(가)} < \Delta U_{(나)}$, $Q_{(가)} = Q_{(나)}$

086. 기본 2015학년도 대학수학능력시험

그림은 1몰의 단원자 분자 이상 기체의 상태가 A→B→C→D→A를 따라 변할 때 압력과 부피를 나타낸 것이다. A→B, C→D 과정은 등온 과정이다. A→B 과정에서 기체가 흡수한 열량은 $2P_0V_0$이며, 1회의 순환 과정에서 기체가 한 일은 P_0V_0이다.

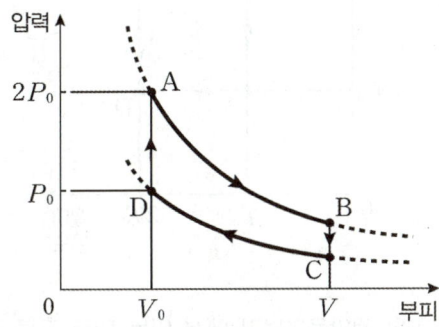

이에 대한 설명으로 옳은 것만을 〈보기〉에서 있는 대로 고른 것은?

───〈보기〉───
ㄱ. A→B 과정에서 기체가 한 일은 기체가 흡수한 열량과 같다.
ㄴ. B→C 과정에서 기체가 방출한 열량은 $\frac{3}{2}P_0V_0$이다.
ㄷ. C→D 과정에서 기체가 받은 일은 P_0V_0이다.

① ㄱ ② ㄴ ③ ㄱ, ㄷ
④ ㄴ, ㄷ ⑤ ㄱ, ㄴ, ㄷ

087. 2016학년도 6월 대학수학능력시험 모의평가

그림은 1몰의 단원자 분자 이상 기체의 상태가 A→B→C→D→A를 따라 변할 때, 압력과 절대 온도를 나타낸 것이다.

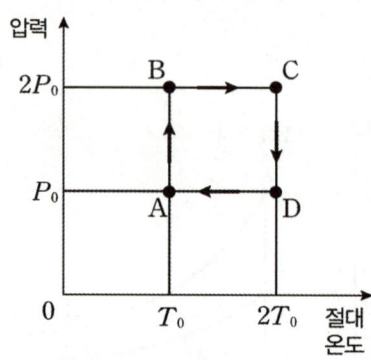

이에 대한 설명으로 옳은 것만을 〈보기〉에서 있는 대로 고른 것은? (단, R은 기체 상수이다.)

〈보기〉

ㄱ. A→B 과정에서 기체의 부피는 감소한다.

ㄴ. B→C 과정에서 기체가 흡수한 열량은 $\frac{5}{2}RT_0$이다.

ㄷ. C→D 과정에서 기체의 엔트로피는 증가한다.

① ㄴ ② ㄷ ③ ㄱ, ㄴ
④ ㄱ, ㄷ ⑤ ㄱ, ㄴ, ㄷ

088. 기본 2014학년도 9월 대학수학능력시험 모의평가

그림 (가)와 같이 피스톤에 의해 두 부분으로 나누어진 실린더의 A 부분에는 1몰의 단원자 분자 이상 기체가 들어 있고, 진공 상태인 B 부분에는 용수철이 연결된 피스톤이 정지해 있다. 용수철에 저장된 탄성력에 의한 퍼텐셜 에너지는 Q이다. 그림 (나)는 A에 열량 $15Q$를 가하는 동안 A 기체의 압력과 부피를 나타낸 것이다. A 기체의 압력이 $2P_0$일 때 피스톤은 정지한다.

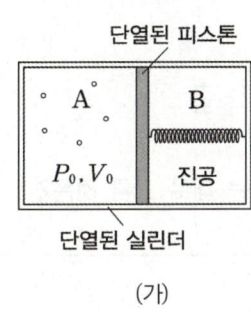
(가)

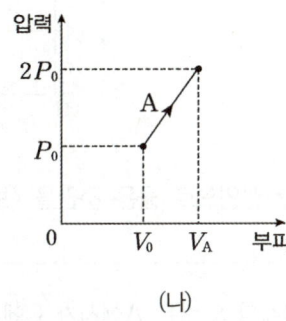
(나)

V_A는? (단, 실린더와 피스톤 사이의 마찰은 무시한다.)

① $\dfrac{6}{5}V_0$ ② $\dfrac{5}{4}V_0$ ③ $\dfrac{4}{3}V_0$

④ $\dfrac{3}{2}V_0$ ⑤ $2V_0$

089. 2014학년도 6월 대학수학능력시험 모의평가

그림은 일정량의 이상 기체의 상태가 A→B→C→D→A를 따라 변할 때 부피와 절대 온도의 관계를 나타낸 것이다. A→B, C→D는 등적 과정, B→C, D→A는 등온 과정이다.

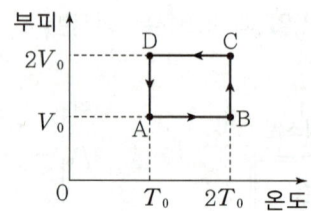

이에 대한 설명으로 옳은 것만을 〈보기〉에서 있는 대로 고른 것은?

―〈보기〉―
ㄱ. 기체의 압력은 A에서가 C에서보다 크다.
ㄴ. A→B 과정에서 기체가 흡수한 열량은 C→D 과정에서 기체가 방출한 열량과 같다.
ㄷ. D→A 과정에서 기체의 엔트로피는 감소한다.

① ㄱ   ② ㄴ   ③ ㄷ
④ ㄱ, ㄴ   ⑤ ㄴ, ㄷ

090. 2014학년도 7월 전국연합학력평가

그림은 일정량의 단원자 분자 이상 기체의 상태가 A → B → C로 변할 때 압력과 부피의 관계를 나타낸 것이다. A에서 기체의 절대 온도는 T_0이다.

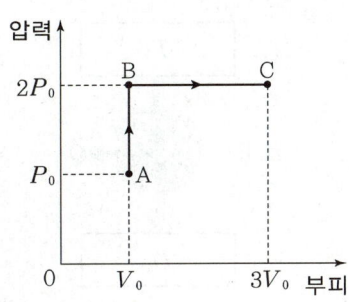

이에 대한 설명으로 옳은 것만을 〈보기〉에서 있는 대로 고른 것은?

―〈보기〉―
ㄱ. B에서 기체의 온도는 $3T_0$이다.
ㄴ. B → C 과정에서 기체가 외부에 한 일은 $4P_0V_0$이다.
ㄷ. 기체가 흡수한 열량은 B → C과정에서가 A → B과정에서의 4배이다.

① ㄱ   ② ㄴ   ③ ㄱ, ㄴ
④ ㄱ, ㄷ   ⑤ ㄴ, ㄷ

091. 2019학년도 9월 물리 I

그림은 온도가 T_1인 열원에서 $3Q$의 열을 흡수하여 Q의 일을 하고, 온도가 T_2인 열원으로 열을 방출하는 열기관을 나타낸 것이다.

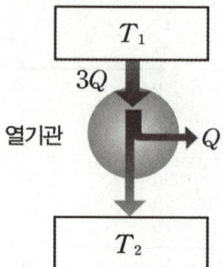

이에 대한 설명으로 옳은 것만을 〈보기〉에서 있는 대로 고른 것은?

―〈보기〉―

ㄱ. $T_1 > T_2$이다.

ㄴ. 열효율은 $\frac{1}{3}$이다.

ㄷ. T_2인 열원으로 방출하는 열은 $2Q$이다.

① ㄴ ② ㄷ ③ ㄱ, ㄴ
④ ㄱ, ㄷ ⑤ ㄱ, ㄴ, ㄷ

092. 기본 PLUS

그림은 이상 기체의 상태가 A → B → C → D → A로 변화할 때 압력과 절대 온도의 관계를 나타낸 것이다. A → B 와 C → D 과정은 등온 과정이고 B → C 와 D → A 과정은 등압 과정이다.

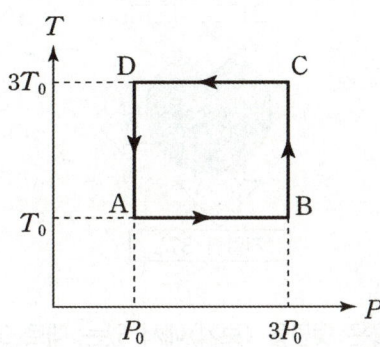

이에 대한 설명으로 옳은 것만을 〈보기〉에서 있는 대로 고른 것은?

―〈보기〉―
ㄱ. B → C 과정에서 부피는 증가한다.
ㄴ. C → D 과정에서 엔트로피는 감소한다.
ㄷ. B → C 과정에서 흡수한 열량은 D → A 과정에서 방출한 열량보다 크다.

① ㄱ   ② ㄴ   ③ ㄷ
④ ㄱ, ㄴ   ⑤ ㄱ, ㄷ   ⑥ ㄴ, ㄷ
⑦ ㄱ, ㄴ, ㄷ

093. 기본 PLUS

그림은 온도가 $5T_0$인 고열원과 온도가 $3T_0$인 저열원의 카르노 기관을 나타낸 것이다. 고열원에서 흡수하는 열량은 $5Q$이고 열기관이 하는 일은 W이다.

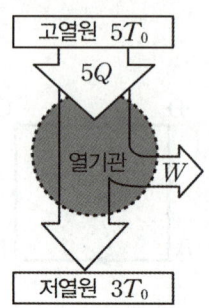

이에 대한 설명으로 옳은 것만을 〈보기〉에서 있는 대로 고른 것은?

― 〈보기〉 ―

ㄱ. 이 기관의 열효율은 60%이다.
ㄴ. $W = 2Q$이다.
ㄷ. 열기관의 종류를 바꾸면 $W = 5Q$가 될 수 있다.

① ㄱ   ② ㄴ   ③ ㄷ
④ ㄱ, ㄴ   ⑤ ㄱ, ㄷ   ⑥ ㄴ, ㄷ
⑦ ㄱ, ㄴ, ㄷ

094. 연습 2013학년도 대학수학능력시험

그림 (가)는 일정량의 이상 기체가 들어 있는 실린더에서 피스톤이 용수철에 연결되어 정지해 있는 것을 나타낸 것이다. 기체의 압력, 부피, 절대 온도는 각각 P_0, V_0, T_0이고, 용수철은 늘어나거나 줄어들지 않은 상태이다. 그림 (나)는 (가)의 기체가 열을 공급받아 부피, 절대 온도가 각각 $\frac{3}{2}V_0$, $2T_0$이 된 상태에서 피스톤이 정지해 있는 것을 나타낸 것이다.

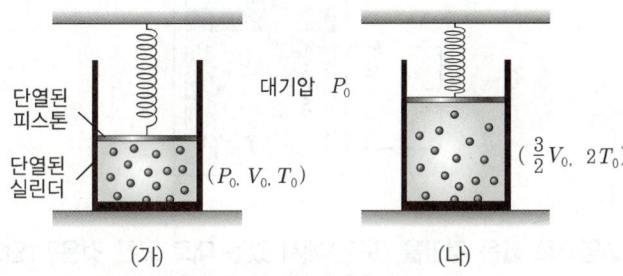

(가) → (나) 과정에서 용수철의 탄성력에 의한 위치 에너지 증가량은? (단, 피스톤의 질량, 실린더와 피스톤 사이의 마찰은 무시한다.)

① $\frac{2}{3}P_0V_0$ ② $\frac{1}{3}P_0V_0$ ③ $\frac{1}{6}P_0V_0$

④ $\frac{1}{12}P_0V_0$ ⑤ $\frac{1}{24}P_0V_0$

095. 2010학년도 9월 대학수학능력시험 모의평가

그림과 같이 전하가 충전된 축전기에 연결된 저항이 이상 기체가 들어 있는 실린더 안에 놓여 있다. 이상 기체의 온도와 부피는 각각 T_1, V_1이다. 스위치를 닫았더니 이상 기체의 부피가 V_2인 상태로 피스톤이 정지하였다. 이때 이상 기체의 온도는 T_2이다. 이 과정에서 실린더와 피스톤을 통한 외부와의 열 출입은 없다.

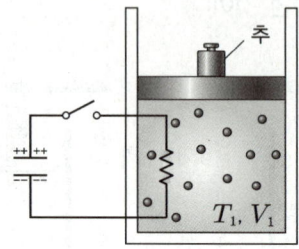

이에 대한 설명으로 옳은 것만을 〈보기〉에서 있는 대로 고른 것은? (단, 대기압은 일정하고, 실린더와 피스톤 사이의 마찰과 전자기파의 발생은 무시한다.)

---〈보기〉---

ㄱ. 저항의 저항값이 클수록 $V_2 - V_1$은 커진다.
ㄴ. 스위치를 닫기 전에 축전기에 충전된 전하량이 클수록 $T_2 - T_1$은 커진다.
ㄷ. 이상 기체가 한 일은 스위치를 닫기 전에 축전기에 저장된 전기 에너지와 같다.

---

① ㄱ ② ㄴ ③ ㄱ, ㄷ
④ ㄴ, ㄷ ⑤ ㄱ, ㄴ, ㄷ

096.

그림 (가)는 이상 기체가 들어 있는 용기가 피스톤 P_1에 의해 두 부분 A, B로 나뉘어져 있는 것을 나타낸 것이다. (가)의 피스톤 P_2 위에 물체를 가만히 올려놓았더니, 그림 (나)와 같이 두 피스톤이 이동한 후 정지하였다. 이 과정에서 용기나 피스톤을 통한 열 출입은 없다.

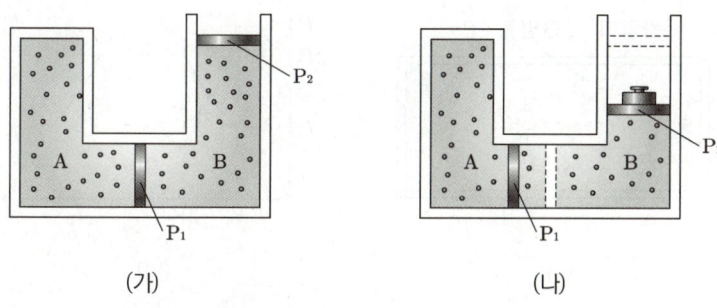

(가)에서 (나)로 변하는 동안 A, B 부분의 이상 기체에 대한 설명으로 옳은 것만을 〈보기〉에서 있는 대로 고른 것은? (단, 용기와 피스톤 사이의 마찰은 무시한다.)

〈보기〉
ㄱ. A 부분의 이상 기체의 온도는 올라간다.
ㄴ. B 부분의 이상 기체의 내부 에너지는 증가한다.
ㄷ. P_2가 B 부분의 이상 기체에 한 일은 P_1이 A 부분의 이상 기체에 한 일과 같다.

① ㄱ ② ㄴ ③ ㄷ
④ ㄱ, ㄴ ⑤ ㄱ, ㄷ

097. 2011학년도 대학수학능력시험

그림 (가)는 각각 1 몰의 이상 기체 A, B를 분리하는 칸막이가 A에 열이 가해지는 동안 이동하는 것을 나타낸 것이다. 그림 (나)는 (가)에서 A의 부피가 V_0부터 $2V_0$까지 변하는 동안 A와 B의 압력 P와 부피 V 사이의 관계를 나타낸 그래프이다.

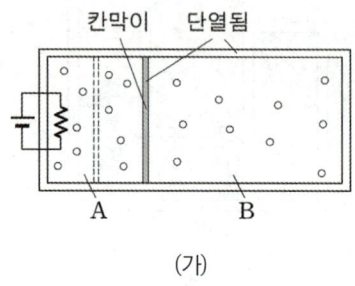
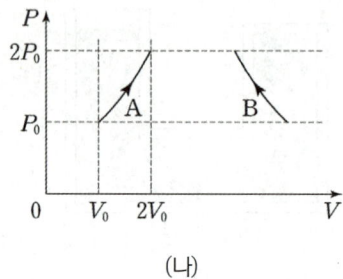

(가) (나)

이에 대한 설명으로 옳은 것만을 〈보기〉에서 있는 대로 고른 것은? (단, 칸막이에 의한 마찰은 무시한다.)

〈보기〉
ㄱ. A의 내부 에너지 변화량은 A가 받은 열량과 같다.
ㄴ. 온도는 매순간 A와 B가 서로 같다.
ㄷ. B의 내부 에너지 변화량은 $\frac{3}{2}P_0V_0$보다 작다.

① ㄴ ② ㄷ ③ ㄱ, ㄴ
④ ㄱ, ㄷ ⑤ ㄱ, ㄴ, ㄷ

098. 연습 PLUS

그림은 1몰의 단원자 분자 이상 기체가 A → B의 가역 과정을 따라 상태가 변하는 것을 온도 T와 엔트로피 S의 관계를 나타낸 그래프이다.

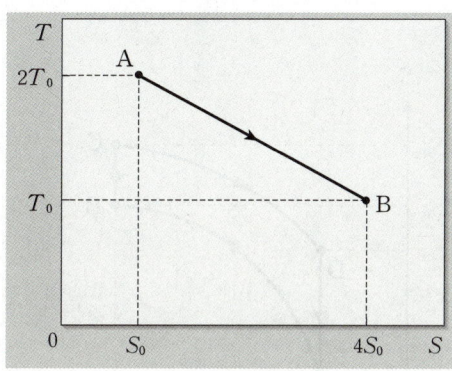

이에 대한 설명으로 옳은 것만을 〈보기〉에서 있는 대로 고른 것은? (단, R은 기체 상수이다.)

─〈보기〉─

ㄱ. 내부 에너지 감소량은 $\frac{3}{2}RT_0$이다.

ㄴ. 기체가 흡수하는 열량은 $\frac{9}{2}T_0 S_0$이다.

ㄷ. 기체가 외부에 일을 해 준다.

① ㄱ ② ㄴ ③ ㄷ
④ ㄱ, ㄴ ⑤ ㄱ, ㄷ ⑥ ㄴ, ㄷ
⑦ ㄱ, ㄴ, ㄷ

099.

그림은 1mol의 단원자 이상 기체의 순환 과정을 절대 온도-엔트로피($T-S$) 도표로 나타낸 것이다. A → B 과정은 등압 과정이고 C → D 과정은 등적 과정이며 B → C 과정과 D → A 과정은 등온 과정이다. 또한 A점의 부피는 V_0이다.

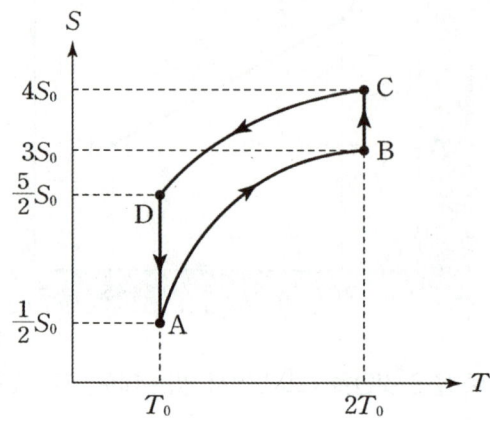

이에 대한 설명으로 옳은 것만을 〈보기〉에서 있는 대로 고른 것은? (단, 기체 상수는 R이다.)

―〈보기〉―
ㄱ. A → B 과정에서 기체가 한 일은 RT_0이다.
ㄴ. B → C 과정에서 기체가 흡수한 열량과 D → A 과정에서 기체가 방출한 열량은 같다.
ㄷ. C점의 부피는 $8V_0$이다.

① ㄱ   ② ㄴ   ③ ㄷ
④ ㄱ, ㄴ   ⑤ ㄱ, ㄷ   ⑥ ㄴ, ㄷ
⑦ ㄱ, ㄴ, ㄷ

100.

그림은 1몰의 단원자 이상 기체의 상태가 A → B → C를 따라 변화할 때 압력과 부피의 관계를 나타낸 것이다. A → B는 단열 과정, B → C는 등적 과정이다. A점의 부피와 온도는 각각 V_0, $4T_0$이고, B의 부피와 온도는 각각 $8V_0$, T_0이다.

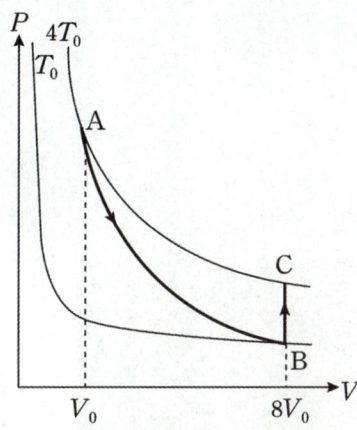

이에 대한 설명으로 옳은 것만을 〈보기〉에서 있는 대로 고른 것은? (단, 기체 상수는 R이다.)

―〈보기〉―

ㄱ. 압력은 A점이 B점의 8배이다.

ㄴ. B → C 과정에서 기체가 흡수한 열량은 $\frac{9}{2}RT_0$이다.

ㄷ. A → B → C 과정에서 엔트로피 변화량은 $2R\ln 2$이다.

① ㄱ ② ㄴ ③ ㄷ
④ ㄱ, ㄴ ⑤ ㄱ, ㄷ ⑥ ㄴ, ㄷ
⑦ ㄱ, ㄴ, ㄷ

BEST SELECTION⁺

물리추론 250제

MEGAMD
PHARMACY EDUCATION ELIGIBILITY TEST

PART IV

파동과 빛

11 파동

12 빛

101. 기본 2020학년도 6월 물리 II

그림은 같은 속력으로 진행하는 두 파동 P, Q의 어떤 지점에서의 변위를 시간에 따라 각각 나타낸 것이다.

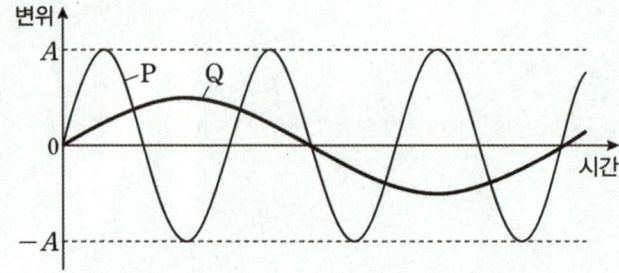

이에 대한 설명으로 옳은 것만을 〈보기〉에서 있는 대로 고른 것은?

〈보기〉
ㄱ. P의 진폭은 $2A$이다.
ㄴ. 진동수는 P가 Q의 3배이다.
ㄷ. 파장은 P가 Q의 3배이다.

① ㄱ ② ㄴ ③ ㄱ, ㄴ
④ ㄱ, ㄷ ⑤ ㄴ, ㄷ

102. 2019학년도 6월 물리 II

그림 (가)는 파장, 진폭, 진동수가 각각 같은 두 파동이 서로 반대 방향으로 x축을 따라 진행하다가 $t=0$인 순간에 원점에서 만나는 모습을 나타낸 것이고, (나)는 $x=0$의 위치에서 파동의 변위 y를 시간 t에 따라 나타낸 것이다.

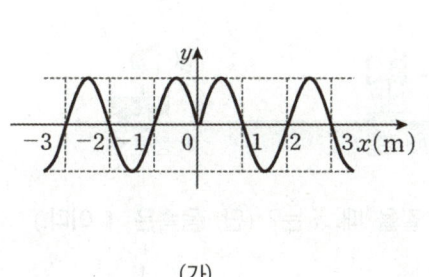
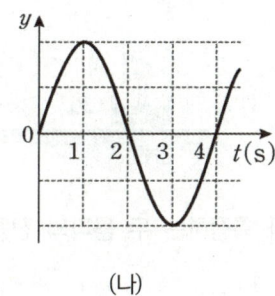

(가)　　　　　　　　(나)

중첩된 파동에 대한 설명으로 옳은 것만을 〈보기〉에서 있는 대로 고른 것은?

―〈보기〉―
ㄱ. 정상파이다.
ㄴ. 파장은 2 m이다.
ㄷ. 진동수는 4 Hz이다.

① ㄱ　　　② ㄴ　　　③ ㄷ
④ ㄱ, ㄴ　　⑤ ㄴ, ㄷ

103. 2019학년도 9월 물리 Ⅱ

그림은 음원 A, B가 정지해 있는 음파 측정기 C를 향해 각각 v, $2v$의 속력으로 등속 직선 운동하는 것을 나타낸 것이다. A, B에서 발생하는 음파의 진동수는 각각 f_0, $\frac{8}{9}f_0$이다.

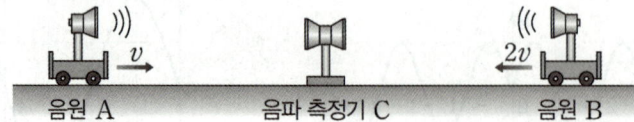

C가 측정하는 두 음파의 진동수가 같을 때, v는? (단, 음속은 V이다.)

① $\frac{1}{10}V$ ② $\frac{1}{9}V$ ③ $\frac{1}{8}V$

④ $\frac{1}{7}V$ ⑤ $\frac{1}{6}V$

104. 2020학년도 6월 물리 II

그림과 같이 음파 측정기 A, B와 음원이 동일 직선상에서 같은 속력 v로 각각 등속 직선 운동을 한다. 음원에서 발생하는 음파의 진동수는 f_0이고, A와 B에서 측정한 음파의 진동수는 각각 f_A, f_B이다.

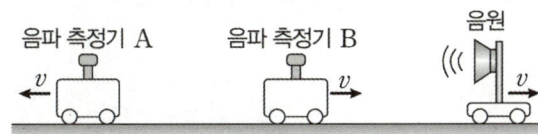

이에 대한 설명으로 옳은 것만을 〈보기〉에서 있는 대로 고른 것은? (단, 음속은 v_0이다.)

〈보기〉
ㄱ. $f_B = f_0$이다.
ㄴ. $f_A < f_B$이다.
ㄷ. $v = \dfrac{f_0 - f_A}{f_0 + f_A} v_0$이다.

① ㄱ ② ㄷ ③ ㄱ, ㄴ
④ ㄴ, ㄷ ⑤ ㄱ, ㄴ, ㄷ

105. 2019학년도 6월 물리 Ⅱ

그림과 같이 동일한 직선상에서 비행기 A, B가 관제탑으로부터 각각 일정한 속력 $0.4v$, $0.8v$로 멀어지고 있다. 관제탑은 A를 향해, A는 B를 향해 진동수 f_0인 음파를 발생시킨다. 관제탑에서 발생된 음파를 A가 측정한 진동수는 f_1이고, A에서 발생된 음파를 B가 측정한 진동수는 f_2이다.

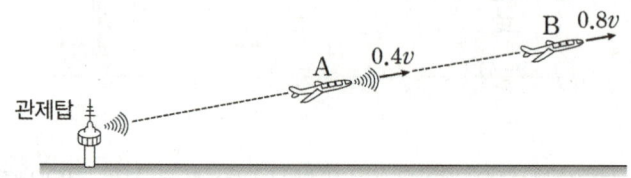

$f_1 - f_2$는? (단, 음속은 v로 일정하다.)

① $\frac{4}{35}f_0$ ② $\frac{4}{15}f_0$ ③ $\frac{16}{35}f_0$

④ $\frac{1}{2}f_0$ ⑤ $\frac{4}{7}f_0$

106. 기본 2015학년도 대학수학능력시험

그림 (가)와 (나)는 진폭이 A이고 파장이 같은 두 파동이 각각 속력 v_0으로 서로 반대 방향으로 진행하여 점 P와 Q 사이에서 만든 정상파의 어느 순간의 모습을 나타낸 것이다. (가)의 상태에서 처음으로 (나)의 상태가 되는 데 걸린 시간은 t_0이다. P와 Q 사이의 거리는 L이다.

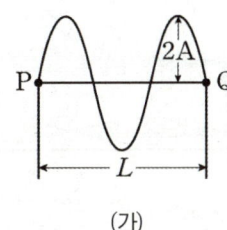
(가)

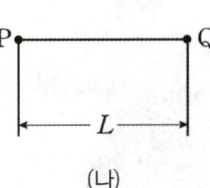
(나)

v_0은?

① $\dfrac{L}{8t_0}$ ② $\dfrac{L}{6t_0}$ ③ $\dfrac{L}{4t_0}$

④ $\dfrac{L}{3t_0}$ ⑤ $\dfrac{L}{2t_0}$

107. 2015학년도 대학수학능력시험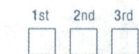

그림은 기타에서 굵기가 다른 두 줄 S_1, S_2를 이용하여 발생시킨 세 개의 정상파 A, B, C를 모식적으로 나타낸 것이다. S_1, S_2에서 발생된 A와 B의 진동수는 각각 $2f_0$, f_0이고, S_2에서 발생된 B와 C는 파장이 다르다. S_1, S_2에서 파동의 전파 속력은 각각 v_1, v_2이다.

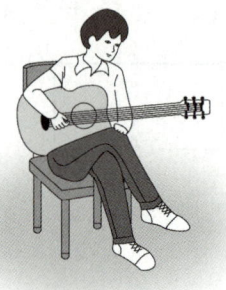 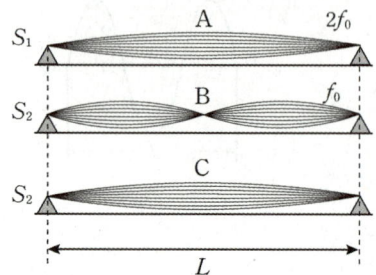

이에 대한 설명으로 옳은 것만을 〈보기〉에서 있는 대로 고른 것은?

―〈보기〉―

ㄱ. 줄에서 정상파의 파장은 A가 B의 2배이다.
ㄴ. $v_1 = 2v_2$이다.
ㄷ. A는 C보다 두 옥타브 높은 음을 발생시킨다.

① ㄱ   ② ㄷ   ③ ㄱ, ㄴ
④ ㄱ, ㄷ   ⑤ ㄴ, ㄷ

* 진동수의 비가 2 : 1인 두 음을 한 옥타브라 한다.

108. 2016학년도 6월 대학수학능력시험 모의평가

그림 (가)는 $t=0$인 순간, 파장과 진폭이 각각 같고 연속적으로 발생되는 두 파동 A, B가 1 cm/s의 같은 속력으로 서로 반대 방향으로 진행하는 모습을 나타낸 것이다. 그림 (나)는 (가)의 $x=-2$ cm와 $x=2$ cm 사이에서 A, B가 중첩된 어느 순간의 모습을 나타낸 것이다.

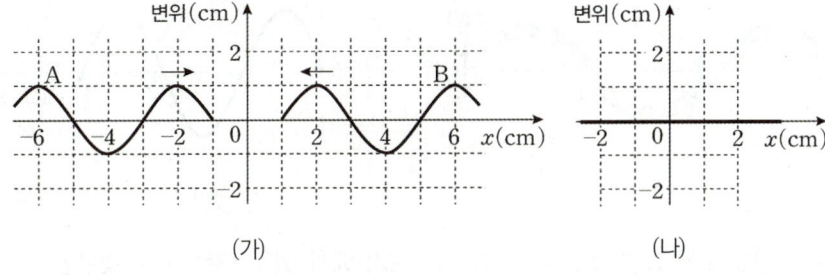

(가)   (나)

이에 대한 설명으로 옳은 것만을 〈보기〉에서 있는 대로 고른 것은?

〈보기〉
ㄱ. A의 진동수는 0.25 Hz이다.
ㄴ. (나)에서 $x=-1$ cm인 지점은 정상파의 마디이다.
ㄷ. $t=4$초일 때, A와 B가 중첩된 모습은 (나)와 같다.

① ㄴ ② ㄷ ③ ㄱ, ㄴ
④ ㄱ, ㄷ ⑤ ㄱ, ㄴ, ㄷ

109. 2016학년도 9월 대학수학능력시험 모의평가

그림 (가)는 줄에서 x축과 나란하게 진행하는 파동의 어느 순간의 모습을 나타낸 것이다. 점 P는 줄에 고정된 한 점이다. 그림 (나)는 (가)의 순간부터 y축과 나란하게 진동하는 P의 변위를 시간에 따라 나타낸 것이다.

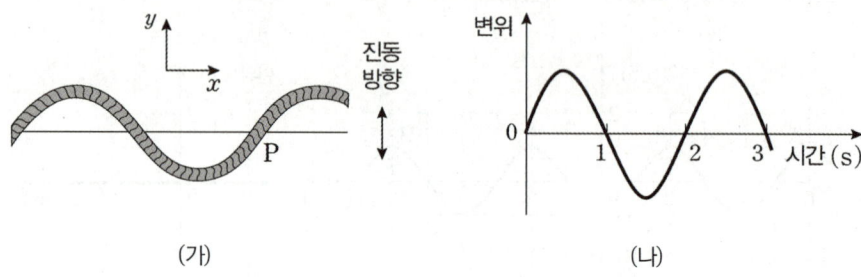

(가)   (나)

이 파동에 대한 설명으로 옳은 것만을 〈보기〉에서 있는 대로 고른 것은?

〈보기〉
ㄱ. 횡파이다.
ㄴ. 진동수는 2 Hz이다.
ㄷ. 파동의 진행 방향은 $-x$ 방향이다.

① ㄱ   ② ㄴ   ③ ㄷ
④ ㄱ, ㄷ   ⑤ ㄱ, ㄴ, ㄷ

110. 2016학년도 대학수학능력시험

다음은 소리의 정상파에 대해 알아보는 실험이다.

〈실험 과정〉

(가) 관의 한쪽 끝에 신호 발생기와 연결된 스피커를 가까이 놓고, 다른 쪽 끝에는 고무마개를 끼운 막대를 넣는다.

(나) 신호 발생기를 이용하여 진동수가 f_1인 소리를 일정한 세기로 발생시킨다.

(다) 고무마개를 끼운 막대를 관의 안쪽으로 천천히 이동시키면서 소리의 세기가 갑자기 커질 때마다 고무마개의 위치와 관의 끝 사이의 거리 x를 기록한다.

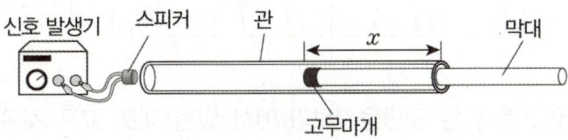

(라) 신호 발생기를 이용하여 진동수가 f_2인 소리를 일정한 세기로 발생시킨 후 과정 (다)를 반복한다.

〈실험 결과〉

진동수	x		
f_1	5 cm	11 cm	17 cm
f_2	4 cm	12 cm	㉠

이에 대한 설명으로 옳은 것만을 〈보기〉에서 있는 대로 고른 것은?

〈보기〉

ㄱ. 관 안에서 공명이 일어날 때마다 소리의 세기가 갑자기 커진다.
ㄴ. ㉠은 16 cm이다.
ㄷ. $f_1 : f_2 = 3 : 4$이다.

① ㄱ　　② ㄴ　　③ ㄱ, ㄷ
④ ㄴ, ㄷ　　⑤ ㄱ, ㄴ, ㄷ

111. 2016학년도 대학수학능력시험

그림은 두 점 S_1, S_2에서 같은 진폭과 위상으로 발생시킨 두 수면파의 $t=0$일 때의 모습을 평면상에 모식적으로 나타낸 것이다. 두 수면파의 파장과 주기는 각각 λ와 T로 같고 속력은 일정하다. 실선과 점선은 각각 수면파의 마루와 골의 위치를, 점 P와 Q는 평면상에 고정된 두 지점을 나타낸 것이다.

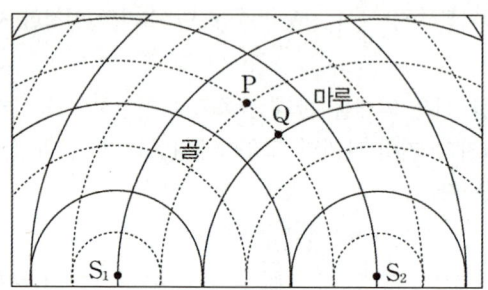

이에 대한 설명으로 옳은 것만을 〈보기〉에서 있는 대로 고른 것은?

〈보기〉
ㄱ. S_1, S_2에서 P까지의 두 수면파의 경로차는 0이다.
ㄴ. $t=0$일 때 수면의 높이는 P에서가 Q에서보다 높다.
ㄷ. P에서 수면의 높이는 $t=\dfrac{T}{2}$초일 때가 $t=0$일 때보다 높다.

① ㄱ ② ㄴ ③ ㄷ
④ ㄱ, ㄷ ⑤ ㄴ, ㄷ

112.

그림 (가)는 두 점 S_1, S_2에서 서로 같은 진폭과 서로 반대의 위상으로 발생된 두 수면파의 어느 순간의 모습을 모식적으로 나타낸 것이다. S_1과 S_2 사이의 거리는 $1\,\text{m}$이다. 그림 (나)는 점 P, Q 중 한 점의 변위를 시간에 따라 나타낸 것이다.

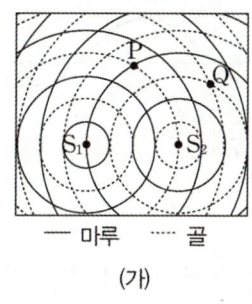
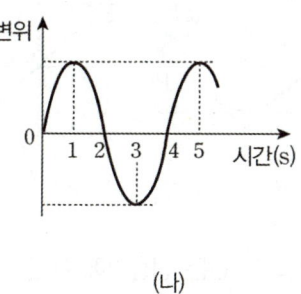

(가)   (나)

이에 대한 설명으로 옳은 것만을 〈보기〉에서 있는 대로 고른 것은? (단, 물의 깊이는 일정하다.)

─〈보기〉─

ㄱ. (나)는 Q의 변위를 나타낸 것이다.
ㄴ. 수면파의 속력은 $0.25\,\text{m/s}$이다.
ㄷ. S_1, S_2로부터의 경로차는 P에서가 Q에서보다 크다.

① ㄱ   ② ㄴ   ③ ㄷ
④ ㄱ, ㄴ   ⑤ ㄱ, ㄷ

113. 2017학년도 9월 대학수학능력시험 모의평가

그림은 파장과 진폭이 각각 같은 두 파동이 같은 속력 v로 서로 반대 방향으로 진행하다가 $t=0$인 순간 점 Q에서 만나는 모습을 나타낸 것이다.

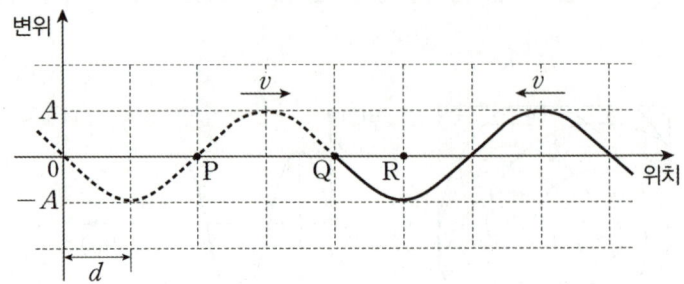

두 파동이 중첩되어 만든 정상파에 대한 설명으로 옳은 것만을 〈보기〉에서 있는 대로 고른 것은?

─〈보기〉─

ㄱ. 정상파의 진폭은 $2A$이다.
ㄴ. 점 P에서 보강 간섭이 일어난다.
ㄷ. $t=\dfrac{4d}{v}$일 때, 점 R에서 정상파의 변위는 A이다.

① ㄱ ② ㄴ ③ ㄱ, ㄴ
④ ㄱ, ㄷ ⑤ ㄴ, ㄷ

114. 2017학년도 9월 대학수학능력시험 모의평가

그림과 같이 높이 h인 위치에서 가만히 놓여진 음원이 마찰이 없는 경사면을 지난 후, 수평면에서 진동수가 f_0인 음파를 발생시키며 일정한 속력으로 음파 측정기를 향하여 운동하고 있다. 정지해 있는 음파 측정기에서 측정된 음파의 진동수는 $\frac{17}{16}f_0$이다.

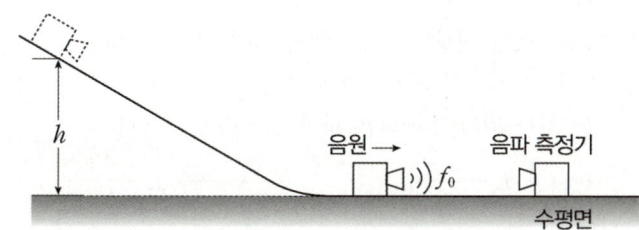

h는? (단, 중력 가속도는 $10\,\text{m/s}^2$, 음파의 속력은 $340\,\text{m/s}$이며 음원의 크기, 공기 저항은 무시한다.)

① $10\,\text{m}$ ② $20\,\text{m}$ ③ $30\,\text{m}$
④ $40\,\text{m}$ ⑤ $50\,\text{m}$

다음은 줄을 따라 진행하는 파동의 속력을 정상파를 이용하여 알아보는 실험이다.

⟨실험 과정⟩

(가) 그림과 같이 줄 A의 양쪽을 고정하고 진동수를 조절하여 정상파를 발생시킨다.
(나) A에서 만들어진 정상파의 진동수와 파장을 측정한다.
(다) A를 줄 B로 바꾸어 과정 (가)와 (나)를 수행한다.
(라) A, B를 따라 각각 진행하는 파동의 속력을 구한다.

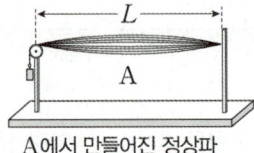
A에서 만들어진 정상파

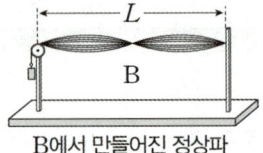
B에서 만들어진 정상파

⟨실험 결과⟩

줄	진동수	파장	속력
A	$2f_0$	λ_A	v_A
B	$3f_0$	λ_B	v_B

이에 대한 설명으로 옳은 것만을 ⟨보기⟩에서 있는 대로 고른 것은?

⟨보기⟩

ㄱ. $\lambda_A = L$이다.

ㄴ. $\dfrac{v_A}{v_B} = \dfrac{4}{3}$이다.

ㄷ. 줄을 따라 진행하는 파동의 진행 방향은 줄의 진동 방향과 나란하다.

① ㄱ   ② ㄴ   ③ ㄷ
④ ㄱ, ㄴ   ⑤ ㄴ, ㄷ

116. 2019학년도 6월 물리 II

그림은 거리가 L만큼 떨어진 점파원 S_1, S_2에서 같은 진폭과 위상으로 발생시킨 두 수면파의 마루와 마루가 만나서 보강 간섭이 일어난 지점 중에 S_2에서 거리가 $\frac{L}{2}$인 지점을 평면상에 모두 나타낸 것이다. 두 수면파의 파장은 λ로 같고 속력과 주기는 일정하다.

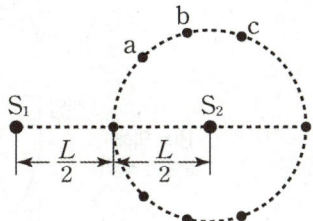

이에 대한 설명으로 옳은 것만을 〈보기〉에서 있는 대로 고른 것은?

―〈보기〉―

ㄱ. S_1에서 a까지 거리는 S_1에서 b까지 거리보다 λ만큼 짧다.
ㄴ. $L = 4\lambda$이다.
ㄷ. S_1, S_2에서 c까지 경로차는 3λ이다.

① ㄱ   ② ㄷ   ③ ㄱ, ㄴ
④ ㄴ, ㄷ   ⑤ ㄱ, ㄴ, ㄷ

117. 2018학년도 수능 물리 I

그림 (가)는 길이가 각각 30 cm, 20 cm인 줄에서 발생한 정상파 A, B의 모습을, (나)는 소리 분석기로 측정한 소리의 파형을 나타낸 것이다.

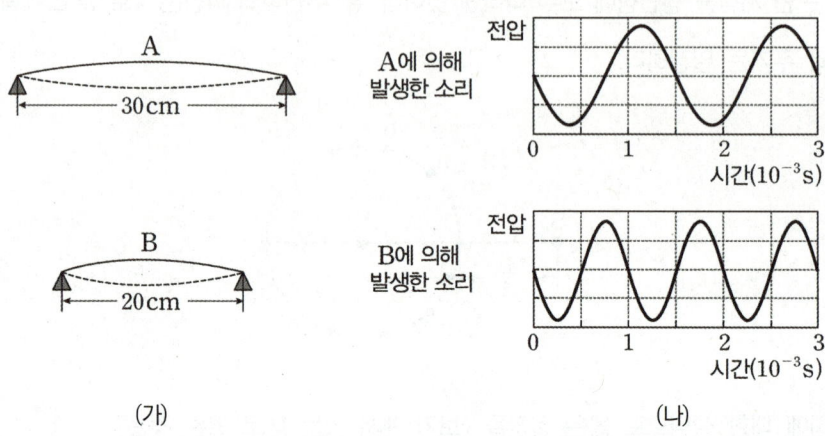

(가)   (나)

이에 대한 설명으로 옳은 것만을 〈보기〉에서 있는 대로 고른 것은?

─〈보기〉─

ㄱ. A의 파장은 30 cm이다.
ㄴ. B의 진동수는 1000 Hz이다.
ㄷ. B가 A보다 높은 소리를 발생시킨다.

① ㄱ   ② ㄴ   ③ ㄱ, ㄷ
④ ㄴ, ㄷ   ⑤ ㄱ, ㄴ, ㄷ

118. 2018학년도 6월 대학수학능력시험 모의평가

그림 (가)는 경고음을 내는 비행기 A가 경고음을 내는 관제탑 B를 향해 등속 직선 운동을 하고 있는 것을 나타낸 것이다. A가 정지 상태에서 내는 경고음의 파장과 B가 내는 경고음의 파장은 λ_0으로 같다. 그림 (나)는 (가)에서 시간 t 동안 A가 측정한 B의 경고음의 변위와 B가 측정한 A의 경고음의 변위를 나타낸 것으로, A가 측정한 마루의 개수는 n_1, B가 측정한 마루의 개수는 n_2이다. T는 B가 측정한 A의 경고음의 이웃한 마루 사이의 시간 간격이다.

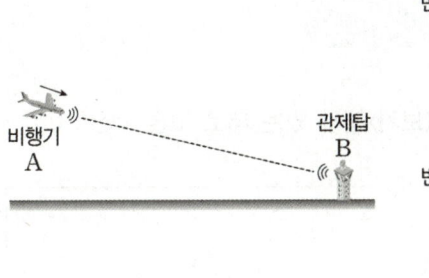

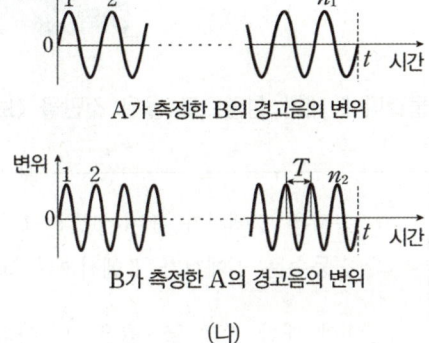

(가)   (나)

T 동안 A의 이동 거리가 $\frac{1}{4}\lambda_0$일 때, $n_1 : n_2$는? (단, 음파의 속력은 일정하다.)

① 1 : 2   ② 1 : 3   ③ 2 : 3
④ 3 : 4   ⑤ 4 : 5

119. 2014학년도 대학수학능력시험

그림은 물결파가 매질 Ⅰ, Ⅱ의 경계면에서 굴절하면서 진행하는 것을 모식적으로 나타낸 것이다. Ⅰ, Ⅱ에서 물결파의 파장은 각각 λ_1, λ_2이다.

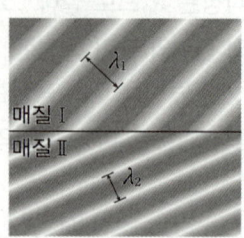

물결파에 대한 설명으로 옳은 것만을 〈보기〉에서 있는 대로 고른 것은?

―〈보기〉―
ㄱ. 속력은 Ⅰ에서가 Ⅱ에서보다 크다.
ㄴ. 진동수는 Ⅰ에서가 Ⅱ에서보다 크다.
ㄷ. Ⅰ에 대한 Ⅱ의 굴절률은 $\dfrac{\lambda_1}{\lambda_2}$이다.

① ㄱ   ② ㄷ   ③ ㄱ, ㄴ
④ ㄱ, ㄷ   ⑤ ㄴ, ㄷ

120.

다음은 영희가 도플러 효과에 대해 정리한 내용이다.

음원 S가 주기 T인 소리를 발생하면서 정지해 있는 관찰자를 향해 속력 v_s로 다가가고 있다. 공기 중에서 소리의 속력은 v이다. 이때, 한 주기 동안 파면이 이동한 거리와 음원 S가 이동한 거리로부터 관찰자가 듣게 되는 소리의 파장 λ를 구하면, $\lambda = \boxed{(가)}$ 이다. 따라서 관찰자가 측정한 소리의 진동수는 $f = \boxed{(나)}$ 이다.

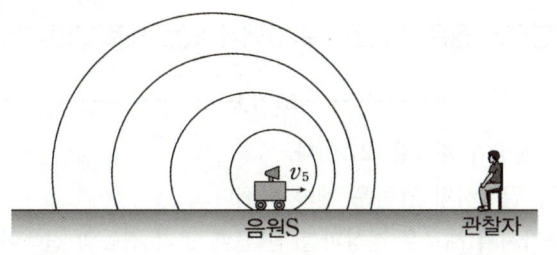

(가)와 (나)에 들어갈 것으로 옳은 것은?

	(가)	(나)
①	$vT - v_s T$	$\dfrac{1}{T}\left(\dfrac{v}{v - v_s}\right)$
②	$vT - v_s T$	$\dfrac{1}{T}\left(\dfrac{v - v_s}{v}\right)$
③	$v_s T - vT$	$\dfrac{1}{T}\left(\dfrac{v}{v_s - v}\right)$
④	$v_s T - vT$	$\dfrac{1}{T}\left(\dfrac{v_s - v}{v}\right)$
⑤	$vT + v_s T$	$\dfrac{1}{T}\left(\dfrac{v + v_s}{v}\right)$

121. 연습 PLUS

그림은 길이가 L인 양쪽이 열린관에서 진동수 f로 형성된 공기 분자의 진동을 모식적으로 나타낸 것이다. 관 양쪽 끝은 공기 진동의 진폭이 가장 큰 점이다.

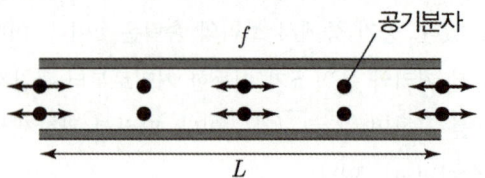

이에 대한 설명으로 옳은 것만을 〈보기〉에서 있는 대로 고른 것은?

〈보기〉
ㄱ. 음파의 정상파 파장은 $2L$이다.
ㄴ. 관 양쪽 끝에서의 압력은 계속 바뀐다.
ㄷ. f를 증가시켜 새로운 정상파를 만들 때 공기 진동의 진폭이 최소가 되는 점의 수는 증가한다.

① ㄱ　　　　② ㄴ　　　　③ ㄷ
④ ㄱ, ㄴ　　　⑤ ㄱ, ㄷ　　⑥ ㄴ, ㄷ
⑦ ㄱ, ㄴ, ㄷ

122. 연습 PLUS

그림 (가)는 공기 중에서 D만큼 떨어진 두 귀에 음파가 도달하는 모습을 나타낸 것이다. 그림(나)는 물 속에서 오른쪽에 위치한 음원으로부터 소리를 듣는 것을 나타낸 것이다. (가)와 (나) 모두 오른쪽 귀가 왼쪽 귀 보다 t_0의 시간만큼 먼저 소리를 듣는다. 사람은 일생 동안의 경험을 통해 두 귀에 전달되는 소리의 시간차를 θ에 결부시켜 음원의 방향을 알아낸다. 음파의 속력은 물 속에서가 공기 중에서의 4배이다.

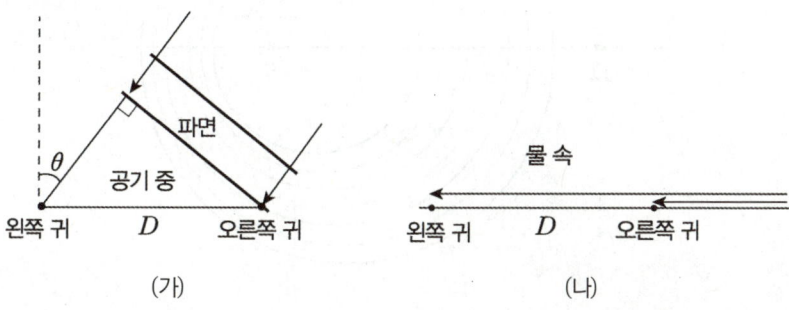

(가)   (나)

물 속에서 사람은 공기 중에서 경험에 따라 음원의 방향을 θ만큼의 각도로 인식할 때 $\sin\theta$ 값으로 가장 적절한 것은? (단, 음원은 두 귀로부터 매우 멀리 떨어져 있다.)

① $\dfrac{1}{8}$ ② $\dfrac{1}{4}$ ③ $\dfrac{1}{2}$

④ $\dfrac{\sqrt{3}}{2}$ ⑤ 1

123.

그림은 관측기(D)가 정지해 있고 일직선상의 음원(S)가 속력 v_s로 움직이고 음원에서 주기(T)일 때, 어느 한 순간 음원이 형성한 파면의 모습을 나타낸 것이다.

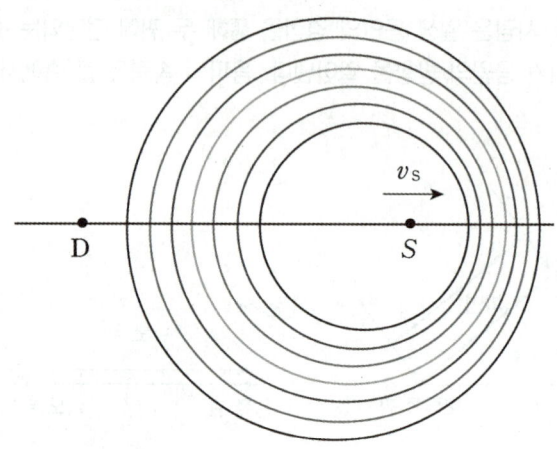

이에 대한 설명으로 옳은 것만을 〈보기〉에서 있는 대로 고른 것은? (단, 음원이 정지했을 때 파동의 속력은 v이다.)

〈보기〉
ㄱ. D에서 관측되는 파동의 파장은 $vT - v_s T$이다.
ㄴ. D에서 관측되는 파동의 속력은 $v - v_s$이다.
ㄷ. D에서 관측되는 파동의 진동수는 $\dfrac{v}{(v+v_s)T}$이다.

① ㄱ ② ㄴ ③ ㄷ
④ ㄱ, ㄴ ⑤ ㄱ, ㄷ ⑥ ㄴ, ㄷ
⑦ ㄱ, ㄴ, ㄷ

124. 2019학년도 수능 물리 II

그림과 같이 진동수 f_0인 음파를 발생시키는 박쥐가 고정된 벽을 향해 속력 v_0으로 등속도 운동을 하고 있다. 박쥐가 발생시킨 음파는 벽에서 반사된 후 동일 직선상으로 되돌아온다. 박쥐가 측정한 반사된 음파의 진동수는 f이다.

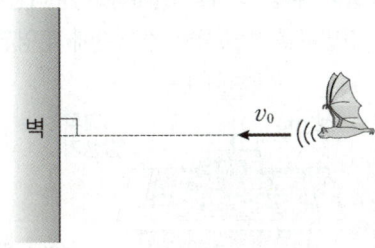

$\dfrac{f}{f_0}$는? (단, 음속은 v이다.)

① $\dfrac{v}{v-v_0}$ ② $\dfrac{v+v_0}{v-v_0}$ ③ $\left(\dfrac{v}{v-v_0}\right)^2$

④ $\dfrac{v(v+v_0)}{(v-v_0)^2}$ ⑤ $\left(\dfrac{v+v_0}{v-v_0}\right)^2$

125. 2019학년도 9월 물리 Ⅱ

다음은 물결파의 굴절 실험이다.

〈실험 과정〉
(가) 그림과 같이 물결파 투영 장치를 설치하고 유리판을 물속에 넣은 후, 진동수가 f_0인 평면파를 발생시켜 스크린에 투영된 모습을 관찰한다.

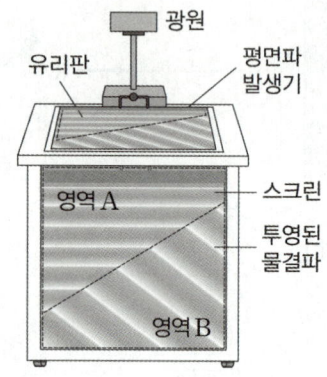

(나) 영역 A에서 평면파의 파장과 입사각을, 영역 B에서 평면파의 파장과 굴절각을 측정한다.
(다) (가)에서 진동수를 $2f_0$으로 바꾼 후 (나)를 반복한다.

〈실험 결과〉

진동수	영역 A		영역 B	
	파장	입사각	파장	굴절각
f_0	λ_0	θ_A	$\frac{3}{2}\lambda_0$	θ_B
$2f_0$	$\frac{1}{2}\lambda_0$	θ_A	㉠	θ_B

이에 대한 설명으로 옳은 것만을 〈보기〉에서 있는 대로 고른 것은?

―〈보기〉―
ㄱ. 물의 깊이가 달라지는 곳에서 물결파의 굴절이 일어난다.
ㄴ. $\theta_A < \theta_B$이다.
ㄷ. ㉠은 $\frac{3}{4}\lambda_0$이다.

① ㄱ ② ㄷ ③ ㄱ, ㄴ
④ ㄴ, ㄷ ⑤ ㄱ, ㄴ, ㄷ

126. 2019학년도 수능 물리 Ⅱ

그림은 공기에서 매질 A, B로 각각 진행하는 단색광 P의 입사각에 따른 굴절각의 측정 결과를 나타낸 것이다.

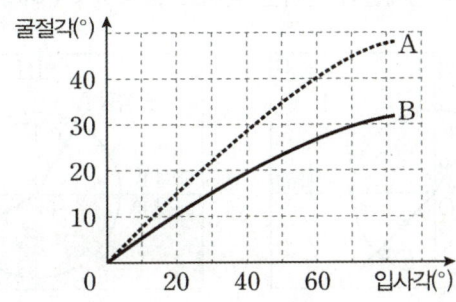

이에 대한 설명으로 옳은 것만을 〈보기〉에서 있는 대로 고른 것은?

―〈보기〉―

ㄱ. 굴절률은 A가 B보다 크다.
ㄴ. P의 파장은 A에서가 B에서보다 크다.
ㄷ. P의 진동수는 B에서가 A에서보다 크다.

① ㄱ ② ㄴ ③ ㄱ, ㄷ
④ ㄴ, ㄷ ⑤ ㄱ, ㄴ, ㄷ

127. 기본 2019학년도 6월 물리 II

그림 (가)와 같이 단색광 A가 입사각 θ로 매질 I에서 매질 II로 진행하고, (나)와 같이 A가 입사각 θ로 매질 II에서 매질 III으로 진행한다. 원의 중심 O는 A의 경로와 매질의 경계면이 만나는 점이고, $a < b < c$이다.

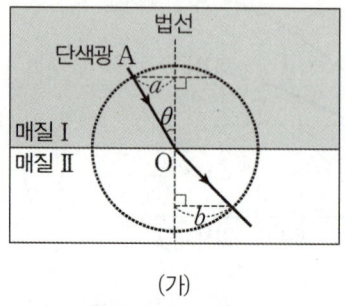
(가)

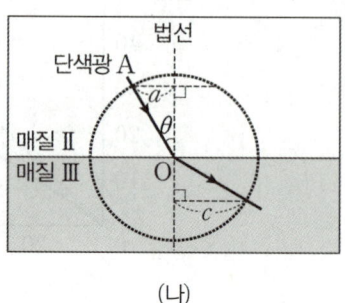
(나)

I, II, III의 굴절률을 각각 n_I, n_II, n_III이라 할 때, 굴절률을 비교한 것으로 옳은 것은?

① $n_\text{I} < n_\text{II} < n_\text{III}$ ② $n_\text{I} < n_\text{III} < n_\text{II}$ ③ $n_\text{II} < n_\text{I} < n_\text{III}$
④ $n_\text{III} < n_\text{I} < n_\text{II}$ ⑤ $n_\text{III} < n_\text{II} < n_\text{I}$

128. 2019학년도 수능 물리 II

다음은 볼록 렌즈에 의해 스크린에 생기는 상을 관찰하는 실험이다.

⟨실험 과정⟩
(가) 그림과 같이 광학대 위에 광원, 물체, 볼록 렌즈, 스크린을 설치한다.

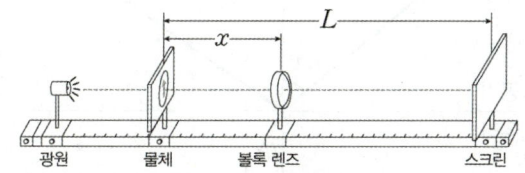

(나) 물체와 스크린을 거리가 L이 되도록 광학대에 고정하고 볼록 렌즈를 광축에 따라 이동시킨다.
(다) 스크린에 상의 모습이 또렷하게 나타날 때마다 물체와 볼록 렌즈 사이의 거리 x와 상의 모습을 측정한다.

⟨실험 결과⟩

x	상의 종류	상의 배율
20 cm	㉠	
80 cm	도립상	㉡

이에 대한 설명으로 옳은 것만을 ⟨보기⟩에서 있는 대로 고른 것은?

─⟨보기⟩─
ㄱ. 볼록 렌즈의 초점 거리는 16 cm이다.
ㄴ. ㉠은 도립상이다.
ㄷ. ㉡은 $\frac{1}{2}$이다.

① ㄱ   ② ㄷ   ③ ㄱ, ㄴ
④ ㄴ, ㄷ   ⑤ ㄱ, ㄴ, ㄷ

129.

그림은 60°로 입사한 편광되지 않은 입사광이 일부는 굴절하고 일부는 편광되어 반사되는 모습을 나타낸 것이다.

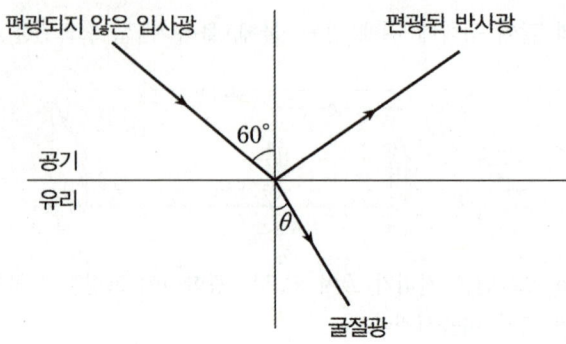

유리의 굴절률은? (단, 공기의 굴절률은 1이다.)

① $\sqrt{3}$ ② 1.6 ③ 1.5
④ $\sqrt{2}$ ⑤ 1.2

130. 기본 PLUS

그림은 단색광이 공기에서 굴절률이 $\sqrt{3}$ 인 물질로 입사각 θ_B 만큼 입사하여 일부는 굴절하고 일부는 경계면에서 반사하는 모습을 나타낸 것이다. 이 때 굴절광의 굴절각은 θ_r 이고, 굴절광과 반사광은 서로 수직하였다.

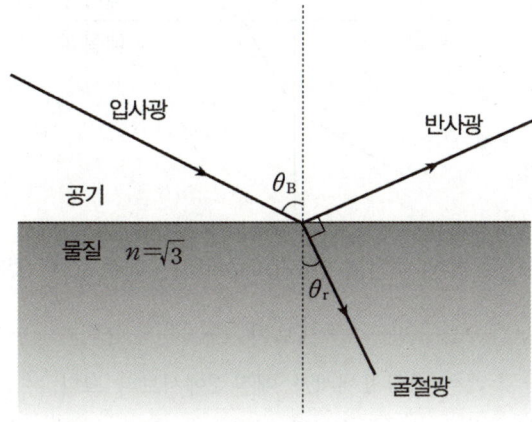

$\theta_B - \theta_r$ 은? (단, 공기의 굴절률은 1이다.)

① $-30°$ ② $15°$ ③ $30°$
④ $45°$ ⑤ $60°$

131. 2013학년도 9월 대학수학능력시험 모의평가

그림은 단색광이 매질 1과 매질 2의 경계면에 입사각 i_0으로 입사하여 두 번 굴절한 후 매질 3을 지나는 모습을 나타낸 것이다.

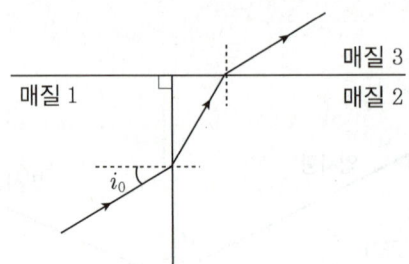

이에 대한 설명으로 옳은 것만을 〈보기〉에서 있는 대로 고른 것은?

〈보기〉
ㄱ. 단색광의 속력은 매질 1에서가 매질 2에서보다 크다.
ㄴ. 굴절률은 매질 1이 매질 3보다 크다.
ㄷ. 매질 1에서 단색광의 입사각을 i_0보다 크게 하면 매질 2와 매질 3의 경계면에서 전반사가 일어날 수 있다.

① ㄴ ② ㄷ ③ ㄱ, ㄴ
④ ㄱ, ㄷ ⑤ ㄴ, ㄷ

132. 2006학년도 대학수학능력시험

그림은 유리봉의 한 조각을 지면 위에 올려놓고, 공기 중에서 지면에 평행한 빛을 유리 조각에 수직으로 입사시키는 것을 나타낸 것이다. 유리봉의 굴절률은 n 이고, 반지름은 R 이다. 빛이 유리 조각에 입사되는 지점과 지면 사이의 거리는 h 이다.

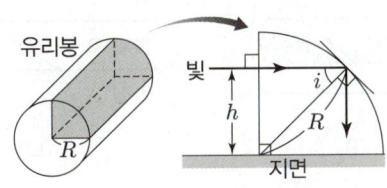

유리 조각 내부의 곡면에서 전반사가 일어나기 위한 조건을 다음과 같이 구하였다.

(1) 곡면에서 빛의 입사각이 i 일 때, $\sin i = \dfrac{h}{R}$ 이다.

(2) 입사각이 임계각 i_c 일 때, 굴절의 법칙을 적용하면 $\sin i_c =$ (가) 이다.

(3) 따라서, h 가 (나) 보다 클 때 전반사가 일어난다.

(가), (나)에 들어갈 것을 바르게 짝지은 것은? (단, $0 < h < R$ 이고, 공기의 굴절률은 1이다.)

	(가)	(나)		(가)	(나)
①	n	$\dfrac{R}{2n}$	②	n	nR
③	$\dfrac{1}{n}$	$\dfrac{R}{n}$	④	$\dfrac{1}{n}$	$\dfrac{n}{R}$
⑤	$\dfrac{h}{n}$	$\dfrac{2n}{R}$			

133. 2014학년도 9월 대학수학능력시험 모의평가

그림 (가)는 클래딩이 코어를 감싸고 있는 광섬유에서 레이저 빛이 전반사하여 진행하는 모습을 나타낸 것이다. 그림 (나)는 동일한 레이저 빛이 광섬유에 사용되는 물질 A, B, C에서 진행하는 모습을 나타낸 것이다.

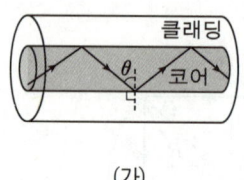
(가)

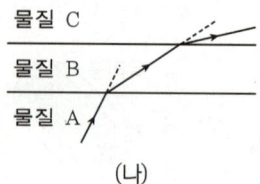
(나)

이에 대한 설명으로 옳은 것만을 〈보기〉에서 있는 대로 고른 것은?

―〈보기〉―
ㄱ. θ는 클래딩과 코어 사이의 임계각보다 작다.
ㄴ. 굴절률은 A가 B보다 크다.
ㄷ. 클래딩을 B로 만들었을 때 코어는 C로 만들어야 한다.

① ㄱ   ② ㄴ   ③ ㄷ
④ ㄱ, ㄴ   ⑤ ㄴ, ㄷ

그림은 물체에서 나온 빛의 일부가 렌즈 A, B를 통과하여 진행하는 경로를 나타낸 것이다. 이 경로는 A와 B 사이에서 광축과 나란하다.

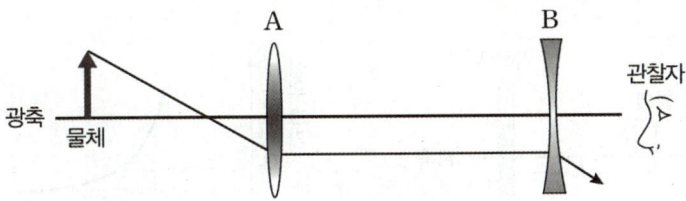

관찰자가 관찰한 물체의 상에 대한 설명으로 옳은 것만을 〈보기〉에서 있는 대로 고른 것은?

〈보기〉
ㄱ. 상은 A와 B 사이에 있다.
ㄴ. 실상이다.
ㄷ. 도립상이다.

① ㄱ ② ㄴ ③ ㄷ
④ ㄱ, ㄷ ⑤ ㄱ, ㄴ, ㄷ

135. 2016학년도 9월 대학수학능력시험 모의평가

그림 (가)와 같이 크기가 h인 물체가 거울 A로부터 거리 L인 곳의 광축 위에 놓여 있다. A는 오목 거울과 볼록 거울 중 하나이다. 그림 (나)는 물체가 광축을 따라 A에서 멀어질 때, 상의 크기를 물체와 A 사이의 거리에 따라 나타낸 것이다.

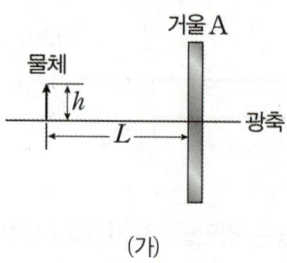
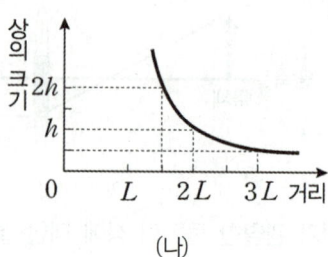

(가)　　　　　　　　　(나)

이에 대한 설명으로 옳은 것만을 〈보기〉에서 있는 대로 고른 것은?

〈보기〉
ㄱ. A는 오목 거울이다.
ㄴ. A의 초점 거리는 $2L$이다.
ㄷ. 물체와 A 사이의 거리가 $3L$일 때 상과 A 사이의 거리는 $\dfrac{1}{2}L$이다.

① ㄱ　　② ㄷ　　③ ㄱ, ㄴ
④ ㄱ, ㄷ　　⑤ ㄴ, ㄷ

136. 2016학년도 대학수학능력시험

다음은 영희가 오목 거울에 의한 물체의 상을 작도하는 과정의 일부와 결과이다.

〈과정〉

(가) 오목 거울의 광축에 ㉠ 과 ㉡ 을 표시한다. (㉠과 ㉡은 각각 구심과 초점 중의 하나이다.)

(나) 광축 위에 물체를 그리고 물체의 끝점 P에서 ㉠ 을 지나게 선을 긋는다.

(다) P에서 광축과 나란하게 선을 긋고, 그 선이 거울과 만나는 점에서 ㉡ 을 지나도록 선을 긋는다.

(라) P에서 거울과 광축이 만나는 점까지 선을 긋고, 그 선과 광축에 대칭되는 선을 긋는다.

〈결과〉

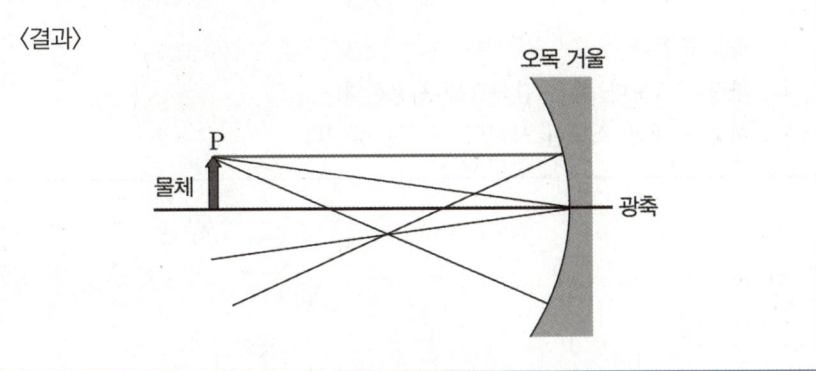

이에 대한 설명으로 옳은 것만을 〈보기〉에서 있는 대로 고른 것은?

〈보기〉

ㄱ. ㉠은 초점이다.
ㄴ. 물체의 상은 실상이다.
ㄷ. 광축에서 상의 위치는 ㉠과 ㉡ 사이에 있다.

① ㄱ   ② ㄷ   ③ ㄱ, ㄴ
④ ㄴ, ㄷ   ⑤ ㄱ, ㄴ, ㄷ

137.

그림과 같이 파장이 λ인 단색광을 간격이 d인 이중 슬릿에 비추었더니 스크린에 간섭 무늬가 생겼다. 인접한 밝은 무늬 사이의 간격은 Δy이다.

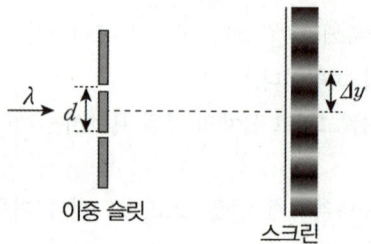

Δy를 줄이는 방법으로 옳은 것만을 〈보기〉에서 있는 대로 고른 것은?

―――――〈보기〉―――――

ㄱ. d를 줄인다.
ㄴ. 파장이 λ보다 짧은 단색광을 사용한다.
ㄷ. 이중 슬릿과 스크린 사이의 거리를 줄인다.

① ㄱ ② ㄴ ③ ㄷ
④ ㄱ, ㄴ ⑤ ㄴ, ㄷ

138. 기본 2017학년도 대학수학능력시험

다음은 빛의 간섭 실험이다.

⟨실험 과정⟩

(가) 그림과 같이 레이저, 이중 슬릿, 스크린을 설치하고 이중 슬릿과 스크린 사이의 거리를 고정시킨다.

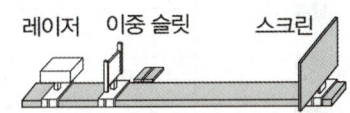

(나) 파장 λ_1인 레이저와, 슬릿 간격이 다른 이중 슬릿 P, Q를 사용하여 스크린에 생긴 간섭 무늬를 관찰한다.

(다) 이중 슬릿 P와, 파장이 각각 λ_1, λ_2인 레이저를 사용하여 스크린에 생긴 간섭 무늬를 관찰한다.

⟨실험 결과⟩

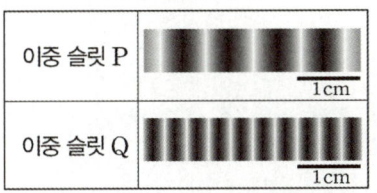
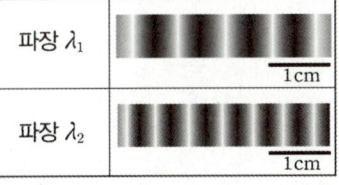

이에 대한 설명으로 옳은 것만을 ⟨보기⟩에서 있는 대로 고른 것은?

─⟨보기⟩─

ㄱ. 스크린에 생긴 간섭 무늬의 밝은 부분은 빛의 보강 간섭에 의해 생긴다.
ㄴ. 슬릿 간격은 P가 Q보다 넓다.
ㄷ. $\lambda_1 > \lambda_2$이다.

① ㄴ ② ㄷ ③ ㄱ, ㄴ
④ ㄱ, ㄷ ⑤ ㄱ, ㄴ, ㄷ

그림과 같이 슬릿에 단색광을 비추었더니 스크린에 간섭 무늬가 생겼다. 이웃한 밝은 무늬의 간격은 Δx이다. 표는 이중 슬릿의 간격 d를 일정하게 하고, 단색광의 파장 λ와 이중 슬릿에서 스크린까지의 거리 L을 바꿀 때의 Δx를 나타낸 것이다.

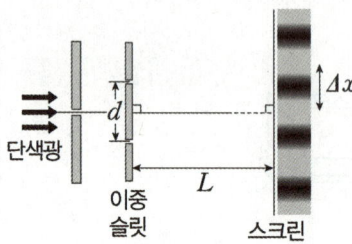

파장 λ	거리 L	간격 Δx
λ_a	L_0	x_0
λ_b	$2L_0$	$3x_0$
λ_c	$3L_0$	$4x_0$

λ_a, λ_b, λ_c를 비교한 것으로 옳은 것은?

① $\lambda_a > \lambda_b > \lambda_c$
② $\lambda_b > \lambda_a > \lambda_c$
③ $\lambda_b > \lambda_c > \lambda_a$
④ $\lambda_c > \lambda_a > \lambda_b$
⑤ $\lambda_c > \lambda_b > \lambda_a$

140. 2020학년도 6월 물리

그림 (가)는 단색광 X가 광섬유에 사용되는 물질 A, B, C를 지나는 모습을 나타낸 것이다. 그림 (나)는 A, B, C를 이용하여 만든 광섬유에 X가 각각 입사각 i_1, i_2로 입사하여 진행하는 모습을 나타낸 것이다. θ_1, θ_2는 코어와 클래딩 사이의 임계각이다.

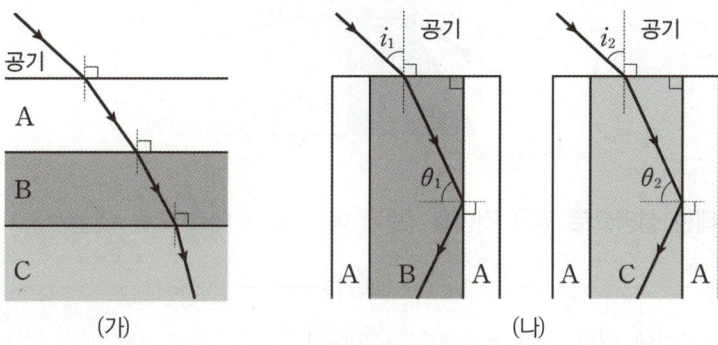

(가)   (나)

이에 대한 설명으로 옳은 것만을 〈보기〉에서 있는 대로 고른 것은?

〈보기〉
ㄱ. 굴절률은 C가 A보다 크다.
ㄴ. $\theta_1 < \theta_2$이다.
ㄷ. $i_1 > i_2$이다.

① ㄱ   ② ㄴ   ③ ㄱ, ㄷ
④ ㄴ, ㄷ   ⑤ ㄱ, ㄴ, ㄷ

141. 2020학년도 6월 물리 Ⅱ

그림과 같이 단색광이 공기 중에서 매질 Ⅰ에 입사각 60°로 입사하여 매질 Ⅱ에서 공기 중으로 굴절각 θ로 진행한다. 공기에 대한 Ⅱ의 굴절률은 $\sqrt{2}$이다.

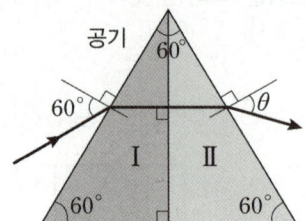

이에 대한 설명으로 옳은 것만을 〈보기〉에서 있는 대로 고른 것은?

――〈보기〉――

ㄱ. 공기에 대한 Ⅰ의 굴절률은 $\sqrt{3}$이다.
ㄴ. $\theta = 45°$이다.
ㄷ. 단색광의 속력은 Ⅰ에서가 Ⅱ에서보다 크다.

① ㄱ ② ㄷ ③ ㄱ, ㄴ
④ ㄴ, ㄷ ⑤ ㄱ, ㄴ, ㄷ

142. 2017학년도 6월 대학수학능력시험 모의평가

그림 (가)와 같이 단색광 A를 공기에서 매질 I로 입사각 θ_i로 입사시켰더니, 전반사하며 매질 I 내에서 진행하였다. 그림 (나)는 (가)에서 매질 II를 매질 III으로 바꾸어 A를 입사각 θ_i로 입사시킨 모습을 나타낸 것이다. III의 굴절률은 II의 굴절률보다 작다.

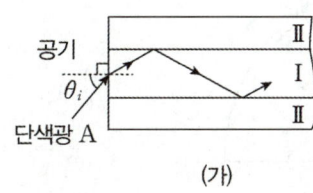
(가)

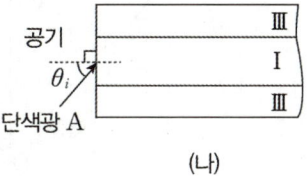
(나)

이에 대한 설명으로 옳은 것만을 〈보기〉에서 있는 대로 고른 것은?

―〈보기〉―
ㄱ. 매질에서 A의 속력은 I에서가 II에서보다 작다.
ㄴ. (가)에서 0보다 크고 θ_i보다 작은 입사각으로 A를 입사시키면 I과 II의 경계에서 전반사가 일어나지 않는다.
ㄷ. (나)에서 A는 I과 III의 경계에서 전반사한다.

① ㄴ ② ㄷ ③ ㄱ, ㄴ
④ ㄱ, ㄷ ⑤ ㄱ, ㄴ, ㄷ

143. 2017학년도 6월 대학수학능력시험 모의평가

그림과 같이 단색광 A, B를 각각 매질 I에서 부채꼴 모양의 매질 II에 수직으로 입사시켰더니 A, B가 점 P에서 굴절한다. P에서 입사각은 A가 B보다 크고, 굴절각은 A와 B가 서로 같다.

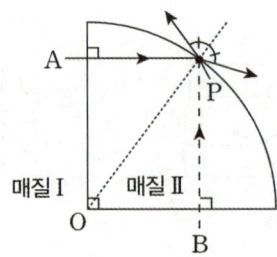

이에 대한 설명으로 옳은 것만을 〈보기〉에서 있는 대로 고른 것은?

─〈보기〉─
ㄱ. A의 속력은 II에서가 I에서보다 작다.
ㄴ. B의 파장은 II에서가 I에서보다 길다.
ㄷ. I에 대한 II의 굴절률은 A가 B보다 크다.

① ㄱ ② ㄴ ③ ㄱ, ㄷ
④ ㄴ, ㄷ ⑤ ㄱ, ㄴ, ㄷ

144. 2017학년도 9월 대학수학능력시험 모의평가

그림과 같이 단색광이 매질 A에서 입사각 θ_0으로 반지름이 R인 구형 매질 B로 입사해 다시 A로 나온다. θ_1은 B로 입사하는 광선과 B에서 나오는 광선 사이의 각이다.

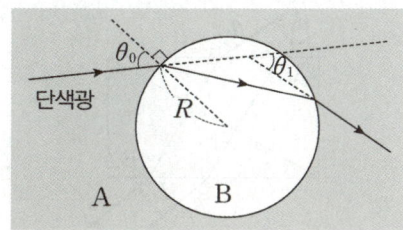

이에 대한 설명으로 옳은 것만을 〈보기〉에서 있는 대로 고른 것은?

― 〈보기〉―
ㄱ. 굴절률은 A가 B보다 작다.
ㄴ. 단색광의 파장은 A에서가 B에서보다 크다.
ㄷ. θ_0이 감소하면 θ_1은 증가한다.

① ㄱ   ② ㄷ   ③ ㄱ, ㄴ
④ ㄴ, ㄷ   ⑤ ㄱ, ㄴ, ㄷ

145. 2017학년도 대학수학능력시험

그림과 같이 파장 λ인 두 빛이 간격 d_1로 공기 중에서 프리즘 A에 입사각 θ_1로 입사하여 프리즘 B에서 공기 중으로 굴절각 θ_2로 진행한다. $d_1 < d_2$이고, 빛은 A와 B의 경계면에 수직으로 입사한다.

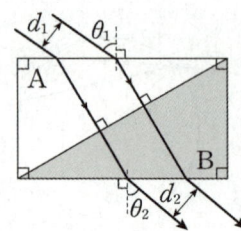

이에 대한 설명으로 옳은 것만을 〈보기〉에서 있는 대로 고른 것은?

―〈보기〉―
ㄱ. 빛의 속력은 공기 중에서가 A에서보다 크다.
ㄴ. 굴절률은 A가 B보다 작다.
ㄷ. $\theta_1 < \theta_2$이다.

① ㄱ ② ㄴ ③ ㄱ, ㄷ
④ ㄴ, ㄷ ⑤ ㄱ, ㄴ, ㄷ

146.

그림 (가)는 매질 A에 매질 B와 C로 만든 광섬유를 넣고, 단색광 a를 A와 B의 경계면에 입사각 θ로 입사시켰을 때 B와 C의 경계면에서 a가 전반사하는 모습을 나타낸 것이다. 그림 (나)는 (가)에서 A를 매질 D로 바꾸었을 때 a가 B와 C의 경계면에서 굴절하는 모습을 나타낸 것이다.

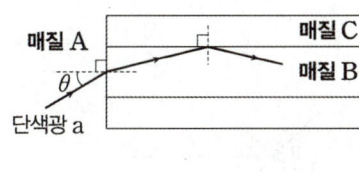 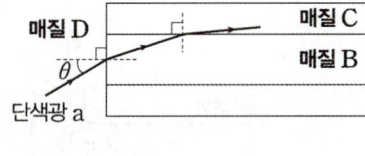

(가)   (나)

이에 대한 설명으로 옳은 것만을 〈보기〉에서 있는 대로 고른 것은?

─────〈보기〉─────
ㄱ. a의 속력은 B에서가 C에서보다 작다.
ㄴ. 굴절률은 A가 D보다 작다.
ㄷ. (가)에서 0보다 크고 θ보다 작은 입사각으로 a를 B에 입사시키면 B
　　와 C의 경계면에서 전반사가 일어나지 않는다.

① ㄱ   ② ㄷ   ③ ㄱ, ㄴ
④ ㄴ, ㄷ   ⑤ ㄱ, ㄴ, ㄷ

147.

그림과 같이 단색광을 공기 중에서 수평 방향으로 프리즘의 P점에 입사시켰더니 굴절각 θ_1로 굴절하여 Q점에서 전반사한 후 R점에 입사각 θ_2로 입사하여 공기 중으로 굴절하였다. 프리즘은 윗면이 수평인 물체 위에 놓여 있고, 프리즘과 물체의 굴절률은 각각 n_1, n_2이다.

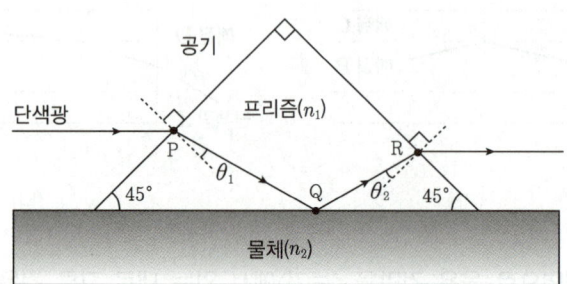

이에 대한 설명으로 옳은 것만을 〈보기〉에서 있는 대로 고른 것은?

―〈보기〉―
ㄱ. 단색광의 속력은 프리즘 속에서가 공기 중에서보다 작다.
ㄴ. $n_2 > n_1$이다.
ㄷ. $\theta_1 = \theta_2$이다.

① ㄱ ② ㄴ ③ ㄷ
④ ㄱ, ㄷ ⑤ ㄴ, ㄷ

148. 2020학년도 6월 물리 Ⅱ

다음은 빛의 회절 실험이다.

〈실험 과정〉

(가) 그림과 같이 레이저, 단일 슬릿, 스크린을 설치하고 단일 슬릿과 스크린 사이의 거리를 고정시킨다.

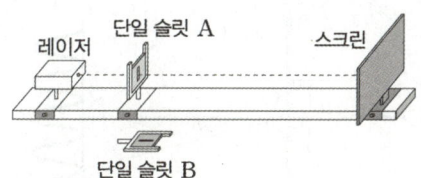

(나) 슬릿 폭이 다른 단일 슬릿 A, B와 파장이 각각 λ_1, λ_2인 레이저를 사용하여 스크린에 생긴 회절 무늬를 관찰한다.

〈실험 결과〉

실험 조건		회절 무늬
파장	단일 슬릿	
λ_1	A	(무늬) 1cm
λ_1	B	㉠ (무늬) 1cm
λ_2	A	(무늬) 1cm
λ_2	B	㉡ (점선) 1cm

이에 대한 설명으로 옳은 것만을 〈보기〉에서 있는 대로 고른 것은?

〈보기〉
ㄱ. 슬릿 폭은 A가 B보다 크다.
ㄴ. $\lambda_1 < \lambda_2$이다.
ㄷ. 이웃한 밝은 무늬 간격은 ㉠이 ㉡보다 작다.

① ㄱ ② ㄴ ③ ㄱ, ㄷ
④ ㄴ, ㄷ ⑤ ㄱ, ㄴ, ㄷ

149. 2019학년도 수능 물리 Ⅱ

그림은 파장 λ인 단색광이 슬릿 간격이 d인 이중 슬릿을 통과한 후 스크린에 간섭무늬를 만드는 것을 나타낸 것이다. 이중 슬릿의 중심인 점 O로부터 충분히 멀리 떨어진 스크린상의 점 R는 두 슬릿으로부터 같은 거리에 있다. 스크린상의 점 P에는 R로부터 두 번째 어두운 무늬가 생긴다. O와 P를 지나는 직선과 O와 R를 지나는 직선이 이루는 각은 θ이다.

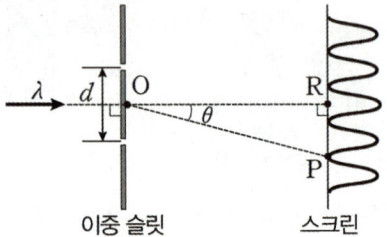

$\sin\theta$는?

① $\dfrac{\lambda}{2d}$ ② $\dfrac{\lambda}{d}$ ③ $\dfrac{3\lambda}{2d}$

④ $\dfrac{2\lambda}{d}$ ⑤ $\dfrac{5\lambda}{2d}$

150. 2018학년도 수능 물리 II

다음은 빛의 회절 실험이다.

⟨실험 과정⟩

(가) 그림과 같이 초록색 레이저, 원형 슬릿, 스크린을 설치하고 슬릿과 스크린 사이의 거리를 고정시킨다.

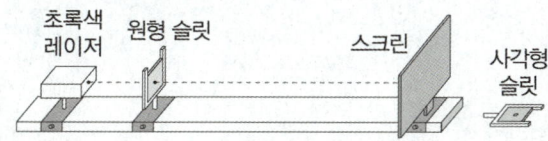

(나) 스크린에 생긴 회절 무늬를 관찰한다.
(다) (가)에서 원형 슬릿을 사각형 슬릿으로 바꾸어 스크린에 생긴 회절 무늬를 관찰한다.

⟨실험 결과⟩

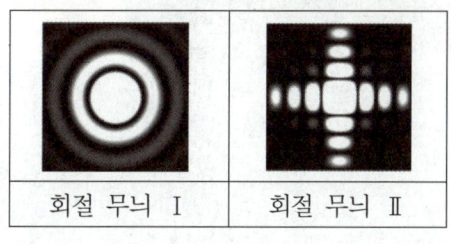

| 회절 무늬 I | 회절 무늬 II |

이에 대한 설명으로 옳은 것만을 ⟨보기⟩에서 있는 대로 고른 것은?

―⟨보기⟩―

ㄱ. 회절 무늬 II는 (다)의 결과이다.
ㄴ. (가)에서 원형 슬릿을 지름이 $\frac{1}{2}$배인 원형 슬릿으로 바꾸면 이웃한 밝은 무늬의 간격은 바꾸기 전보다 커진다.
ㄷ. (가)에서 초록색 레이저를 붉은색 레이저로 바꾸면 이웃한 밝은 무늬의 간격은 바꾸기 전보다 커진다.

① ㄱ   ② ㄴ   ③ ㄱ, ㄷ
④ ㄴ, ㄷ   ⑤ ㄱ, ㄴ, ㄷ

BEST SELECTION⁺
물리추론 250제

MEGAMD
PHARMACY EDUCATION ELIGIBILITY TEST

PART V

전자기학

13　전기장과 전위
14　직류회로
15　자기장과 전자기력
16　전자기유도와 교류

151. 2020학년도 6월 물리 II

그림은 x축상에 고정된 두 점전하 A, B에 의한 xy평면상의 등전위선을 나타낸 것이다. 점 p, q, r는 등전위선 상의 점이다.

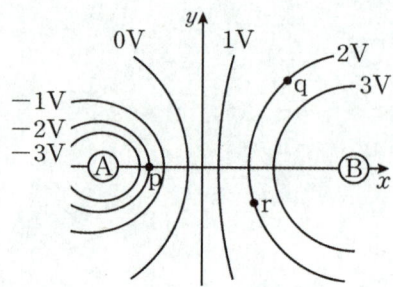

이에 대한 설명으로 옳은 것만을 〈보기〉에서 있는 대로 고른 것은?

〈보기〉
ㄱ. A는 음(−)전하이다.
ㄴ. 전기장의 세기는 p에서가 q에서보다 작다.
ㄷ. 양(+)의 점전하를 등전위선을 따라 q에서 r로 이동시킬 때 전기력이 점전하에 한 일은 0이다.

① ㄱ   ② ㄴ   ③ ㄱ, ㄷ
④ ㄴ, ㄷ   ⑤ ㄱ, ㄴ, ㄷ

152. 2020학년도 6월 물리

그림과 같이 점전하 A, B가 각각 $x=0$, $x=3d$에 고정되어 있다. A는 음(−)전하이다. 양(+)전하를 띤 입자 X의 위치를 바꾸어 가며 X에 작용하는 전기력의 크기를 측정하였더니, $x=-d$, $x=d$, $x=4d$에서 각각 F_1, F_2, F_3이었다.

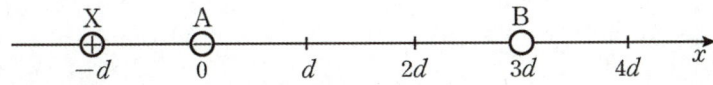

$F_2 > F_3 > F_1$일 때, 이에 대한 설명으로 옳은 것만을 〈보기〉에서 있는 대로 고른 것은?

─〈보기〉─

ㄱ. 전하량의 크기는 B가 A보다 크다.

ㄴ. $x=d$와 $x=2d$ 사이에 X에 작용하는 전기력이 0이 되는 지점이 있다.

ㄷ. $x=-d$에서 X에 작용하는 전기력의 방향은 $-x$방향이다.

① ㄱ ② ㄴ ③ ㄱ, ㄷ
④ ㄴ, ㄷ ⑤ ㄱ, ㄴ, ㄷ

153. 2019학년도 6월 물리 II

그림 (가)와 (나)는 전기장의 세기가 E, 방향은 $-x$ 방향의 균일한 전기장 영역에서 입자 A, B를 $x=0$인 지점에 각각 가만히 놓았더니 A와 B가 등가속도 운동을 하여 각각 $x=-d$와 $x=3d$를 지나는 것을 나타낸 것이다. A의 전하량은 $+q$이고, $x=-d$에서 A의 운동 에너지와 $x=3d$에서 B의 운동 에너지는 같다.

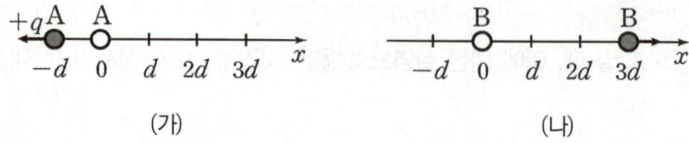

이에 대한 설명으로 옳은 것만을 〈보기〉에서 있는 대로 고른 것은? (단, 입자의 크기는 무시한다.)

―〈보기〉―
ㄱ. B는 음($-$)전하이다.
ㄴ. (가)와 (나)에서 A, B에 작용하는 전기력의 크기는 같다.
ㄷ. B의 전기 퍼텐셜 에너지는 $x=3d$에서가 $x=0$에서보다 $3qEd$만큼 작다.

① ㄱ ② ㄴ ③ ㄱ, ㄷ
④ ㄴ, ㄷ ⑤ ㄱ, ㄴ, ㄷ

154. 2019학년도 대학수학능력시험

그림과 같이 점전하 A, B, C가 x축상에 고정되어 있다. A와 C의 전하량의 크기는 같고, B와 C는 양(+)전하이다. $x=0$에서 전기장은 0이다.

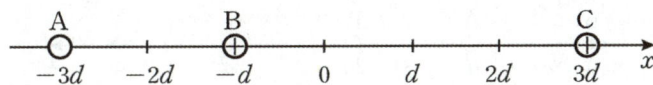

이에 대한 설명으로 옳은 것만을 〈보기〉에서 있는 대로 고른 것은?

〈보기〉
ㄱ. A는 음(−)전하이다.
ㄴ. 전하량은 B가 C보다 작다.
ㄷ. A를 $x=d$로 옮겨 고정시켰을 때, $x=0$에서 전기장의 방향은 $+x$ 방향이다.

① ㄱ ② ㄷ ③ ㄱ, ㄴ
④ ㄴ, ㄷ ⑤ ㄱ, ㄴ, ㄷ

155. 2019학년도 9월 물리 I

그림은 x축 상에 고정된 두 점전하 A, B와 x축 상의 점 p, q, r를 나타낸 것이다. p에서 전기장의 방향은 $-x$ 방향이고, q에서 전기장은 0이다.

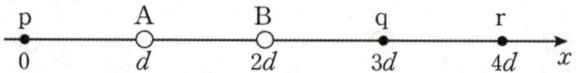

이에 대한 설명으로 옳은 것만을 〈보기〉에서 있는 대로 고른 것은?

―〈보기〉―
ㄱ. B는 양(+)전하이다.
ㄴ. 전하량의 크기는 A가 B보다 크다.
ㄷ. r에서 전기장의 방향은 $+x$ 방향이다.

① ㄱ ② ㄴ ③ ㄱ, ㄷ
④ ㄴ, ㄷ ⑤ ㄱ, ㄴ, ㄷ

156. 2016학년도 대학수학능력시험

그림은 평면상에 고정된 전하량이 $+Q$인 점전하와 그 전하에 의한 평면상의 등전위선을 나타낸 것이다. 실선은 등전위선이고 A, B, C는 실선상의 세 지점이다.

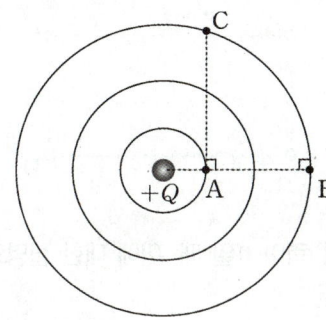

이에 대한 설명으로 옳은 것만을 〈보기〉에서 있는 대로 고른 것은?

〈보기〉
ㄱ. 전위는 A에서가 C에서보다 낮다.
ㄴ. 음(-)의 점전하의 전기적 위치 에너지 변화량은 A에서 B로 이동할 때가 A에서 C로 이동할 때보다 작다.
ㄷ. B에 음(-)의 점전하를 놓으면 점전하는 A쪽으로 전기력을 받는다.

① ㄴ ② ㄷ ③ ㄱ, ㄴ
④ ㄱ, ㄷ ⑤ ㄴ, ㄷ

157. 2017학년도 대학수학능력시험

그림과 같이 점전하 A~D가 직사각형의 꼭짓점에 고정되어 있다. B는 양(+)전하이고, 직사각형의 두 변의 길이는 각각 $2L$, L이다.

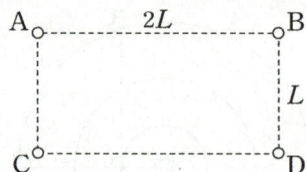

D에 작용하는 전기력의 합력이 0일 때, 이에 대한 설명으로 옳은 것만을 〈보기〉에서 있는 대로 고른 것은?

―――〈보기〉―――
ㄱ. A가 B에 작용하는 전기력은 인력이다.
ㄴ. C는 음(−)전하이다.
ㄷ. 전하량은 B와 C가 같다.

① ㄱ   ② ㄴ   ③ ㄷ
④ ㄱ, ㄷ   ⑤ ㄴ, ㄷ

158. 연습 PLUS

그림은 가늘고 음전하로 대전되었으며 선전하밀도가 λ인 선모양의 대전체 A와 두께를 무시할 수 있고 양전하로 대전되었으며 선전하밀도가 λ인 관모양의 대전체 B를 나타낸 것이다.

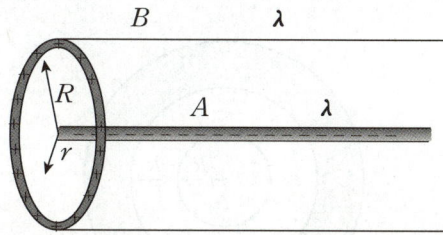

이에 대한 설명으로 옳은 것만을 〈보기〉에서 있는 대로 고른 것은? (단, 공간에서의 유전율은 ϵ_0이다.)

─〈보기〉─

ㄱ. $r > R$일 때 전기장의 크기는 0이다.

ㄴ. $0 < r < R$ 일 때 전기장의 크기는 $\dfrac{\lambda}{2\pi\epsilon_0 r}$이다.

ㄷ. 만일 B의 전하밀도가 2λ이면, $0 < r < R$에서 전기장의 크기는 $\dfrac{\lambda}{\pi\epsilon_0 r}$이다.

① ㄱ ② ㄴ ③ ㄷ
④ ㄱ, ㄴ ⑤ ㄱ, ㄷ ⑥ ㄴ, ㄷ
⑦ ㄱ, ㄴ, ㄷ

159. 연습 PLUS

그림은 반지름이 R인 구 A와 안쪽 반지름 $2R$, 바깥쪽 반지름 $3R$인 구 껍질 B를 나타낸 것이다. A는 전하량 Q가 균일하게 분포한 부도체 구이고, B는 전체 전하량이 $-Q$인 도체 껍질이다.

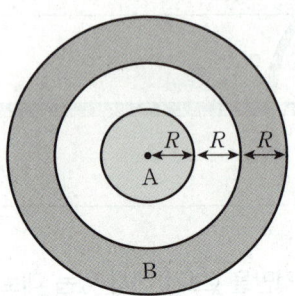

이에 대한 설명으로 옳은 것만을 〈보기〉에서 있는 대로 고른 것은? (단, r은 구 A의 중심으로부터 거리를 나타낸다.)

〈보기〉
ㄱ. $r < R$에서 전기장의 세기는 r에 비례한다.
ㄴ. $r = 2R$과 $r = 3R$에서의 전위는 같다.
ㄷ. $r = 3R$인 표면에 유도되는 전하량은 $+Q$이다.

① ㄱ　　　　② ㄴ　　　　③ ㄷ
④ ㄱ, ㄴ　　 ⑤ ㄱ, ㄷ　　⑥ ㄴ, ㄷ
⑦ ㄱ, ㄴ, ㄷ

160. 연습 PLUS

그림은 얇고 무한히 넓은 두 개의 부도체 판이 면전하 밀도 $+\sigma$로 대전되어 각각 x, y 축에 놓여 있는 것을 나타낸 것이다. 점 a, b, c는 xy 평면상의 점이다.

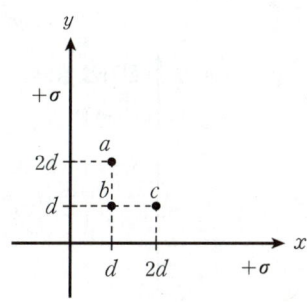

이에 대한 설명으로 옳은 것만을 〈보기〉에서 있는 대로 고른 것은? (단, 전기장에 의한 판의 분극은 무시한다.)

〈보기〉

ㄱ. b 점에서 전기장의 세기가 가장 크다.
ㄴ. a 점에서 전기장의 방향은 $+x$ 방향이다.
ㄷ. a 점의 전위와 c 점의 전위는 같다.

① ㄱ ② ㄴ ③ ㄷ
④ ㄱ, ㄴ ⑤ ㄱ, ㄷ ⑥ ㄴ, ㄷ
⑦ ㄱ, ㄴ, ㄷ

161. 2020학년도 6월 물리 II

그림은 xy평면상의 점 P에서 전기 쌍극자에 의한 전기장의 방향을 나타낸 것이다. 전기 쌍극자는 원점 O에서 거리 d만큼 떨어져 x축 상에 고정된 두 점전하 A, B로 구성되어 있다.

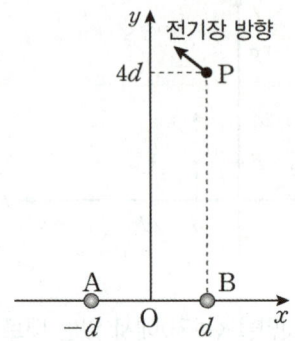

이에 대한 설명으로 옳은 것만을 〈보기〉에서 있는 대로 고른 것은?

―〈보기〉―

ㄱ. 전위는 O에서가 P에서보다 높다.
ㄴ. O에서 전기장의 방향은 $-x$방향이다.
ㄷ. 전기장의 세기는 O에서가 P에서보다 크다.

① ㄱ ② ㄷ ③ ㄱ, ㄴ
④ ㄴ, ㄷ ⑤ ㄱ, ㄴ, ㄷ

162. 2019학년도 6월 물리 II

그림 (가)는 원점 O에서 거리 d만큼 떨어져 x축상에 고정되어 있는 점전하 A, B로 구성된 전기 쌍극자를 나타낸 것이다. 점 p는 y축상의 한 점이다. 그림 (나)는 (가)의 A, B를 O에서 $2d$만큼 떨어뜨려 x축상에 고정시킨 모습을 나타낸 것이다.

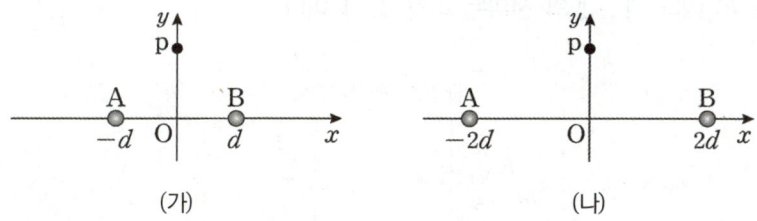

이에 대한 설명으로 옳은 것만을 〈보기〉에서 있는 대로 고른 것은?

〈보기〉
ㄱ. p에서 전기장의 방향은 (가)와 (나)에서 같다.
ㄴ. (나)에서 O와 p 사이의 전위차는 0이다.
ㄷ. O에서 전기장의 세기는 (가)와 (나)에서 같다.

① ㄱ ② ㄷ ③ ㄱ, ㄴ
④ ㄴ, ㄷ ⑤ ㄱ, ㄴ, ㄷ

163. 2018학년도 수능 물리 Ⅱ

그림은 균일한 전기장 영역에서 입자 A, B가 동시에 각각 등전위선 Ⅰ, Ⅱ를 통과한 후 등가속도 직선 운동을 하여 동시에 각각 Ⅱ, Ⅰ에 도달한 것을 나타낸 것이다. A, B의 질량은 각각 m, $2m$, 전하량은 각각 $+q$, $+2q$이다. A가 Ⅰ을 통과할 때 A의 운동 에너지는 K_A이고, B가 Ⅱ를 통과할 때 B의 운동 에너지는 K_B이다. Ⅰ, Ⅱ의 전위는 각각 0, V이다.

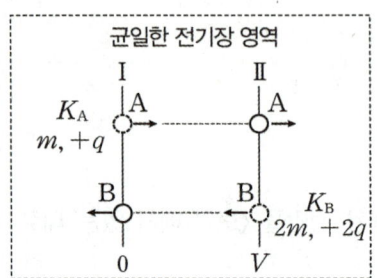

V는? (단, A와 B에는 균일한 전기장에 의한 전기력만 작용한다.)

① $\dfrac{K_A - K_B}{2q}$ ② $\dfrac{2K_A - K_B}{2q}$ ③ $\dfrac{K_A - 2K_B}{2q}$

④ $\dfrac{K_A - K_B}{q}$ ⑤ $\dfrac{2K_A - K_B}{q}$

164. 2019학년도 수능 물리 Ⅱ

그림과 같이 xy평면에서 전하량이 $+q$이고 운동 에너지가 K인 점전하가 $x=0$에서 균일한 전기장 영역에 수직 방향으로 입사하여 포물선 운동을 하고, $x=L$에서 전기장 영역을 빠져나와 등속 직선 운동을 한다. 전기장은 세기가 E이고 방향은 $+y$방향이다. $x>L$일 때, 점전하의 경로와 x축이 이루는 각은 $30°$이다.

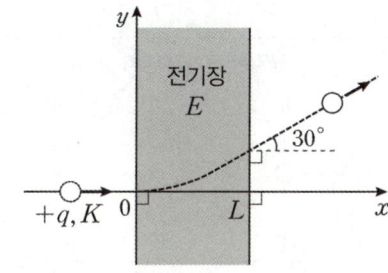

E는?

① $\dfrac{\sqrt{3}\,K}{3qL}$ ② $\dfrac{2\sqrt{3}\,K}{3qL}$ ③ $\dfrac{\sqrt{3}\,K}{qL}$

④ $\dfrac{4\sqrt{3}\,K}{3qL}$ ⑤ $\dfrac{5\sqrt{3}\,K}{3qL}$

165. 2019학년도 9월 물리 II

그림은 균일한 전기장 영역에서 전하 A, B가 동시에 각각 등전위선 I, III을 통과한 후, 등가속도 직선 운동을 하여 동시에 등전위선 II에 도달하는 것을 나타낸 것이다. A, B의 질량은 각각 $2m$, m이고, 전하량은 $+q$로 같다. A의 속력은 I, II에서 각각 v, 0이고, B의 속력은 III에서 v이다. I, II, III의 전위는 각각 $-V_0$, 0, V이다.

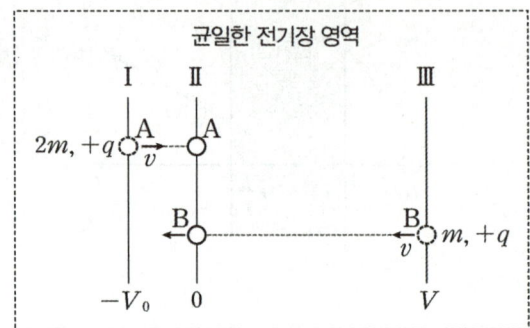

V는? (단, A와 B에는 균일한 전기장에 의한 전기력만 작용한다.)

① $2V_0$ ② $3V_0$ ③ $4V_0$
④ $5V_0$ ⑤ $6V_0$

166. 2018학년도 수능 물리 II

그림과 같이 균일한 자기장 영역에서 전하량이 $-Q$인 고정된 점전하를 중심으로 두 입자 A, B가 동일한 속력 v로 반지름이 각각 r, $2r$인 등속 원운동을 한다. A, B의 원운동 방향은 반대이다. A, B의 질량은 m으로 같고, 전하량은 $+q$로 같다.

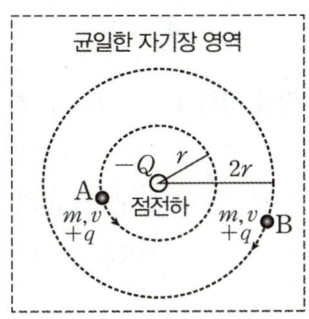

이에 대한 설명으로 옳은 것만을 〈보기〉에서 있는 대로 고른 것은? (단, A와 B에는 점전하에 의한 전기력과 균일한 자기장에 의한 자기력만 작용한다.)

〈보기〉
ㄱ. 입자에 작용하는 구심력의 크기는 A가 B보다 크다.
ㄴ. A에 작용하는 자기력과 전기력의 방향은 같다.
ㄷ. A에 작용하는 전기력의 크기는 자기력의 크기의 6배이다.

① ㄱ ② ㄴ ③ ㄷ
④ ㄱ, ㄷ ⑤ ㄴ, ㄷ

167. 2019학년도 9월 물리 Ⅱ

그림 (가)~(다)와 같이 전기 용량이 같은 축전기를 연결하였다.

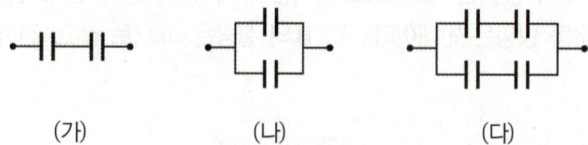

(가)~(다)의 합성 전기 용량을 각각 $C_{(가)}$, $C_{(나)}$, $C_{(다)}$라고 할 때, 값을 비교한 것으로 옳은 것은?

① $C_{(가)} < C_{(나)} < C_{(다)}$
② $C_{(가)} < C_{(다)} < C_{(나)}$
③ $C_{(나)} < C_{(가)} < C_{(다)}$
④ $C_{(나)} < C_{(다)} < C_{(가)}$
⑤ $C_{(다)} < C_{(가)} < C_{(나)}$

168.

그림 (가), (나)와 같이 전기 용량이 각각 C, $3C$인 축전기 A, B를 전압이 V로 일정한 전원에 연결하였다.

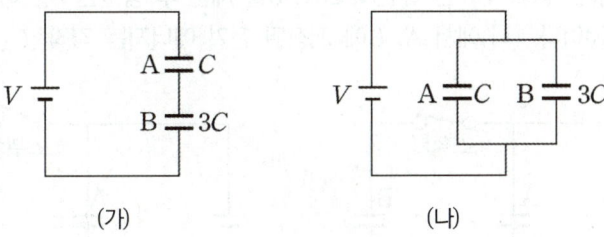

(가)   (나)

이에 대한 설명으로 옳은 것만을 〈보기〉에서 있는 대로 고른 것은?

〈보기〉
ㄱ. (가)에서 축전기에 충전된 전하량은 A와 B가 같다.
ㄴ. (나)에서 축전기 양단의 전위차는 A가 B보다 작다.
ㄷ. A에 저장된 전기 에너지는 (가)에서가 (나)에서보다 크다.

① ㄱ ② ㄴ ③ ㄷ
④ ㄱ, ㄷ ⑤ ㄴ, ㄷ

169. 기본 2020학년도 6월 물리 Ⅱ

그림 (가)와 같이 전압이 V로 일정한 전원과 전기 용량이 같은 축전기 A, B를 연결한 후 스위치를 닫아 A, B를 완전히 충전시킨다. 그림 (나)는 (가)에서 스위치를 열고 유전 상수가 κ인 유전체로 A, B를 채운 후 충분한 시간이 지난 모습을 나타낸 것이다. (나)에서 A, B에 저장된 전기 에너지는 각각 U_A, U_B이다.

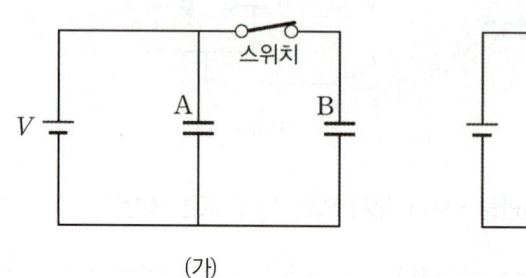
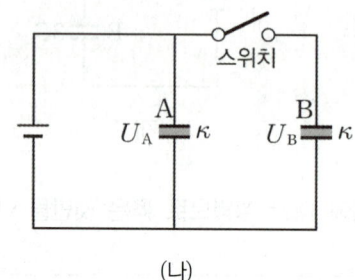

(가) (나)

$\dfrac{U_B}{U_A}$는? (단, (가)에서 A, B 내부는 진공이다.)

① $\dfrac{1}{\kappa^2}$ ② $\dfrac{1}{\kappa}$ ③ 1

④ κ ⑤ κ^2

170.

그림 (가)와 같이 충전되지 않은 세 축전기 I, II, III을 전압이 V로 일정한 전원에 연결하였더니, I, II는 완전히 충전되었다. I, II의 전기 용량은 각각 C, $2C$이다. 그림 (나)는 (가)에서 스위치를 p에 연결하여 충분한 시간이 지났을 때 모습을 나타낸 것이고, 저장된 전하량은 II가 III의 2배이다.

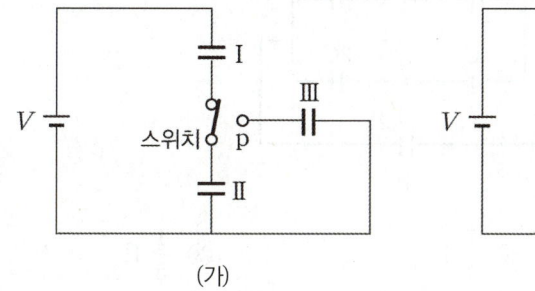
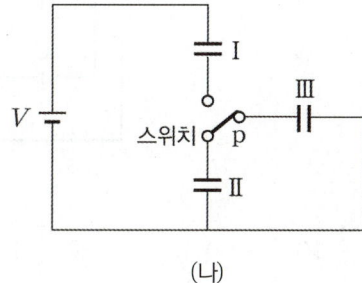

(가)　　　　　　　　(나)

이에 대한 설명으로 옳은 것만을 〈보기〉에서 있는 대로 고른 것은?

〈보기〉

ㄱ. (가)에서 I 양단의 전위차는 $\frac{2}{3}V$이다.

ㄴ. (나)에서 II에 저장된 전하량은 $\frac{4}{9}CV$이다.

ㄷ. (나)에서 III에 저장된 전기 에너지는 $\frac{2}{81}CV^2$이다.

① ㄱ　　② ㄴ　　③ ㄱ, ㄷ
④ ㄴ, ㄷ　　⑤ ㄱ, ㄴ, ㄷ

171. 2019학년도 수능 물리 II

그림은 전기 용량이 $C, 2C, 3C, 6C$인 축전기 4개를 전압이 V로 일정한 전원에 연결한 것을 나타낸 것이다. 회로상의 두 점 a, b에서의 전위는 각각 V_a, V_b이다. $V_b - V_a$는?

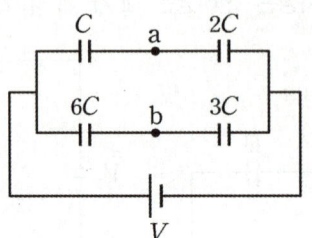

① $\dfrac{1}{3}V$ ② $\dfrac{1}{4}V$ ③ $\dfrac{1}{5}V$

④ $\dfrac{1}{6}V$ ⑤ $\dfrac{1}{8}V$

172. 2019학년도 6월 물리 Ⅱ

그림 (가)는 전압이 V로 일정한 전원과 축전기 A로 회로를 구성하고 스위치를 닫아 A를 완전히 충전한 것을 나타낸 것이다. 그림 (나)는 (가)에서 스위치를 열고 축전기 A의 두 극판 사이에 유전 상수가 κ인 유전체를 채운 것을 나타낸 것이다.

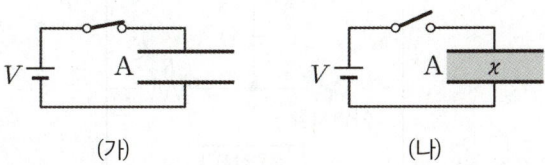

이에 대한 설명으로 옳은 것만을 〈보기〉에서 있는 대로 고른 것은? (단, (가)에서 A의 내부는 진공이다.)

〈보기〉
ㄱ. (가)에서 A 양단의 전위차는 V이다.
ㄴ. A에 충전된 전하량은 (가)와 (나)에서 같다.
ㄷ. (나)에서 A 양단의 전위차는 $\dfrac{V}{\kappa}$이다.

① ㄱ ② ㄴ ③ ㄱ, ㄷ
④ ㄴ, ㄷ ⑤ ㄱ, ㄴ, ㄷ

173. 2009학년도 9월 대학수학능력시험 모의평가

그림은 저항값이 R인 저항 3개, 가변 저항, 전기용량이 C인 축전기를 전압이 V로 일정한 전원장치에 연결한 것을 나타낸 것이다.

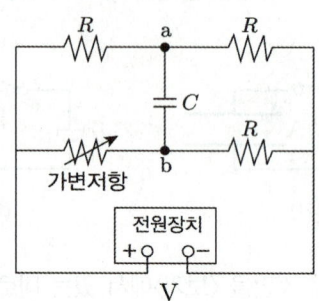

이에 대한 설명으로 옳은 것만을 〈보기〉에서 있는 대로 고른 것은?

〈보기〉
ㄱ. 가변 저항의 저항값이 R보다 작을 때, 점 a의 전위는 점 b의 전위보다 낮다.
ㄴ. 가변 저항의 저항값이 R일 때, 축전기의 전하량은 CV이다.
ㄷ. 가변 저항의 저항값이 0일 때, 축전기에 저장되는 에너지는 $\frac{1}{8}CV^2$이다.

① ㄱ   ② ㄴ   ③ ㄱ, ㄷ
④ ㄴ, ㄷ   ⑤ ㄱ, ㄴ, ㄷ

174. 기본 PLUS

그림은 전압이 V로 일정한 전지에 저항값이 R인 저항과 전기용량이 C인 축전기를 연결한 회로를 나타낸 것이다. 처음 스위치가 열린 상태에서 축전기에 대전된 전하량은 0이다.

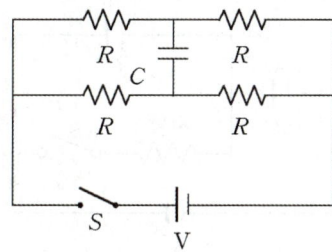

스위치를 연결하고 오랜 시간이 지난 뒤 이에 대한 설명으로 옳은 것만을 〈보기〉에서 있는 대로 고른 것은? (단, 전지의 내부저항은 무시한다.)

─────〈보기〉─────
ㄱ. 각각 저항의 양단에 걸리는 전위차는 $\frac{V}{4}$이다.

ㄴ. 각각 저항에 흐르는 전류는 $\frac{V}{4R}$이다.

ㄷ. 축전기에 대전된 전하량은 0이다.

① ㄱ　　　② ㄴ　　　③ ㄷ
④ ㄱ, ㄴ　　⑤ ㄱ, ㄷ　⑥ ㄴ, ㄷ
⑦ ㄱ, ㄴ, ㄷ

175. 2014학년도 6월 대학수학능력시험 모의평가

그림과 같이 전기용량이 각각 $2C$, C인 축전기 A, B와 저항을 전위차가 V로 일정한 전원장치에 연결하였다. 스위치 S가 열린 상태에서 A, B가 완전히 충전되었을 때 B에 저장된 에너지는 U이다.

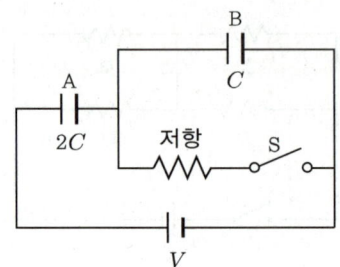

S를 닫은 후 A가 완전히 충전되었을 때 A에 저장된 에너지는?

① $\frac{2}{9}U$ ② $\frac{4}{9}U$ ③ U

④ $\frac{9}{4}U$ ⑤ $\frac{9}{2}U$

176. 2017학년도 6월 대학수학능력시험 모의평가

그림 (가)는 동일한 평행판 축전기 A, B를 전압이 V로 일정한 전원에 연결한 것을, (나)는 (가)에서 B에 유전 상수가 k인 유전체를 채운 것을 나타낸 것이다.

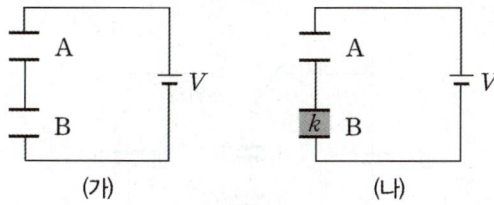

이에 대한 설명으로 옳은 것만을 〈보기〉에서 있는 대로 고른 것은? (단, (가)에서 축전기 내부는 진공이다.)

―〈보기〉―
ㄱ. A 양단의 전위차는 (나)에서가 (가)에서보다 작다.
ㄴ. B 내부의 전기장 세기는 (나)에서가 (가)에서보다 작다.
ㄷ. 두 축전기에 저장된 총 전기 에너지는 (나)에서가 (가)에서의 $\dfrac{k+1}{2k}$ 배이다.

① ㄱ　　② ㄴ　　③ ㄷ
④ ㄱ, ㄴ　　⑤ ㄴ, ㄷ

177. 2018학년도 6월 대학수학능력시험 모의평가

그림과 같이 충전되지 않은 세 축전기 Ⅰ, Ⅱ, Ⅲ을 전압이 일정한 전원에 연결하였더니, Ⅰ, Ⅱ는 완전히 충전되었고 Ⅰ의 전하량은 Q_0이었다. Ⅰ, Ⅱ, Ⅲ의 전기용량은 각각 $3C$, $6C$, $4C$이다.

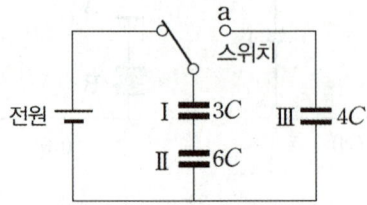

스위치를 a에 연결하여 충분한 시간이 지났을 때 Ⅰ의 전하량은?

① $\frac{1}{6}Q_0$ ② $\frac{1}{5}Q_0$ ③ $\frac{1}{4}Q_0$

④ $\frac{1}{3}Q_0$ ⑤ $\frac{1}{2}Q_0$

178. 2013학년도 9월 대학수학능력시험 모의평가

그림과 같이 저항값이 1Ω인 저항과 기전력이 각각 4V, E인 전지를 이용하여 회로를 구성하였다. 스위치 S가 열려 있을 때, 점 b와 c 사이의 전위차는 4V이다.

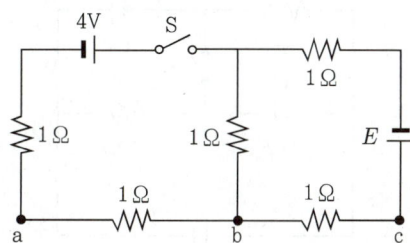

S를 닫았을 때, 이 회로에 대한 설명으로 옳은 것만을 〈보기〉에서 있는 대로 고른 것은? (단, 전지의 내부 저항은 무시한다.)

─〈보기〉─
ㄱ. E는 12V이다.
ㄴ. a에 흐르는 전류의 세기는 3A이다.
ㄷ. b와 c 사이의 전위차는 5V이다.

① ㄴ   ② ㄷ   ③ ㄱ, ㄴ
④ ㄱ, ㄷ   ⑤ ㄱ, ㄴ, ㄷ

179. 연습 PLUS

그림과 같은 RC 회로에서 스위치를 닫고 오랜 시간이 흘렀다.

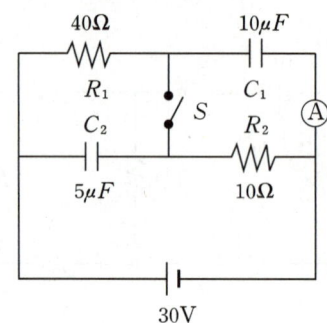

이에 대한 설명으로 옳은 것만을 〈보기〉에서 있는 대로 고른 것은?

―〈보기〉―

ㄱ. 전류계에 흐르는 전류는 0.6A이다.
ㄴ. C_1에 충전된 전하량은 $60\mu C$이다.
ㄷ. C_1과 C_2의 전기 에너지 비는 1 : 2이다.

① ㄱ ② ㄴ ③ ㄷ
④ ㄱ, ㄴ ⑤ ㄱ, ㄷ ⑥ ㄴ, ㄷ
⑦ ㄱ, ㄴ, ㄷ

180.

그림은 축전기 C_1과 C_2가 스위치 S_1과 S_2가 열려 있는 상태로 모두 100V로 대전된 상태를 나타낸 것이다. C_1의 전기용량은 $1\mu F$이고, C_2의 전기용량은 $3\mu F$이며 잠시 후 S_1과 S_2를 동시에 닫았다.

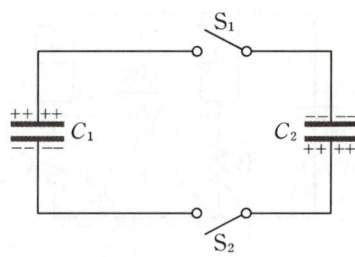

이에 대한 설명으로 옳은 것만을 〈보기〉에서 있는 대로 고른 것은?

〈보기〉
ㄱ. 스위치를 닫기 전 C_1에 대전되는 전하량은 $1\times 10^{-4}C$이다.
ㄴ. 스위치를 모두 닫은 후 C_2에 걸리는 전압은 50V이다.
ㄷ. 스위치를 모두 닫은 후 C_1에 대전된 전하량은 $1.5\times 10^{-4}C$이다.

① ㄱ ② ㄴ ③ ㄷ
④ ㄱ, ㄴ ⑤ ㄱ, ㄷ ⑥ ㄴ, ㄷ
⑦ ㄱ, ㄴ, ㄷ

181. 2019학년도 9월 물리 I

그림은 동일한 p-n 접합 다이오드 2개, 동일한 저항 A, B, C와 전지를 이용하여 구성한 회로를 나타낸 것이다. X와 Y는 p형 반도체와 n형 반도체를 순서 없이 나타낸 것이다. A에는 화살표 방향으로 전류가 흐른다.

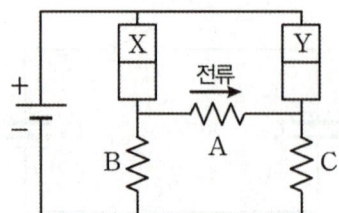

이에 대한 설명으로 옳은 것만을 〈보기〉에서 있는 대로 고른 것은?

〈보기〉
ㄱ. X에서는 주로 양공이 전류를 흐르게 한다.
ㄴ. Y는 p형 반도체이다.
ㄷ. 전류의 세기는 B에서가 C에서보다 크다.

① ㄱ ② ㄴ ③ ㄷ
④ ㄱ, ㄷ ⑤ ㄴ, ㄷ

182. 2019학년도 9월 물리 I

그림과 같이 p형 반도체와 n형 반도체를 접합하여 만든 태양 전지에 빛을 비추었더니 저항에 화살표 방향으로 전류가 흘렀다. X는 p형 반도체와 n형 반도체 중 하나이며, 태양 전지의 p-n 접합면에서 생성된 전자의 이동 방향은 ⓐ와 ⓑ 중 하나이다.

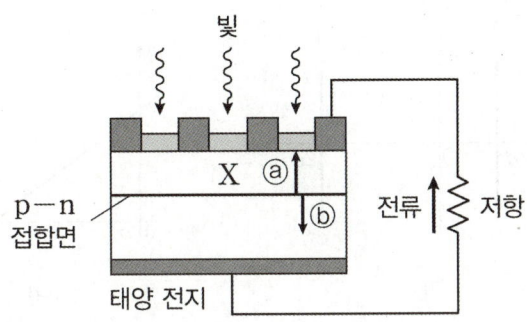

이에 대한 설명으로 옳은 것만을 〈보기〉에서 있는 대로 고른 것은?

―〈보기〉―
ㄱ. 태양 전지의 p-n 접합면에서 생성된 전자의 이동 방향은 ⓐ이다.
ㄴ. X는 p형 반도체이다.
ㄷ. 태양 전지는 교류 전류를 발생시킨다.

① ㄱ ② ㄷ ③ ㄱ, ㄴ
④ ㄴ, ㄷ ⑤ ㄱ, ㄴ, ㄷ

183. 2020학년도 6월 물리

그림 (가)와 같이 무한히 긴 직선 도선 a, b, c가 xy평면에 고정되어 있고, a, b에는 세기가 I_0으로 일정한 전류가 서로 반대 방향으로 흐르고 있다. 그림 (나)는 원점 O에서 a, b, c의 전류에 의한 자기장 B를 c에 흐르는 전류 I에 따라 나타낸 것이다.

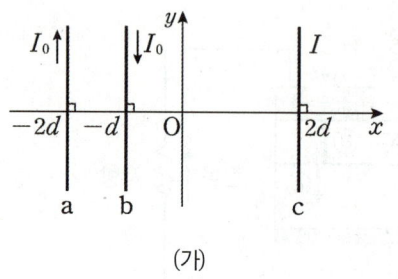
(가)

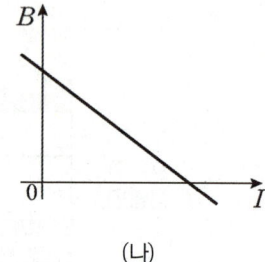
(나)

이에 대한 설명으로 옳은 것만을 〈보기〉에서 있는 대로 고른 것은?

〈보기〉
ㄱ. $I=0$일 때, B의 방향은 xy평면에서 수직으로 나오는 방향이다.
ㄴ. $B=0$일 때, I의 방향은 $-y$ 방향이다.
ㄷ. $B=0$일 때, I의 세기는 I_0이다.

① ㄱ ② ㄷ ③ ㄱ, ㄴ
④ ㄴ, ㄷ ⑤ ㄱ, ㄴ, ㄷ

184. 기본 2020학년도 6월 물리 Ⅱ

그림과 같이 무한히 긴 직선 도선 P, Q와 원점 O를 중심으로 하는 원형 도선 R이 xy평면에 고정되어 있다. P, Q, R에 흐르는 전류의 세기는 각각 I_0, I_0, I_R이다. O에서 P에 흐르는 전류에 의한 자기장의 세기는 B_0이고, O에서 P, Q, R에 흐르는 전류에 의한 자기장의 세기는 0이다.

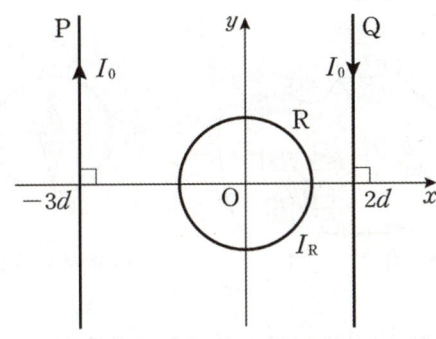

이에 대한 설명으로 옳은 것만을 〈보기〉에서 있는 대로 고른 것은?

―〈보기〉―

ㄱ. R의 자기 모멘트의 방향은 xy평면에 수직으로 들어가는 방향이다.

ㄴ. O에서 R에 흐르는 전류에 의한 자기장의 세기는 $\frac{5}{2}B_0$이다.

ㄷ. P가 Q에 작용하는 자기력의 방향은 $-x$방향이다.

① ㄱ   ② ㄴ   ③ ㄷ
④ ㄱ, ㄷ   ⑤ ㄴ, ㄷ

185. 2019학년도 대학수학능력시험

다음은 직선 도선에 흐르는 전류에 의한 자기장에 대한 실험이다.

〈실험 과정〉

(가) 그림과 같이 직선 도선이 수평면에 놓인 나침반의 자침과 나란하도록 실험 장치를 구성한다.

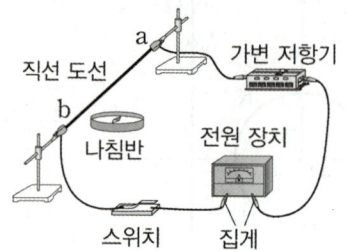
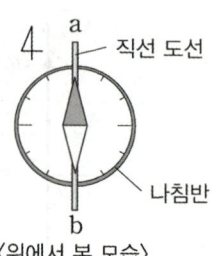

(나) 스위치를 닫고, 나침반 자침의 방향을 관찰한다.
(다) (가)의 상태에서 가변 저항기의 저항값을 변화시킨 후, (나)를 반복한다.
(라) (가)의 상태에서 ㉠ , (나)를 반복한다.

〈실험 결과〉

(나)	(다)	(라)
a↑b	a↑b	a↑b

이에 대한 설명으로 옳은 것만을 〈보기〉에서 있는 대로 고른 것은?

〈보기〉
ㄱ. (나)에서 직선 도선에 흐르는 전류의 방향은 a→b 방향이다.
ㄴ. 직선 도선에 흐르는 전류의 세기는 (나)에서가 (다)에서보다 작다.
ㄷ. '전원 장치의 (+), (−) 단자에 연결된 집게를 서로 바꿔 연결한 후'는 ㉠으로 적절하다.

① ㄱ   ② ㄷ   ③ ㄱ, ㄴ
④ ㄴ, ㄷ ⑤ ㄱ, ㄴ, ㄷ

186. 2014학년도 7월 전국연합학력평가

그림은 종이면에 수직 방향으로 세기가 B_0인 균일한 자기장 영역에서 서로 평행하게 고정된 가늘고 무한히 긴 직선 도선 A, B에 서로 반대 방향으로 각각 $2I$, $3I$의 전류가 흐르는 것을 나타낸 것이다. P점에서 A, B까지의 거리는 각각 $2d$, d로 일정하고, P에서의 자기장의 세기는 0이다.

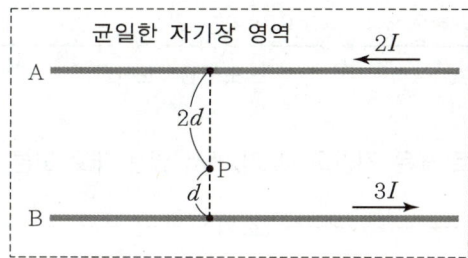

B에 흐르는 전류의 방향만을 반대로 바꾸었을 때 P에서의 자기장의 세기는?

① 0   ② $\frac{1}{2}B_0$ ③ B_0

④ $\frac{3}{2}B_0$ ⑤ $2B_0$

187. 2017학년도 9월 대학수학능력시험 모의평가

그림과 같이 무한히 긴 직선 도선 A, B, C가 종이면에 수직으로 고정되어 있다. A에 흐르는 전류의 방향은 종이면에 수직으로 들어가는 방향이다. 점 p에서 A와 B에 흐르는 전류에 의한 자기장은 0이고, 점 q에서 A, B, C에 흐르는 전류에 의한 자기장은 0이다. p와 q는 x축 상에 있다.

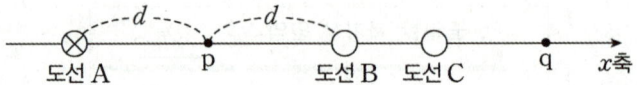

이에 대한 설명으로 옳은 것만을 〈보기〉에서 있는 대로 고른 것은?

─〈보기〉─
ㄱ. 전류의 세기는 A와 B가 같다.
ㄴ. 전류의 방향은 B와 C가 같다.
ㄷ. A와 C에 흐르는 전류에 의한 자기장의 방향은 p와 q에서 서로 같다.

① ㄱ ② ㄴ ③ ㄷ
④ ㄱ, ㄷ ⑤ ㄴ, ㄷ

188. 2017학년도 9월 대학수학능력시험 모의평가

그림은 xy평면에 수직이고 무한히 긴 직선 도선 P, Q와 y축 상의 점 A에서 P와 Q에 흐르는 전류에 의한 자기장의 방향을 나타낸 것이다. P, Q는 원점에서 각각 d만큼 떨어져 x축 상에 고정되어 있다.

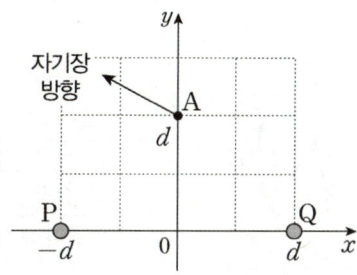

x축 상($-d < x < d$)에서 P와 Q에 흐르는 전류에 의한 자기장 B를 x에 따라 나타낸 것으로 가장 적절한 것은? (단, B의 방향은 $+y$방향을 양(+)으로 한다.)

① 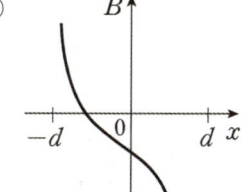 ② 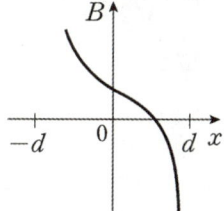 ③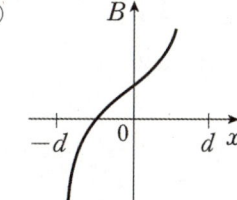

④ 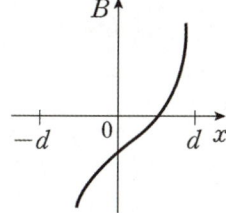 ⑤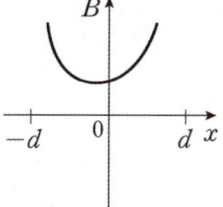

189. 2017학년도 9월 대학수학능력시험 모의평가

그림은 균일한 자기장 영역에서 반지름이 각각 r, $2r$인 원궤도를 따라 원운동하는 두 입자 A, B를 나타낸 것이고, 표는 두 입자의 질량과 전하량을 나타낸 것이다. A, B의 드브로이 파장은 각각 λ_A, λ_B이다.

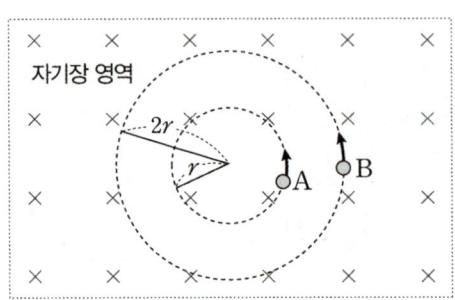

입자	A	B
질량	$2m$	m
전하량	$4q$	q

$\dfrac{\lambda_A}{\lambda_B}$는?

① $\dfrac{1}{2}$ ② $\dfrac{1}{\sqrt{2}}$ ③ 1
④ $\sqrt{2}$ ⑤ 2

190. 2019학년도 수능 물리 II

그림과 같이 질량이 같고 전하량이 각각 $+q$, $-q$인 입자 A, B가 xy평면에서 속력 v_A, v_B로 각각 균일한 자기장 영역에 입사하여 원궤도를 따라 운동한다. A는 y축과 나란한 방향으로 점 P에서 입사하여 점 R에서 빠져나가고, B는 x축과 $60°$의 각을 이루며 R에서 입사하여 P에서 빠져나간다. 자기장의 방향은 xy평면에 수직인 방향이고, P와 R는 x축상의 점이다.

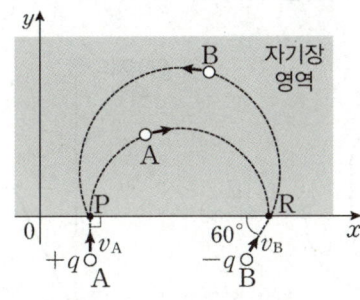

이에 대한 설명으로 옳은 것만을 〈보기〉에서 있는 대로 고른 것은? (단, 입자의 크기는 무시한다.)

― 〈보기〉―

ㄱ. 자기장의 방향은 xy평면에 수직으로 들어가는 방향이다.

ㄴ. $v_A = \dfrac{\sqrt{3}}{2} v_B$ 이다.

ㄷ. 자기장 영역을 통과하는 데 걸리는 시간은 B가 A의 $\dfrac{4}{3}$배이다.

① ㄱ ② ㄴ ③ ㄱ, ㄷ
④ ㄴ, ㄷ ⑤ ㄱ, ㄴ, ㄷ

191. 2019학년도 9월 물리 Ⅱ

그림 (가)와 같이 점 P에서 출발한 양성자가 xy 평면에서 영역 Ⅰ~Ⅳ를 통과하여 점 Q에 v_Q의 속력으로 도달한다. 양성자는 Ⅰ, Ⅲ에서 등가속도 직선 운동하고, Ⅱ, Ⅳ에서 원궤도를 따라 운동한다. Ⅰ, Ⅲ에는 세기가 E이고 y축과 나란한 방향의 전기장이, Ⅱ, Ⅳ에는 세기가 B이고 xy 평면에 수직인 방향의 자기장이 균일하게 형성되어 있다. 그림 (나)는 P에서 Q까지 운동하는 동안 양성자의 속력을 시간에 따라 나타낸 것이다.

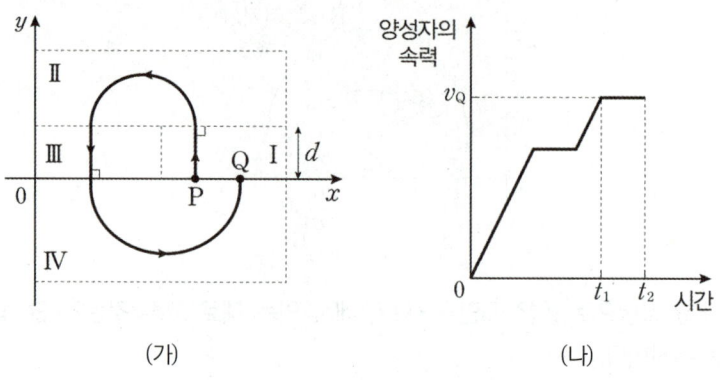

(가) (나)

이에 대한 설명으로 옳은 것만을 〈보기〉에서 있는 대로 고른 것은? (단, 양성자의 질량은 m이고 전하량은 q이다.)

〈보기〉
ㄱ. Ⅰ과 Ⅲ에서 전기장의 방향은 같다.
ㄴ. $t_2 - t_1 = \dfrac{\pi m}{qB}$ 이다.
ㄷ. $v_Q = \sqrt{\dfrac{4qEd}{m}}$ 이다.

① ㄱ　　② ㄴ　　③ ㄱ, ㄷ
④ ㄴ, ㄷ　　⑤ ㄱ, ㄴ, ㄷ

192. 2017학년도 6월 대학수학능력시험 모의평가

그림과 같이 수평면 상에서 대전 입자가 일정한 속력으로 세기가 각각 B_1, B_2이고 폭이 같은 자기장 영역 Ⅰ, Ⅱ를 통과한다. 영역 Ⅰ에서 자기장 방향은 수평면으로 들어가는 방향이다.

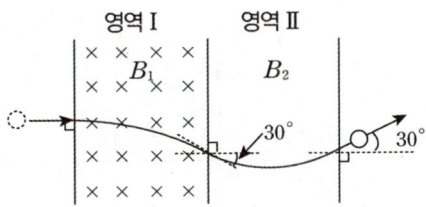

이에 대한 설명으로 옳은 것만을 〈보기〉에서 있는 대로 고른 것은?

―〈보기〉―

ㄱ. 입자는 음($-$)전하이다.
ㄴ. 영역 Ⅰ, Ⅱ의 자기장 방향은 서로 같다.
ㄷ. $B_2 = 2B_1$이다.

① ㄱ　　② ㄴ　　③ ㄱ, ㄷ
④ ㄴ, ㄷ　　⑤ ㄱ, ㄴ, ㄷ

193. 2019학년도 9월 물리 II

그림은 xy 평면에 수직으로 고정된 무한히 긴 직선 도선 A, B와 점 p, q를 나타낸 것이다. A, B는 x축 상의 $x=-d$, $x=d$에 있고, p와 q는 y축 상의 $y=d$, $y=-d$인 점이다. p에서 A와 B에 흐르는 전류에 의한 자기장의 방향은 $-y$ 방향이다.

이에 대한 설명으로 옳은 것만을 〈보기〉에서 있는 대로 고른 것은?

―〈보기〉―

ㄱ. 전류의 방향은 A에서와 B에서가 서로 반대이다.
ㄴ. q에서 A와 B에 흐르는 전류에 의한 자기장의 방향은 $+y$ 방향이다.
ㄷ. A가 B에 작용하는 자기력의 방향은 $-y$ 방향이다.

① ㄱ 　② ㄴ 　③ ㄱ, ㄷ
④ ㄴ, ㄷ 　⑤ ㄱ, ㄴ, ㄷ

194. 2019학년도 6월 물리 I

그림과 같이 중심이 점 O인 세 원형 도선 A, B, C가 종이면에 고정되어 있다. 표는 O에서 A, B, C의 전류에 의한 자기장의 세기와 방향을 나타낸 것이다. A에 흐르는 전류의 방향은 시계 반대 방향이다.

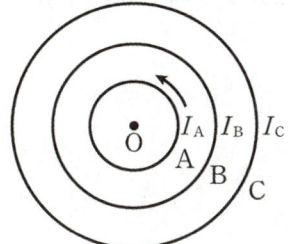

실험	전류의 세기			O에서의 자기장	
	A	B	C	세기	방향
I	I_A	0	0	B_0	㉠
II	I_A	I_B	0	$0.5B_0$	×
III	I_A	I_B	I_C	B_0	⊙

×: 종이면에 수직으로 들어가는 방향
⊙: 종이면에서 수직으로 나오는 방향

이에 대한 설명으로 옳은 것만을 〈보기〉에서 있는 대로 고른 것은?

─────〈보기〉─────
ㄱ. ㉠은 '⊙'이다.
ㄴ. 실험 II에서 B에 흐르는 전류의 방향은 시계 방향이다.
ㄷ. $I_B < I_C$이다.

① ㄱ ② ㄷ ③ ㄱ, ㄴ
④ ㄴ, ㄷ ⑤ ㄱ, ㄴ, ㄷ

195. 2019학년도 6월 물리 Ⅱ

그림과 같이 무한히 긴 직선 도선 A, B, C, D가 xy 평면의 원점 O에서 d 만큼 떨어져 xy 평면에 수직으로 x축과 y축상에 고정되어 있다. A에 흐르는 전류의 세기는 $2I$이고 B, C, D에 흐르는 전류의 세기는 I이다. A, B에 흐르는 전류의 방향은 xy 평면에서 수직으로 나오는 방향이고 C, D에 흐르는 전류의 방향은 xy 평면에 수직으로 들어가는 방향이다.

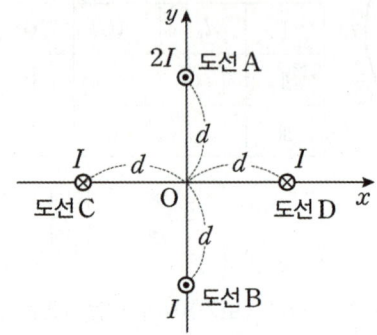

이에 대한 설명으로 옳은 것만을 〈보기〉에서 있는 대로 고른 것은?

―〈보기〉―
ㄱ. B가 A에 작용하는 자기력의 방향은 $+y$ 방향이다.
ㄴ. A, C, D가 B에 작용하는 자기력의 합력은 0이다.
ㄷ. O에서 A, B, C, D에 의한 자기장의 방향은 $+x$ 방향이다.

① ㄱ　　② ㄷ　　③ ㄱ, ㄴ
④ ㄴ, ㄷ　　⑤ ㄱ, ㄴ, ㄷ

196. 2020학년도 6월 물리 II

그림과 같이 xy평면에서 양(+)으로 대전된 입자가 균일한 전기장 영역 E에 x축과 θ의 각을 이루며 입사하여 포물선 운동을 한 후 균일한 자기장 영역 B에서 원궤도를 따라 운동하였다. 입자가 E, B에서 받는 힘의 크기는 각각 F_E, F_B이고, 입자가 E, B를 통과하는 데 걸리는 시간은 각각 t_E, t_B이다. 전기장의 방향은 y축과 나란하며, 자기장의 방향은 xy평면에 수직이다.

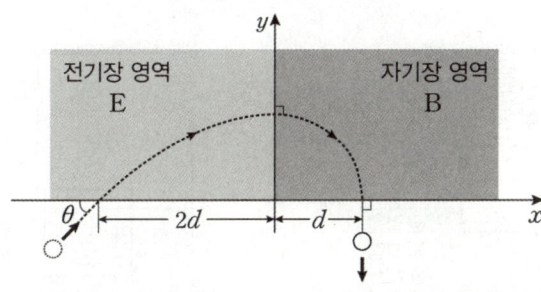

이에 대한 설명으로 옳은 것만을 〈보기〉에서 있는 대로 고른 것은? (단, 입자의 크기는 무시한다.)

〈보기〉

ㄱ. $\theta = 45°$이다.
ㄴ. $F_B = 2F_E$이다.
ㄷ. $t_B = \dfrac{\pi}{2} t_E$이다.

① ㄱ   ② ㄷ   ③ ㄱ, ㄴ
④ ㄴ, ㄷ   ⑤ ㄱ, ㄴ, ㄷ

197. 2019학년도 수능 물리 II

그림 (가)와 같이 질량이 m이고 한 변의 길이가 d인 정사각형 도선을 원래 길이가 L인 용수철에 매달았더니, 전류가 흐르지 않을 때 용수철이 s만큼 늘어나 도선의 일부가 균일한 자기장 영역에 들어가 정지해 있다. 그림 (나)는 (가)에서 도선에 세기가 I인 전류가 흐를 때 용수철이 $2s$만큼 더 늘어나 도선이 힘의 평형을 이루며 정지한 것을 나타낸 것이다. 자기장은 세기가 B이고 방향은 xy평면에 수직으로 들어가는 방향이다.

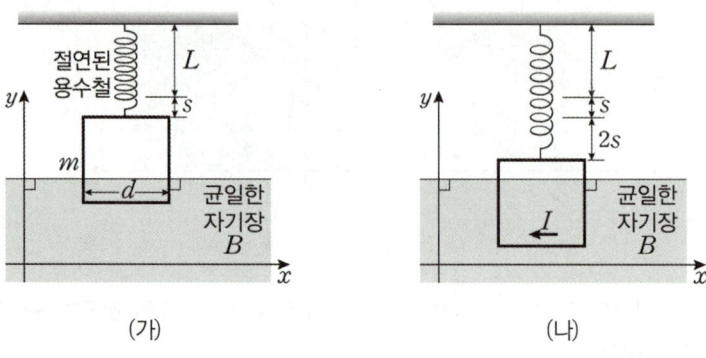

(가)   (나)

I는? (단, 중력 가속도는 g이고, 용수철의 질량은 무시하며, 정사각형 도선은 xy평면에 있다.)

① $\dfrac{mg}{4Bd}$ ② $\dfrac{mg}{2Bd}$ ③ $\dfrac{mg}{Bd}$

④ $\dfrac{3mg}{2Bd}$ ⑤ $\dfrac{2mg}{Bd}$

198. 2019학년도 6월 물리 Ⅱ

그림과 같이 xy 평면에서 대전된 입자가 균일한 자기장 영역 Ⅰ, 균일한 전기장 영역 Ⅱ, 균일한 자기장 영역 Ⅲ을 차례로 통과하였다. 입자는 Ⅰ, Ⅲ에서 반지름이 각각 R, $2R$인 원궤도를 따라 운동하고, Ⅱ에서는 등가속도 직선 운동을 한다. Ⅰ, Ⅲ에서 자기장의 세기는 B로 같고, 방향은 xy 평면에 수직이다. Ⅱ에서 전기장의 세기는 E이고, 방향은 x축과 나란하다.

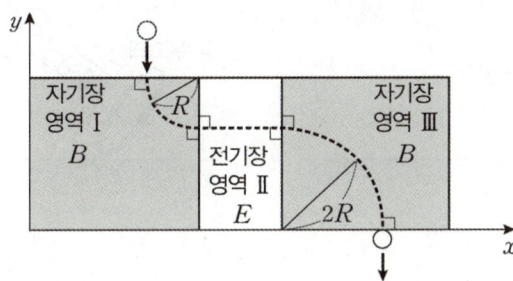

입자가 Ⅱ를 통과하는 데 걸리는 시간은? (단, 입자의 크기는 무시한다.)

① $\dfrac{BR}{2E}$ ② $\dfrac{BR}{E}$ ③ $\dfrac{3BR}{2E}$

④ $\dfrac{2BR}{E}$ ⑤ $\dfrac{5BR}{2E}$

199. 2019학년도 9월 물리 I

그림 (가)는 경사면에 금속 고리를 고정하고, 자석을 점 p에 가만히 놓았을 때 자석이 점 q를 지나는 모습을 나타낸 것이다. 그림 (나)는 (가)에서 극의 방향을 반대로 한 자석을 p에 가만히 놓았을 때 자석이 q를 지나는 모습을 나타낸 것이다. (가), (나)에서 자석은 금속 고리의 중심을 지난다.

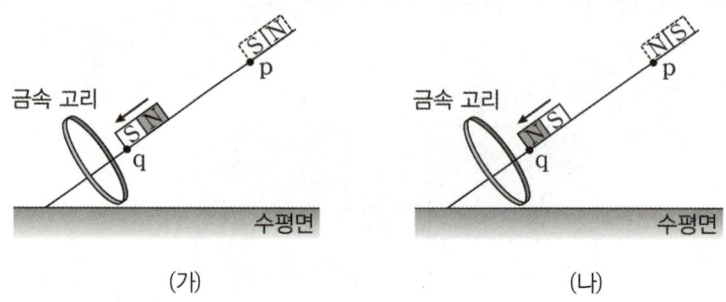

(가)   (나)

이에 대한 설명으로 옳은 것만을 〈보기〉에서 있는 대로 고른 것은? (단, 모든 마찰과 공기 저항은 무시한다.)

─────〈보기〉─────
ㄱ. (가)에서 자석은 p에서 q까지 등가속도 운동을 한다.
ㄴ. 자석이 q를 지날 때 자석에 작용하는 자기력의 방향은 (가)에서와 (나)에서가 서로 같다.
ㄷ. 자석이 q를 지날 때 금속 고리에 유도되는 전류의 방향은 (가)에서와 (나)에서가 서로 반대이다.

① ㄱ   ② ㄴ   ③ ㄷ
④ ㄱ, ㄴ   ⑤ ㄴ, ㄷ

200. 2020학년도 6월 물리 II

그림 (가)는 균일한 자기장 영역 Ⅰ, Ⅱ에서 시간 $t=0$일 때 저항이 연결된 정사각형 도선 A의 모습을 나타낸 것이다. Ⅰ, Ⅱ에서 자기장의 방향은 xy평면에서 수직으로 나오는 방향이고 세기는 각각 B_I, B_II이다. A는 x축상에 있는 한 변을 회전축으로 일정한 각속도로 회전하고 크기는 변하지 않는다. 그림 (나)는 A를 통과하는 자기력선속을 시간에 따라 나타낸 것이다.

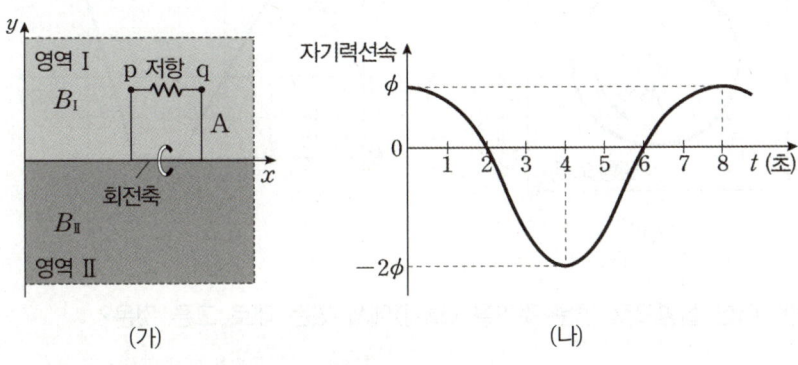

(가)   (나)

이에 대한 설명으로 옳은 것만을 〈보기〉에서 있는 대로 고른 것은?

〈보기〉
ㄱ. 1초일 때 저항에 흐르는 유도 전류의 방향은 q → 저항 → p이다.
ㄴ. $B_\mathrm{I} < B_\mathrm{II}$ 이다.
ㄷ. 저항에 흐르는 유도 전류의 세기는 4초일 때가 7초일 때 보다 크다.

① ㄱ   ② ㄷ   ③ ㄱ, ㄴ
④ ㄴ, ㄷ   ⑤ ㄱ, ㄴ, ㄷ

201. 2019학년도 대학수학능력시험

그림 (가)는 균일한 자기장이 수직으로 통과하는 종이면에 원형 도선이 고정되어 있는 모습을 나타낸 것이고, (나)는 (가)의 자기장을 시간에 따라 나타낸 것이다. t_1일 때, 원형 도선에 흐르는 유도 전류의 방향은 시계 방향이다.

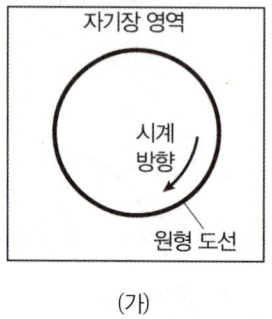
(가)

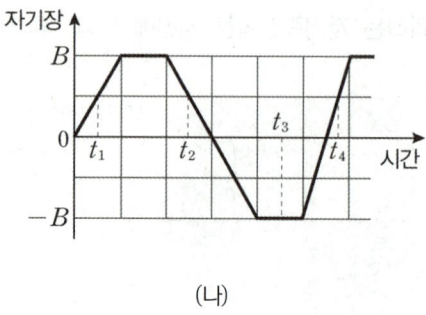
(나)

이에 대한 설명으로 옳은 것만을 〈보기〉에서 있는 대로 고른 것은?

―〈보기〉―
ㄱ. t_2일 때, 유도 전류의 방향은 시계 방향이다.
ㄴ. t_3일 때, 자기장의 방향은 종이면에서 수직으로 나오는 방향이다.
ㄷ. 유도 전류의 세기는 t_2일 때가 t_4일 때보다 작다.

① ㄱ ② ㄷ ③ ㄱ, ㄴ
④ ㄴ, ㄷ ⑤ ㄱ, ㄴ, ㄷ

202. 2018학년도 수능 물리 I

다음은 저항과 축전기를 이용한 교류 회로에 대한 실험이다.

〈실험 과정〉

(가) 전압이 일정한 교류 전원, 저항, 축전기가 연결된 회로를 구성한다.
(나) 회로 I, II, III과 같이 전압계를 연결하는 위치를 바꾸어가며 교류 전원의 진동수에 따른 전압을 측정한다.

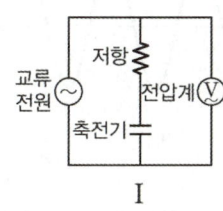
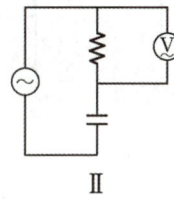
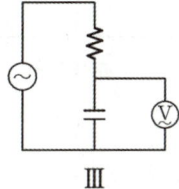

〈실험 결과〉

○ A, B, C는 I, II, III의 전압 측정 결과를 순서 없이 나타낸 것이다.

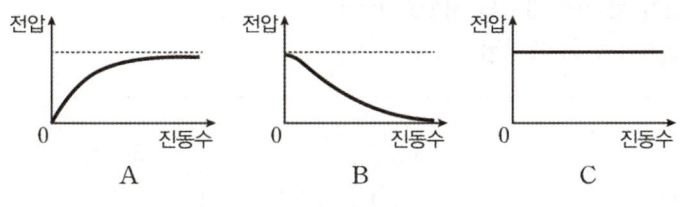

I, II, III의 전압 측정 결과로 옳은 것은?

	I	II	III		I	II	III
①	A	C	B	②	B	A	C
③	B	C	A	④	C	A	B
⑤	C	B	A				

203. 기본 2020학년도 6월 물리 Ⅱ

그림 (가)는 저항, 코일, 축전기를 전압의 최댓값이 일정한 교류 전원에 연결하여 구성한 회로를 나타낸 것이다. 그림 (나)는 저항 양단에 걸리는 전압 V_R를 시간에 따라 나타낸 것이다. 시간 $t=t_0$일 때, V_R는 최대이다.

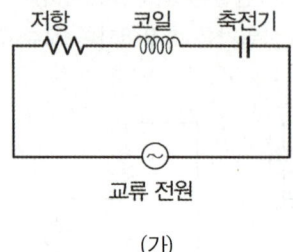
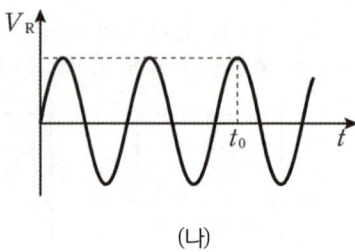

(가)　　　　　　　　　(나)

t_0일 때, 이에 대한 설명으로 옳은 것만을 〈보기〉에서 있는 대로 고른 것은?

───〈보기〉───
ㄱ. 저항에 흐르는 전류의 세기는 최대이다.
ㄴ. 코일 양단에 걸리는 전압은 0이다.
ㄷ. 축전기에 저장된 전하량은 0이다.

① ㄱ　　　② ㄷ　　　③ ㄱ, ㄴ
④ ㄴ, ㄷ　　　⑤ ㄱ, ㄴ, ㄷ

204. 2019학년도 9월 물리 I

다음은 저항과 축전기를 이용한 교류 회로의 특성에 대한 실험이다.

〈실험 과정〉

(가) 그림과 같이 전압이 V_0으로 일정한 교류 전원, ㉠, ㉡으로 회로를 구성한다. ㉠과 ㉡은 저항과 축전기를 순서 없이 나타낸 것이다.

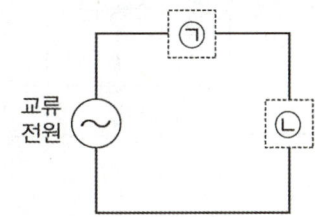

(나) 교류 전원의 진동수를 변화시키면서, ㉠과 ㉡ 양단에 걸리는 전압을 전압계로 각각 측정한다.

〈실험 결과(일부)〉

○ ㉠ 양단에 걸리는 전압

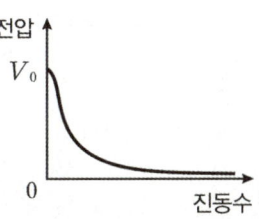

이에 대한 설명으로 옳은 것만을 〈보기〉에서 있는 대로 고른 것은?

― 〈보기〉 ―
ㄱ. ㉠은 저항이다.
ㄴ. ㉡ 양단에 걸리는 전압은 진동수가 커질수록 증가한다.
ㄷ. 회로에 흐르는 전류의 세기는 진동수가 커질수록 감소한다.

① ㄱ ② ㄴ ③ ㄷ
④ ㄱ, ㄴ ⑤ ㄴ, ㄷ

205. 2019학년도 9월 물리 Ⅱ

그림과 같이 저항, 코일, 축전기를 전압의 최댓값이 일정한 교류 전원에 연결하여 회로를 구성하였다. 저항, 코일, 축전기 양단에 걸리는 전압의 최댓값은 각각 V_R, V_L, V_C이다. 표는 V_R, V_L을 교류 전원의 진동수에 따라 나타낸 것이다.

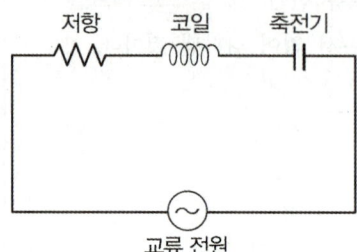

진동수	V_R	V_L
f	V	V
$3f$	V	$3V$

이에 대한 설명으로 옳은 것만을 〈보기〉에서 있는 대로 고른 것은?

〈보기〉
ㄱ. 교류 전원의 진동수가 f일 때 V_C는 $3V$이다.
ㄴ. 교류 전원의 전압의 최댓값은 $\sqrt{5}\,V$이다.
ㄷ. 회로의 고유[공진] 진동수는 $\sqrt{3}\,f$이다.

① ㄱ　　② ㄴ　　③ ㄱ, ㄷ
④ ㄴ, ㄷ　　⑤ ㄱ, ㄴ, ㄷ

206. 기본 2014학년도 대학수학능력시험

다음은 전압이 V인 교류 전원과 저항값이 R인 저항이 연결된 변압기에서 1차 코일에 흐르는 전류의 세기를 구하는 과정이다. 1차 코일과 2차 코일의 감은 수의 비는 1 : 3이다.

[단계1] 패러데이 법칙에 따라 2차 코일에 유도되는 전압을 구하면 (가) 이다.
[단계2] 옴의 법칙을 사용하여 2차 코일에 연결된 저항에 흐르는 전류의 세기를 구한다.
[단계3] 에너지 보존 법칙에 따라 전원에서 공급된 전력은 저항에서 소비된 전력과 같으므로 1차 코일에 흐르는 전류는 (나) 이다.

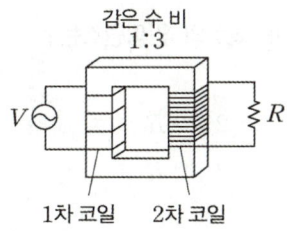

(가)와 (나)에 들어갈 내용으로 옳은 것은? (단, 변압기에서의 에너지 손실은 무시한다.)

	(가)	(나)		(가)	(나)
①	$3V$	$\dfrac{V}{R}$	②	V	$\dfrac{3V}{R}$
③	$3V$	$\dfrac{3V}{R}$	④	V	$\dfrac{9V}{R}$
⑤	$3V$	$\dfrac{9V}{R}$			

207. 2016학년도 대학수학능력시험

그림과 같이 저항값이 R인 저항, 자체 유도 계수가 L인 코일, 전기용량이 C인 축전기, 전압의 최댓값이 일정하고 진동수가 $\dfrac{1}{2\pi\sqrt{LC}}$인 교류 전원으로 회로를 구성하였다. 스위치를 a에 연결하였을 때 회로의 임피던스는 $2R$이다.

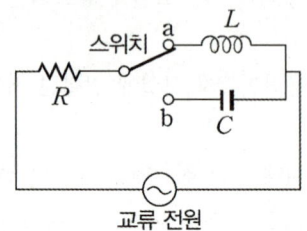

스위치를 b에 연결하였을 때 회로의 임피던스는?

① $2R$ ② $2\sqrt{2}\,R$ ③ $3R$
④ $4R$ ⑤ $3\sqrt{2}\,R$

208.

다음은 진동수에 따른 교류 회로의 특성에 대한 실험이다.

〈실험 과정〉
(가) 그림과 같이 전압이 V_0으로 일정한 교류 전원, 저항, ㉠으로 회로를 구성한다.
(나) ㉠이 축전기일 때와 코일일 때, 교류 전원의 진동수를 변화시키면서 ㉠ 양단에 걸리는 전압을 전압계로 측정한다.

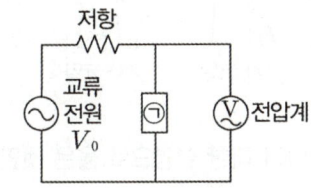

〈실험 결과〉
• A, B는 ㉠이 축전기일 때와 코일일 때의 결과를 순서 없이 나타낸 것이다.

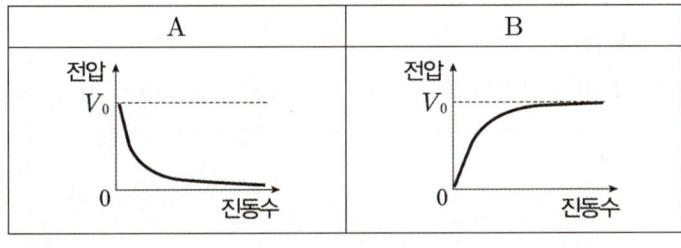

이에 대한 설명으로 옳은 것만을 〈보기〉에서 있는 대로 고른 것은?

─〈보기〉─
ㄱ. A는 ㉠이 축전기일 때의 결과이다.
ㄴ. A를 얻은 회로에서 ㉠에 흐르는 전류의 세기는 진동수가 커질수록 감소한다.
ㄷ. B를 얻은 회로에서 저항 양단에 걸리는 전압은 진동수가 커질수록 감소한다.

① ㄱ   ② ㄴ   ③ ㄱ, ㄷ
④ ㄴ, ㄷ   ⑤ ㄱ, ㄴ, ㄷ

209.

그림과 같이 전류 I_1이 흐르는 1차 코일과 검류계가 연결된 2차 코일이 있다. I_1에 의한 자기장 B_1이 2차 코일을 통과하고, B_1에 의한 2차 코일의 자기 선속은 ϕ이다.

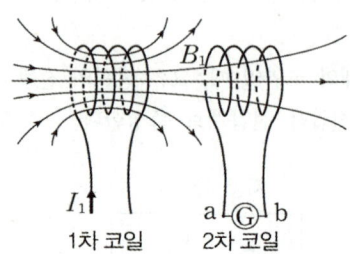

I_1의 세기를 증가시킬 때, 이에 대한 설명으로 옳은 것만을 〈보기〉에서 있는 대로 고른 것은?

─〈보기〉─

ㄱ. B_1의 세기는 증가한다.
ㄴ. ϕ는 증가한다.
ㄷ. 상호 유도에 의해 2차 코일에 흐르는 전류의 방향은 b→ ⓖ → a이다.

① ㄱ ② ㄷ ③ ㄱ, ㄴ
④ ㄴ, ㄷ ⑤ ㄱ, ㄴ, ㄷ

210. 2019학년도 6월 물리 I

그림은 xy 평면에서 동일한 정사각형 금속 고리 P, Q, R가 각각 $-y$ 방향, $+x$ 방향, $+x$ 방향의 속력 v로 등속도 운동하고 있는 순간의 모습을 나타낸 것이다. 이때 Q에 흐르는 유도 전류의 방향은 시계 반대 방향이다. 영역 Ⅰ과 Ⅱ에서 자기장의 세기는 각각 B_0, $2B_0$으로 균일하다.

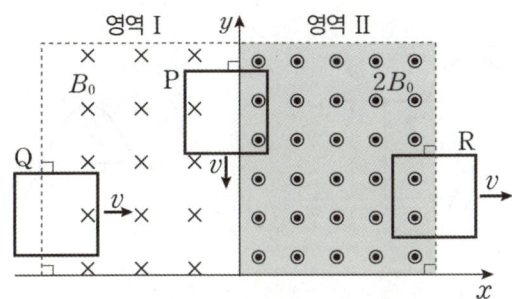

× : xy 평면에 수직으로 들어가는 방향
⊙ : xy 평면에서 수직으로 나오는 방향

이에 대한 설명으로 옳은 것만을 〈보기〉에서 있는 대로 고른 것은? (단, P, Q, R 사이의 상호 작용은 무시한다.)

〈보기〉
ㄱ. P에는 유도 전류가 흐르지 않는다.
ㄴ. R에 흐르는 유도 전류의 방향은 시계 방향이다.
ㄷ. 유도 전류의 세기는 Q에서가 R에서보다 작다.

① ㄱ ② ㄴ ③ ㄱ, ㄷ
④ ㄴ, ㄷ ⑤ ㄱ, ㄴ, ㄷ

211. 2019학년도 6월 물리 Ⅱ

그림 (가)는 균일한 자기장 영역에서 xy 평면에 고정된 저항 R와 반원형 도선으로 회로를 구성하고, 반원형 도선을 일정한 각속도 ω로 회전시킬 때 시간 $t=0$인 순간의 모습을 나타낸 것이다. 자기장의 방향은 xy 평면에 수직으로 들어가는 방향이다. 그림 (나)는 (가)의 회로에 유도되는 기전력을 시간 t에 따라 나타낸 것이다.

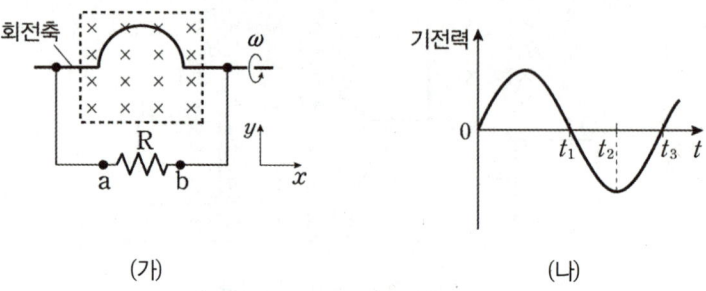

(가)   (나)

이에 대한 설명으로 옳은 것만을 〈보기〉에서 있는 대로 고른 것은?

―〈보기〉―

ㄱ. $\omega = \dfrac{2\pi}{t_1}$이다.

ㄴ. t_2일 때, R에 흐르는 전류의 방향은 a → R → b이다.

ㄷ. t_3일 때, R에 흐르는 전류의 세기는 최대이다.

① ㄱ ② ㄴ ③ ㄱ, ㄷ
④ ㄴ, ㄷ ⑤ ㄱ, ㄴ, ㄷ

212. 2018학년도 수능 물리 I

그림은 변전소 A, B를 거쳐 전력이 수송되는 과정을 나타낸 것이다. B에서 변압기의 1차 코일과 2차 코일의 감은 수는 각각 $10N$, N이다. A, B의 송전 전압은 각각 V_A, V_B이다. 표는 A에서 공급하는 전력이 P일 때, 송전선 a, b의 저항값과 손실 전력을 나타낸 것이다.

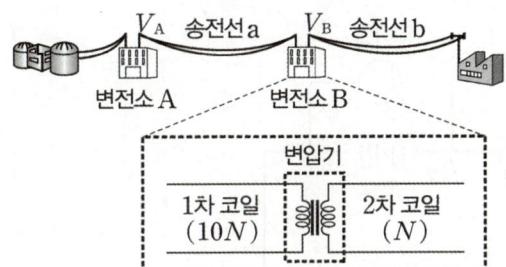

송전선	저항값	손실 전력
a	R_a	$\dfrac{1}{6}P$
b	R_b	$\dfrac{1}{12}P$

$R_a : R_b$와 $V_A : V_B$는? (단, 변전소 A, B에서의 에너지 손실은 무시한다.)

	$R_a : R_b$	$V_A : V_B$		$R_a : R_b$	$V_A : V_B$
①	100 : 1	11 : 1	②	100 : 1	12 : 1
③	200 : 1	11 : 1	④	200 : 1	12 : 1
⑤	400 : 1	12 : 1			

213. 2019학년도 6월 물리 I

다음은 교류 회로에 대한 실험이다.

〈실험 과정〉
(가) 그림과 같이 전압이 V_0으로 일정한 교류 전원, 저항, 코일이 직렬로 연결된 회로를 구성한다.

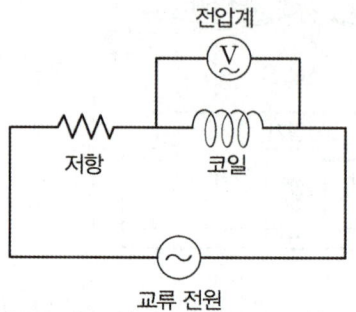

(나) 교류 전원의 진동수가 f_1, f_2, f_3일 때 코일의 양단에 걸리는 전압을 전압계로 측정한다.

〈실험 결과〉
○ 코일의 양단에 걸리는 전압 측정 결과

교류 전원의 진동수	f_1	f_2	f_3
코일의 양단에 걸리는 전압	$\frac{3}{4}V_0$	$\frac{1}{2}V_0$	$\frac{1}{4}V_0$

이에 대한 설명으로 옳은 것만을 〈보기〉에서 있는 대로 고른 것은?

〈보기〉
ㄱ. $f_1 < f_2 < f_3$이다.
ㄴ. 교류 전원의 진동수가 커질수록 회로에 흐르는 전류의 세기는 커진다.
ㄷ. 저항의 양단에 걸리는 전압은 f_1일 때가 f_3일 때보다 작다.

① ㄱ ② ㄷ ③ ㄱ, ㄴ
④ ㄴ, ㄷ ⑤ ㄱ, ㄴ, ㄷ

214. 2019학년도 6월 물리 II

그림 (가)와 같이 저항, 코일, 축전기를 전압의 최댓값이 V_0이고 진동수가 f_0인 교류 전원에 연결하여 회로를 구성하고 스위치를 a에 연결하였다. 이때 회로에 흐르는 전류의 최댓값은 $\dfrac{V_0}{R}$이었다. 그림 (나)는 스위치를 b에 연결한 순간부터 축전기 양단의 전압을 시간 t에 따라 나타낸 것이다.

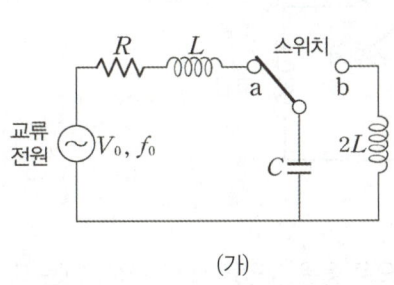
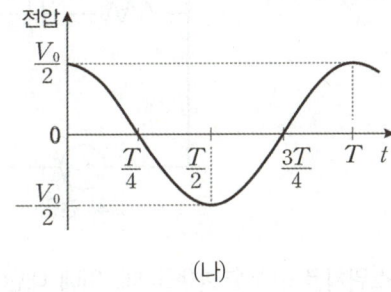

(가)　　　　　　　　　(나)

이에 대한 설명으로 옳은 것만을 〈보기〉에서 있는 대로 고른 것은?

〈보기〉
ㄱ. 축전기의 전기 용량은 $\dfrac{1}{4\pi^2 f_0^2 L}$과 같다.

ㄴ. (나)에서 $T = \dfrac{2}{f_0}$이다.

ㄷ. $t = \dfrac{T}{2}$일 때 축전기에 저장된 전기 에너지는 $t = 0$일 때와 같다.

① ㄱ　　② ㄴ　　③ ㄷ
④ ㄱ, ㄷ　　⑤ ㄴ, ㄷ

215. 2019학년도 수능 물리Ⅱ

그림과 같이 저항, 축전기, 코일을 진동수가 f이고 전압의 최댓값이 일정한 교류 전원에 연결하여 회로를 구성하였다. 스위치를 a에 연결했을 때와 b에 연결했을 때 회로에 흐르는 전류의 최댓값은 I로 같다. 스위치를 a에 연결했을 때 회로의 고유 진동수는 f_0이고, $f_0 < f$이다.

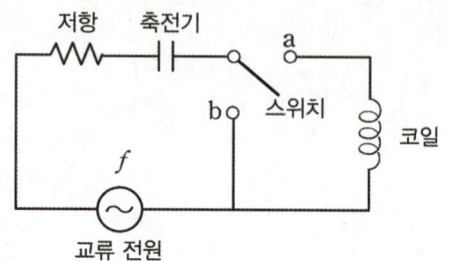

스위치를 a에 연결했을 때, 이에 대한 설명으로 옳은 것만을 〈보기〉에서 있는 대로 고른 것은?

―〈보기〉―

ㄱ. 코일의 유도 리액턴스는 축전기의 용량 리액턴스의 2배이다.

ㄴ. $f_0 = \dfrac{f}{\sqrt{2}}$이다.

ㄷ. 교류 전원의 진동수를 $\dfrac{f}{2}$로 바꾸었을 때, 회로에 흐르는 전류의 최댓값은 I이다.

① ㄱ   ② ㄷ   ③ ㄱ, ㄴ
④ ㄴ, ㄷ   ⑤ ㄱ, ㄴ, ㄷ

216. 2018학년도 수능 물리 II

그림 (가)와 (나)는 전기 용량이 같은 축전기 A, B를 전압이 다른 전원에 연결하여 충전한 후, 스위치를 자체 유도 계수가 각각 L_A, L_B인 코일에 연결한 것을 나타낸 것이다. 그림 (다)는 스위치를 코일에 연결한 순간부터 A, B에 저장된 전기 에너지를 시간에 따라 나타낸 것이다.

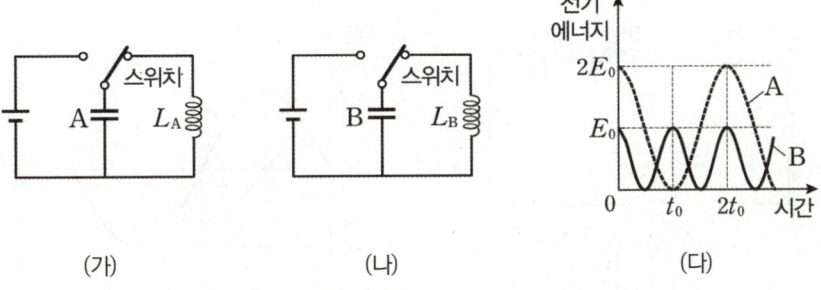

(가)　　　　(나)　　　　(다)

이에 대한 설명으로 옳은 것만을 〈보기〉에서 있는 대로 고른 것은?

―〈보기〉―
ㄱ. t_0일 때 (나)의 코일에 흐르는 전류의 세기는 0이다.
ㄴ. $2t_0$일 때 축전기에 저장된 전하량은 A가 B의 2배이다.
ㄷ. $L_A = 4L_B$이다.

① ㄴ　　② ㄷ　　③ ㄱ, ㄴ
④ ㄱ, ㄷ　　⑤ ㄱ, ㄴ, ㄷ

217. 2017학년도 대학수학능력시험

그림 (가)와 같이 전압의 최댓값이 5 V이고 진동수가 각각 f_0, $2f_0$인 두 교류 전원을 사용하여 회로를 구성하였다. 그림 (나)는 스위치 S를 a에 연결하였을 때, 저항과 축전기 양단의 전압을 각각 시간에 따라 나타낸 것이다. S를 a에 연결하였을 때, 축전기의 용량 리액턴스는 코일의 유도 리액턴스보다 크다.

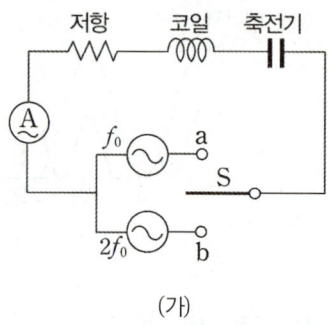

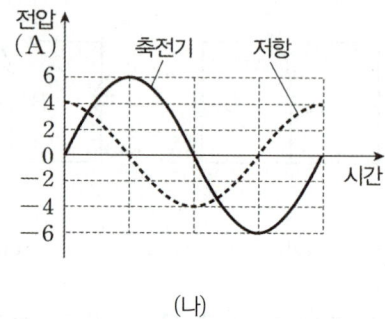

(가)　　　　　　　　　(나)

이에 대한 설명으로 옳은 것만을 〈보기〉에서 있는 대로 고른 것은?

―〈보기〉―
ㄱ. 회로에 흐르는 전류의 최댓값은 S를 a에 연결하였을 때와 b에 연결하였을 때가 같다.
ㄴ. 축전기에 충전되는 전하량의 최댓값은 S를 a에 연결하였을 때가 b에 연결하였을 때의 2배이다.
ㄷ. 회로의 공명 진동수(고유 진동수)는 $\sqrt{2}f_0$이다.

① ㄴ　　② ㄷ　　③ ㄱ, ㄴ
④ ㄱ, ㄷ　　⑤ ㄱ, ㄴ, ㄷ

218. 2018학년도 6월 대학수학능력시험 모의평가

그림과 같이 교류 전원, 저항값이 $3R$인 저항, 코일, 축전기를 이용하여 회로를 구성하였다. 표는 스위치를 a에 연결하였을 때, 교류 전원의 진동수에 따른 교류 전원의 전압의 최댓값, 코일의 유도 리액턴스, 회로의 임피던스를 나타낸 것이다.

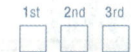

교류 전원		유도 리액턴스	회로의 임피던스
진동수	전압의 최댓값		
f	V	R	$3\sqrt{2}R$
$2f$	V	$2R$	㉠

(스위치를 a에 연결하였을 때)

이에 대한 설명으로 옳은 것만을 〈보기〉에서 있는 대로 고른 것은?

― 〈보기〉―

ㄱ. ㉠은 $3R$이다.

ㄴ. 회로의 공명 진동수(고유 진동수)는 스위치를 a에 연결할 때가 b에 연결할 때의 2배이다.

ㄷ. 스위치를 a에 연결하였을 때 코일에 걸리는 전압의 최댓값은 교류 전원의 진동수가 $2f$일 때가 f일 때의 2배이다.

① ㄱ ② ㄷ ③ ㄱ, ㄴ
④ ㄴ, ㄷ ⑤ ㄱ, ㄴ, ㄷ

219. 2016학년도 9월 대학수학능력시험 모의평가

그림 (가)는 저항, 코일, 축전기를 전압의 최댓값이 일정한 교류 전원에 직렬로 연결한 것을, (나)는 저항의 저항값과 코일 및 축전기의 리액턴스를 교류 전원의 진동수에 따라 나타낸 것이다.

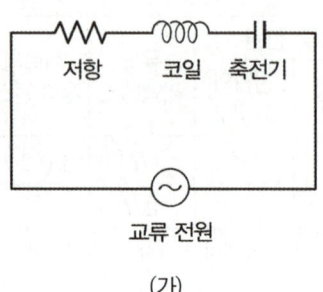
(가)

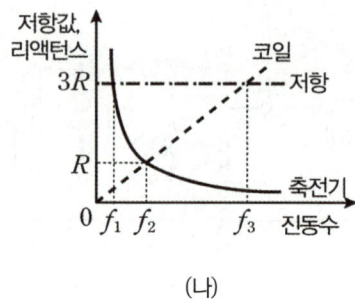
(나)

이에 대한 설명으로 옳은 것만을 〈보기〉에서 있는 대로 고른 것은?

―〈보기〉―

ㄱ. 진동수가 f_2일 때 회로의 임피던스는 $3R$이다.

ㄴ. 진동수가 f_1일 때 코일의 유도 리액턴스는 $\dfrac{R}{4}$이다.

ㄷ. 회로에 흐르는 전류의 최댓값은 진동수가 f_1일 때와 f_3일 때가 같다.

① ㄱ   ② ㄴ   ③ ㄱ, ㄷ
④ ㄴ, ㄷ   ⑤ ㄱ, ㄴ, ㄷ

220. 연습 PLUS

그림 (가)는 교류전원장치에 저항, 축전기, 그리고 코일이 직렬로 연결된 회로에서 저항, 축전기, 코일의 양단에서 전압변화를 시간에 따라 나타낸 그래프이다.

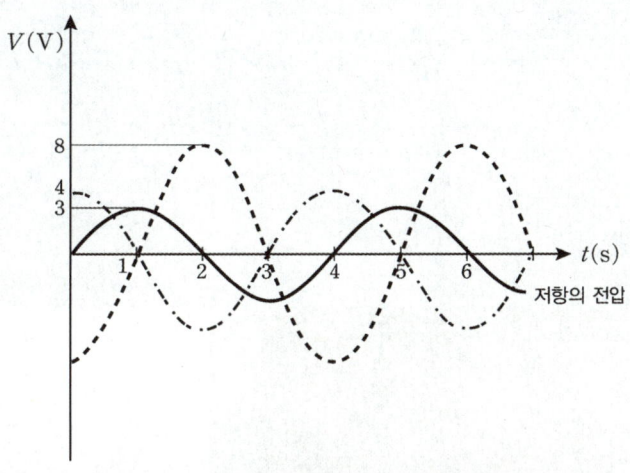

이에 대한 설명으로 옳은 것만을 〈보기〉에서 있는 대로 고른 것은?

〈보기〉
ㄱ. 교류 전원장치의 최대 전압은 $15\,V$이다.
ㄴ. 코일의 양단에 걸리는 최대 전압은 $4\,V$이다.
ㄷ. 교류 전원장치의 각진동수는 π이다.

① ㄱ
② ㄴ
③ ㄷ
④ ㄱ, ㄴ
⑤ ㄱ, ㄷ
⑥ ㄴ, ㄷ
⑦ ㄱ, ㄴ, ㄷ

BEST SELECTION+

물리추론 250제

MEGAMD
PHARMACY EDUCATION ELIGIBILITY TEST

PART VI

현대물리학

17   양자물리

18   원자모형과 원자핵

221. 2019학년도 대학수학능력시험

그림은 학생 A, B, C가 길이 L인 일차원 상자에 갇힌 전자의 양자수가 $n=2$인 파동 함수 $\psi(x)$에 대해 대화하는 모습을 나타낸 것이다.

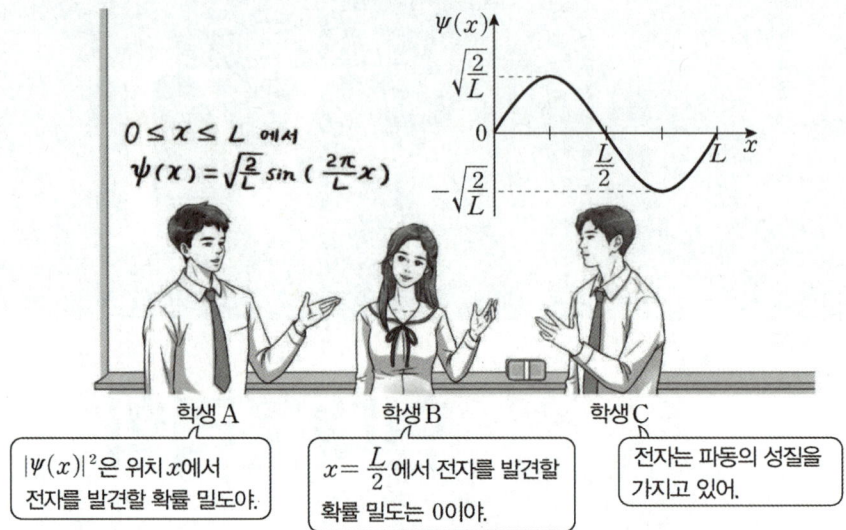

제시한 내용이 옳은 학생만을 있는 대로 고른 것은?

① A ② B ③ A, C
④ B, C ⑤ A, B, C

222. 기본 2019학년도 9월 물리 Ⅱ

그림 (가), (나)는 각각 길이가 L, $2L$이고 내부의 퍼텐셜 에너지가 0인 1차원 상자[무한 네모 우물]에 갇힌 전자 A, B의 파동 함수 ψ_A, ψ_B를 위치 x에 따라 나타낸 것이다. A, B는 각각 양자수 $n_A = 1$, $n_B = 2$인 상태에 있다.

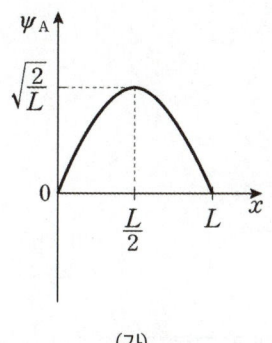
(가)

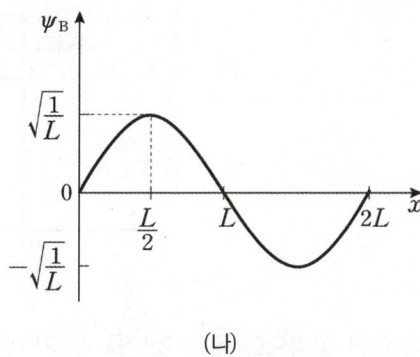
(나)

이에 대한 설명으로 옳은 것만을 〈보기〉에서 있는 대로 고른 것은?

〈보기〉

ㄱ. A는 바닥상태에 있다.
ㄴ. A와 B의 에너지는 같다.
ㄷ. $x = \dfrac{L}{2}$에서 전자를 발견할 확률 밀도는 A와 B가 같다.

① ㄱ ② ㄷ ③ ㄱ, ㄴ
④ ㄴ, ㄷ ⑤ ㄱ, ㄴ, ㄷ

223. 2019학년도 수능 물리 Ⅱ

그림은 질량이 같고 에너지가 각각 E_A, E_B인 입자 A, B가 폭이 L이고 높이가 U인 퍼텐셜 장벽을 향해 각각 운동하는 것을 나타낸 것이다. 입자가 장벽을 투과할 확률은 A가 B보다 크다. E_A, E_B는 U보다 작다.

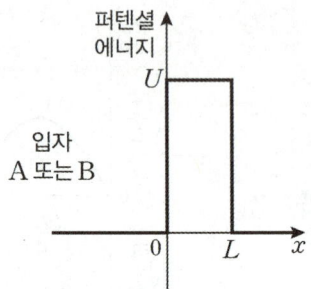

이에 대한 설명으로 옳은 것만을 〈보기〉에서 있는 대로 고른 것은?

―〈보기〉―

ㄱ. $E_A > E_B$이다.
ㄴ. $x < 0$인 영역에서 입자의 드브로이 파장은 A가 B보다 길다.
ㄷ. U가 커질수록 A가 장벽을 투과할 확률은 커진다.

① ㄱ   ② ㄴ   ③ ㄷ
④ ㄱ, ㄴ ⑤ ㄴ, ㄷ

그림 (가)는 에너지 E인 입자가 폭 L, 높이 U_0인 퍼텐셜 장벽을 향해 진행할 때 입자의 파동 함수의 일부를 위치 x에 따라 나타낸 것이다. E는 U_0보다 작다. 그림 (나)는 시료의 표면을 관측하는 주사 터널 현미경(STM)을 나타낸 것이다.

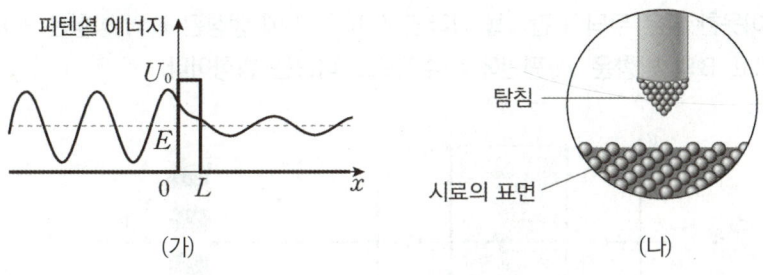

(가)   (나)

이에 대한 설명으로 옳은 것만을 〈보기〉에서 있는 대로 고른 것은?

─〈보기〉─

ㄱ. (가)에서 U_0이 클수록 입자가 장벽을 투과할 확률이 커진다.
ㄴ. (나)에서 탐침과 시료 사이의 거리가 가까울수록 터널링 전류의 세기가 커진다.
ㄷ. (가)에서 입자가 $x > L$인 영역에서 발견되는 것과 (나)에서 터널링 전류는 양자 터널 효과에 의한 것이다.

① ㄱ   ② ㄴ   ③ ㄱ, ㄷ
④ ㄴ, ㄷ   ⑤ ㄱ, ㄴ, ㄷ

225. 2019학년도 수능 물리 Ⅱ

그림은 x축을 따라 등속 운동을 하던 전자가 균일한 전기장 E와 자기장 B가 동시에 형성되어 있는 영역 Ⅰ에 입사하여 등속 직선 운동한 후, 이중 슬릿을 통과하여 형광판에 간섭무늬를 만드는 것을 나타낸 것이다. 표는 Ⅰ의 E와 B의 세기를 변화시킬 때 Ⅰ에서 나온 전자의 속력과 전자의 드브로이 파장, 형광판에서 이웃한 밝은 무늬의 간격을 나타낸 것이다. Ⅰ에 형성된 E의 방향은 $+y$ 방향이고 B의 방향은 xy평면에서 수직으로 나오는 방향이다.

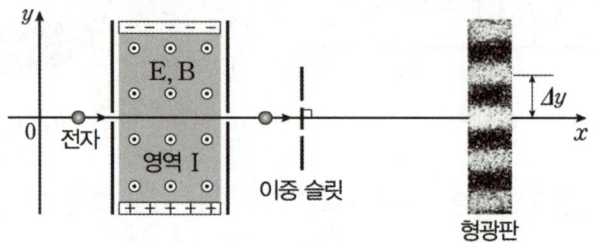

E의 세기	B의 세기	전자의 속력	드브로이 파장	이웃한 밝은 무늬의 간격
E_0	B_0	v_1	λ_1	Δy_1
$2E_0$	$\dfrac{B_0}{2}$	v_2	λ_2	Δy_2

이에 대한 설명으로 옳은 것만을 〈보기〉에서 있는 대로 고른 것은?

〈보기〉
ㄱ. $v_1 = v_2$이다.
ㄴ. $\lambda_1 = 4\lambda_2$이다.
ㄷ. $\Delta y_1 > \Delta y_2$이다.

① ㄱ ② ㄴ ③ ㄱ, ㄷ
④ ㄴ, ㄷ ⑤ ㄱ, ㄴ, ㄷ

226. 2019학년도 9월 물리 II

그림은 각각 질량이 m_A, m_B인 입자 A, B의 드브로이 파장을 운동 에너지에 따라 나타낸 것이다.

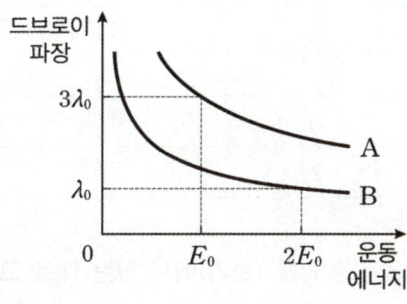

이에 대한 설명으로 옳은 것만을 〈보기〉에서 있는 대로 고른 것은?

〈보기〉
ㄱ. 입자의 운동량의 크기가 클수록 드브로이 파장이 짧아진다.
ㄴ. $m_A : m_B = 2 : 9$이다.
ㄷ. B의 운동 에너지가 E_0일 때 드브로이 파장은 $\sqrt{2}\lambda_0$이다.

① ㄱ　　② ㄷ　　③ ㄱ, ㄴ
④ ㄴ, ㄷ　　⑤ ㄱ, ㄴ, ㄷ

227. 2020학년도 6월 물리

표는 서로 다른 금속판 X, Y에 진동수가 각각 f, $2f$인 빛 A, B를 비추었을 때 방출되는 광전자의 최대 운동 에너지를 나타낸 것이다.

빛	진동수	광전자의 최대 운동 에너지	
		X	Y
A	f	$3E_0$	$2E_0$
B	$2f$	$7E_0$	㉠

이에 대한 설명으로 옳은 것만을 〈보기〉에서 있는 대로 고른 것은?

〈보기〉

ㄱ. ㉠은 $7E_0$보다 작다.
ㄴ. 광전 효과가 일어나는 빛의 최소 진동수는 X가 Y보다 크다.
ㄷ. A와 B를 X에 함께 비추었을 때 방출되는 광전자의 최대 운동 에너지는 $10E_0$이다.

① ㄱ ② ㄴ ③ ㄱ, ㄷ
④ ㄴ, ㄷ ⑤ ㄱ, ㄴ, ㄷ

228. 2019학년도 대학수학능력시험

그림 (가)는 단색광 A, B를 광전관의 금속판에 비추는 모습을 나타낸 것이고, (나)는 A, B의 세기를 시간에 따라 나타낸 것이다. t_1일 때 광전자가 방출되지 않고, t_2일 때 광전자가 방출된다.

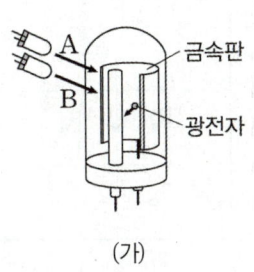

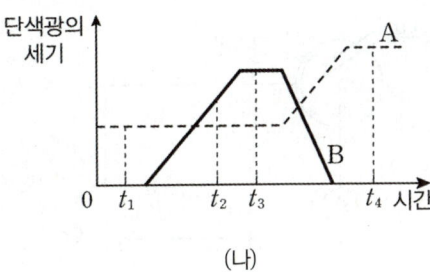

(가)   (나)

이에 대한 설명으로 옳은 것만을 〈보기〉에서 있는 대로 고른 것은?

─〈보기〉─

ㄱ. 진동수는 A가 B보다 작다.
ㄴ. 방출되는 광전자의 최대 운동 에너지는 t_2일 때가 t_3일 때보다 작다.
ㄷ. t_4일 때 광전자가 방출된다.

① ㄱ   ② ㄷ   ③ ㄱ, ㄴ
④ ㄴ, ㄷ   ⑤ ㄱ, ㄴ, ㄷ

229.

그림 (가)는 광전 효과 실험 장치를 나타낸 것이고, (나)는 진동수가 $2f_0$인 단색광을 금속판 A와 B에, 진동수가 $3f_0$인 단색광을 A와 B 중 하나에 비추었을 때, 측정한 정지 전압을 나타낸 것이다. 금속판의 일함수는 A가 B보다 크다.

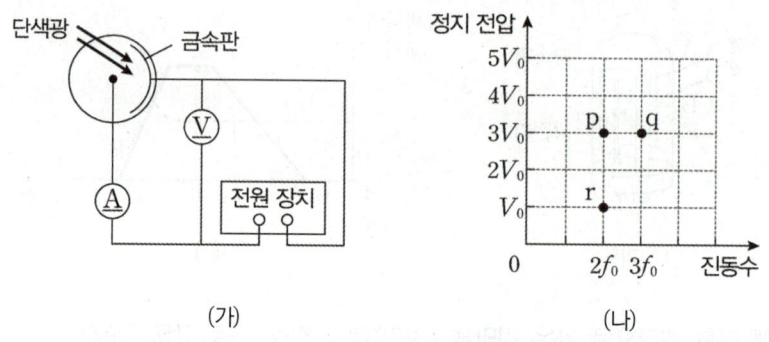

(가)   (나)

이에 대한 설명으로 옳은 것만을 〈보기〉에서 있는 대로 고른 것은? (단, 기본 전하량은 e이다.)

─〈보기〉─

ㄱ. 점 p와 q는 같은 금속판에서 측정한 실험 결과이다.
ㄴ. q는 A에서 측정한 실험 결과이다.
ㄷ. B의 일함수는 $3eV_0$이다.

① ㄱ　　　　　② ㄴ　　　　　③ ㄱ, ㄷ
④ ㄴ, ㄷ　　　　⑤ ㄱ, ㄴ, ㄷ

230. 연습 2019학년도 수능 물리 II

표는 구형 흑체 A와 B의 반지름, 표면의 절대 온도, 흑체가 복사하는 전자기파 중 세기가 가장 큰 전자기파의 파장 $\lambda_{\max}$를 나타낸 것이다.

흑체	반지름	표면의 절대 온도	$\lambda_{\max}$
A	R	T_A	λ
B	$2R$	T_B	2λ

이에 대한 설명으로 옳은 것만을 〈보기〉에서 있는 대로 고른 것은?

〈보기〉

ㄱ. $T_A : T_B = 2 : 1$이다.

ㄴ. 흑체 표면 전체에서 단위 시간당 복사하는 에너지는 A가 B의 2배이다.

ㄷ. 흑체 표면에서 단위 시간당 단위 면적당 복사하는 에너지는 A와 B가 같다.

① ㄱ ② ㄷ ③ ㄱ, ㄴ
④ ㄴ, ㄷ ⑤ ㄱ, ㄴ, ㄷ

231. 2018학년도 수능 물리 Ⅱ

그림은 반지름이 각각 $2R$, R, R인 구형 흑체 A, B, C를, 표는 흑체 표면의 절대 온도와 흑체가 복사하는 전자기파 중 세기가 가장 큰 전자기파의 파장 $\lambda_{\max}$를 나타낸 것이다.

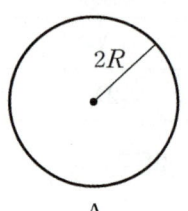

흑체	절대 온도	$\lambda_{\max}$
A	T	λ_A
B	T	λ_B
C	$2T$	λ_C

이에 대한 설명으로 옳은 것만을 〈보기〉에서 있는 대로 고른 것은?

─〈보기〉─

ㄱ. $\lambda_B = \lambda_C$이다.

ㄴ. 흑체 표면에서 단위 시간당, 단위 면적당 복사하는 에너지는 A가 C보다 크다.

ㄷ. 흑체 표면 전체에서 단위 시간당 복사하는 에너지는 A가 B보다 크다.

① ㄱ ② ㄷ ③ ㄱ, ㄴ
④ ㄴ, ㄷ ⑤ ㄱ, ㄴ, ㄷ

232. 2018학년도 수능 물리 II

그림은 각각 길이 L인 1차원 상자에 갇힌 질량이 다른 입자 A, B의 파동 함수 ψ_A, ψ_B를 위치 x에 따라 나타낸 것이다. A, B는 각각 양자수 $n_A = 2$, $n_B = 3$인 상태에 있다. 두 입자의 에너지는 같고, 상자 내부에서 퍼텐셜 에너지는 0이다.

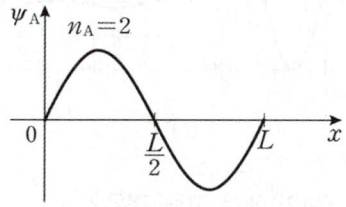
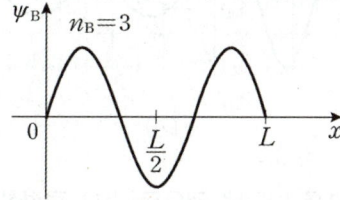

이에 대한 설명으로 옳은 것만을 〈보기〉에서 있는 대로 고른 것은?

〈보기〉

ㄱ. $x = \dfrac{L}{2}$에서 입자를 발견할 확률 밀도는 B가 A보다 크다.

ㄴ. 질량은 A가 B보다 작다.

ㄷ. $0 < x < \dfrac{L}{2}$ 영역에서 입자를 발견할 확률은 A가 B보다 크다.

① ㄴ　　② ㄷ　　③ ㄱ, ㄴ
④ ㄱ, ㄷ　　⑤ ㄱ, ㄴ, ㄷ

233. 2018학년도 수능 물리 II

그림 (가), (나)는 에너지가 E인 입자가 각각 퍼텐셜 장벽 A, B를 향해 운동할 때, 입자의 파동 함수 ψ_A, ψ_B의 일부를 위치 x에 따라 나타낸 것이다.

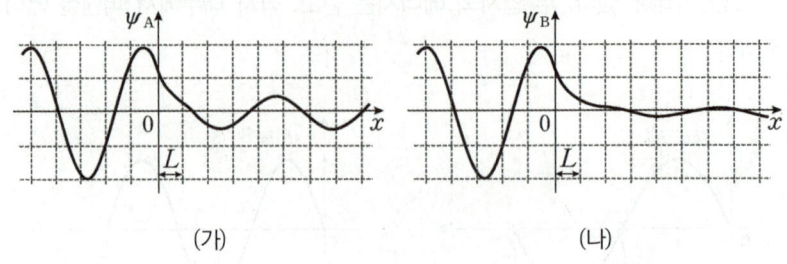

(가)   (나)

A, B를 나타낸 것으로 가장 적절한 것을 〈보기〉에서 고른 것은?

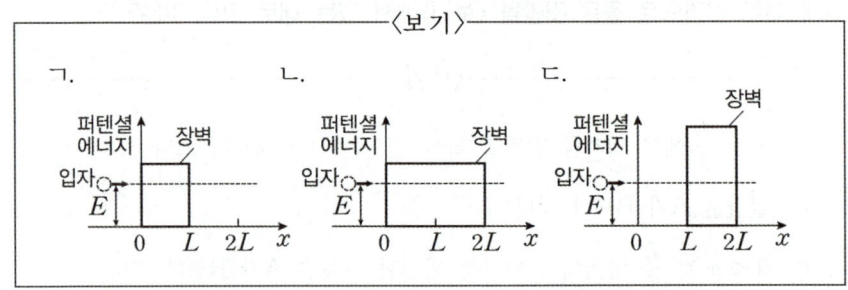

	A	B		A	B
①	ㄱ	ㄴ	②	ㄱ	ㄷ
③	ㄴ	ㄱ	④	ㄴ	ㄷ
⑤	ㄷ	ㄴ			

234. 2018학년도 수능 물리 II

그림은 콤프턴 산란 실험에서 파장이 λ_0인 X선이 정지해 있는 전자와 충돌하여 산란되는 것을 모식적으로 나타낸 것이다. 산란된 X선의 파장은 λ이다. 표는 두 산란각 ϕ에서 측정한 λ를 나타낸 것이다.

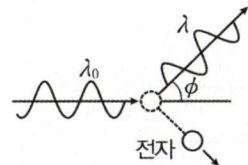

ϕ	λ
45°	λ_1
90°	λ_2

이에 대한 설명으로 옳은 것만을 〈보기〉에서 있는 대로 고른 것은?

―〈보기〉―

ㄱ. $\lambda_0 < \lambda_1$이다.

ㄴ. $\lambda_1 < \lambda_2$이다.

ㄷ. 충돌 직후 전자의 에너지는 ϕ가 45°일 때가 90°일 때보다 크다.

① ㄱ　　② ㄴ　　③ ㄱ, ㄴ
④ ㄱ, ㄷ　　⑤ ㄴ, ㄷ

235. 연습 PLUS

그림은 $x < 0$에서는 퍼텐셜이 0이고, $x > 0$에서는 퍼텐셜이 U_0로 일정한 값을 가지는 공간에 왼쪽에서 질량이 m인 입자가 에너지 $2U_0$를 가지고 이동하는 것을 나타낸 것이다.

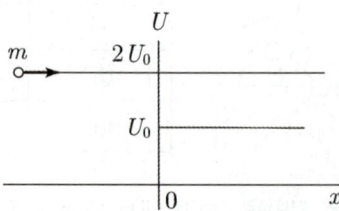

반사파를 제외한 입자가 가지는 파동함수의 형태를 옳게 나타낸 것은?

①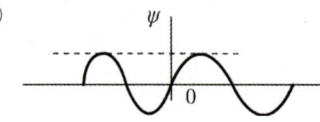

②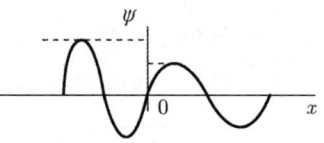

③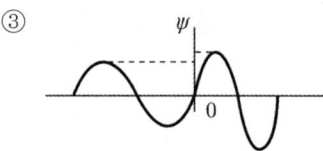

④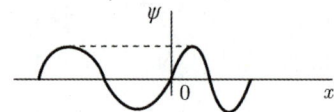

⑤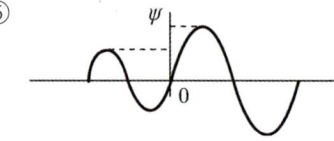

236. 2020학년도 6월 물리

다음은 두 가지 핵반응이다.

(가) $^3_1\text{H} + ^3_1\text{H} \rightarrow ^4_2\text{He} + \boxed{\ \bigcirc\ } + 11.3\,\text{MeV}$

(나) $^{235}_{92}\text{U} + ^1_0\text{n} \rightarrow ^{94}_{38}\text{Sr} + ^{140}_{54}\text{Xe} + \boxed{\ \bigcirc\ } + 200\,\text{MeV}$

이에 대한 설명으로 옳은 것만을 〈보기〉에서 있는 대로 고른 것은?

〈보기〉

ㄱ. ⊙은 3^1_0n이다.

ㄴ. (가)는 핵융합 반응이다.

ㄷ. (가), (나)는 질량 결손에 의해 에너지가 방출되는 핵반응이다.

① ㄱ ② ㄴ ③ ㄱ, ㄷ
④ ㄴ, ㄷ ⑤ ㄱ, ㄴ, ㄷ

237. 2020학년도 6월 물리

그림 (가), (나)는 각각 보어의 수소 원자 모형에서 양자수 n에 따른 전자의 에너지 준위와 선 스펙트럼의 일부를 나타낸 것이다.

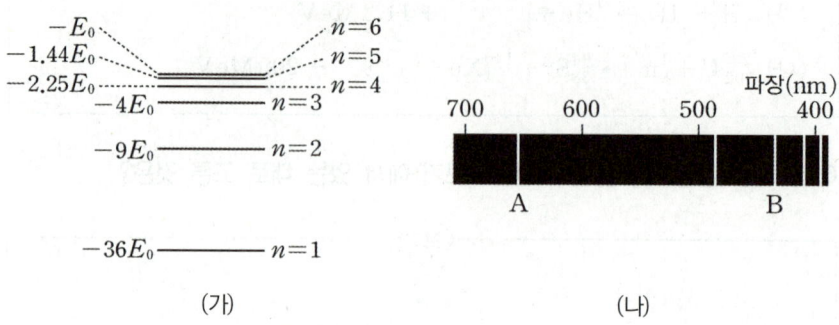

(가)   (나)

A에 해당하는 빛의 진동수가 $\dfrac{5E_0}{h}$일 때, 다음 중 B와 진동수가 같은 빛은? (단, h는 플랑크 상수이다.)

① $n=2$에서 $n=5$로 전이할 때 흡수하는 빛
② $n=3$에서 $n=4$로 전이할 때 흡수하는 빛
③ $n=4$에서 $n=2$로 전이할 때 방출하는 빛
④ $n=5$에서 $n=1$로 전이할 때 방출하는 빛
⑤ $n=6$에서 $n=3$으로 전이할 때 방출하는 빛

238. 2019학년도 대학수학능력시험

그림 (가)는 보어의 수소 원자 모형에서 양자수 n에 따른 에너지 준위의 일부와 전자의 전이 a, b, c를 나타낸 것이다. a, b, c에서 방출되는 빛의 파장은 각각 λ_a, λ_b, λ_c이다. 그림 (나)는 (가)의 a, b, c에서 방출되는 빛의 선 스펙트럼을 파장에 따라 나타낸 것이다.

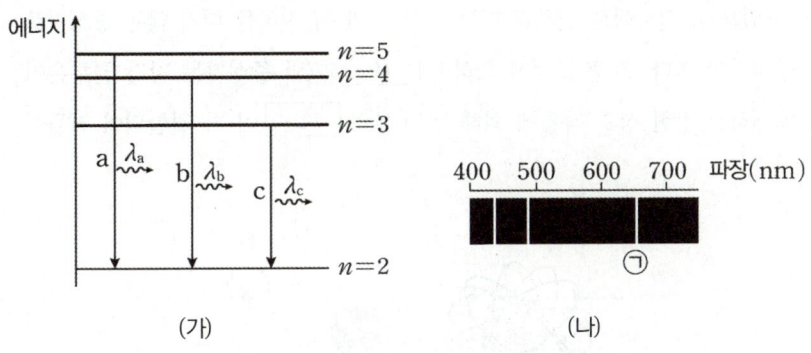

(가) (나)

이에 대한 설명으로 옳은 것만을 〈보기〉에서 있는 대로 고른 것은?

〈보기〉
ㄱ. (나)의 ㉠은 a에 의해 나타난 스펙트럼선이다.
ㄴ. 방출되는 빛의 진동수는 a에서가 b에서보다 크다.
ㄷ. 전자가 $n=4$에서 $n=3$인 상태로 전이할 때 방출되는 빛의 파장은 $|\lambda_b - \lambda_c|$와 같다.

① ㄱ   ② ㄴ   ③ ㄱ, ㄷ
④ ㄴ, ㄷ   ⑤ ㄱ, ㄴ, ㄷ

다음은 물질을 구성하는 입자에 대한 설명이다.

표준 모형에서 입자는 물질을 구성하는 기본 입자와 상호 작용을 매개하는 매개 입자로 구분된다. 그림과 같이 원자는 원자핵과 A (으)로 이루어져 있으며, 원자핵은 전하를 띠는 B 과/와 전하를 띠지 않는 중성자로 구성되어 있다. 표준 모형에 의하면 B 과/와 중성자는 각각 글루온이 매개하는 강한 상호 작용에 의해 두 종류의 C 이/가 결합되어 만들어져 있다.

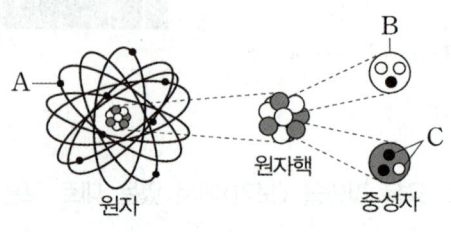

입자 A, B, C에 대한 설명으로 옳은 것만을 〈보기〉에서 있는 대로 고른 것은?

―〈보기〉―
ㄱ. A와 B의 전하량의 크기는 서로 같다.
ㄴ. 중성자가 B로 붕괴하는 과정에서 C를 방출한다.
ㄷ. 표준 모형에서 C는 기본 입자이다.

① ㄴ ② ㄷ ③ ㄱ, ㄴ
④ ㄱ, ㄷ ⑤ ㄱ, ㄴ, ㄷ

240. 2015학년도 대학수학능력시험

그림은 보어의 수소 원자 모형에서 양자수 n에 따른 에너지 E_n과 $n=2$인 상태에 있던 전자가 진동수 f_a인 빛을 흡수하여 $n=4$인 상태로 전이한 후, 다시 진동수 f_b인 빛을 방출하여 $n=3$인 상태로 전이하는 과정을 나타낸 것이다.

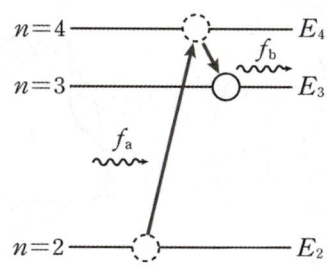

이에 대한 설명으로 옳은 것만을 〈보기〉에서 있는 대로 고른 것은?

〈보기〉
ㄱ. $n=3$인 상태에 있는 전자가 진동수 f_b인 빛을 흡수하면 $n=4$인 상태로 전이한다.
ㄴ. $\dfrac{E_4 - E_2}{f_a} = \dfrac{E_4 - E_3}{f_b}$이다.
ㄷ. $n=3$인 상태에 있는 전자가 진동수 $f_a - f_b$인 빛을 방출하면 $n=2$인 상태로 전이한다.

① ㄱ ② ㄷ ③ ㄱ, ㄴ
④ ㄴ, ㄷ ⑤ ㄱ, ㄴ, ㄷ

241. 2011학년도 10월 전국연합학력평가

그림 (가)는 보어의 수소 원자 모형에서 양자 수 $n = 1, 2, 3$에 해당하는 전자의 원운동 궤도를 나타낸 것이다. 그림 (나)는 수소의 원자핵 주위를 도는 전자의 물질파가 정상파를 이룬 상태를 나타낸 것이다.

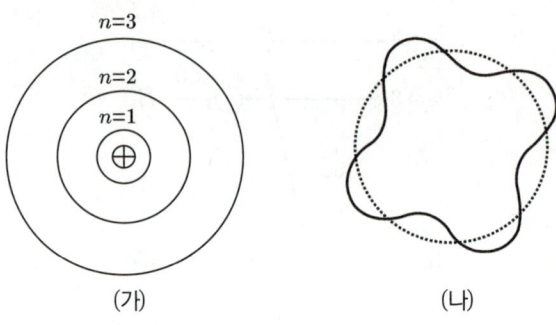

이에 대한 옳은 설명만을 〈보기〉에서 있는 대로 고른 것은?

〈보기〉
ㄱ. (가)에서 $n = 3$인 궤도의 반지름은 $n = 1$인 궤도의 반지름의 9배이다.
ㄴ. (나)의 전자는 $n = 4$인 정상 상태에 있다.
ㄷ. 전자가 (나)와 같은 상태에 있는 동안은 전자기파를 방출하지 않는다.

① ㄴ ② ㄷ ③ ㄱ, ㄴ
④ ㄱ, ㄷ ⑤ ㄱ, ㄴ, ㄷ

242. 2005학년도 예비 대학수학능력시험

그림은 수은 증기를 사용한 프랑크-헤르츠 실험 장치를 나타내고, 그래프는 음극과 그리드 사이의 전압에 따른 양극의 전류를 나타낸다.

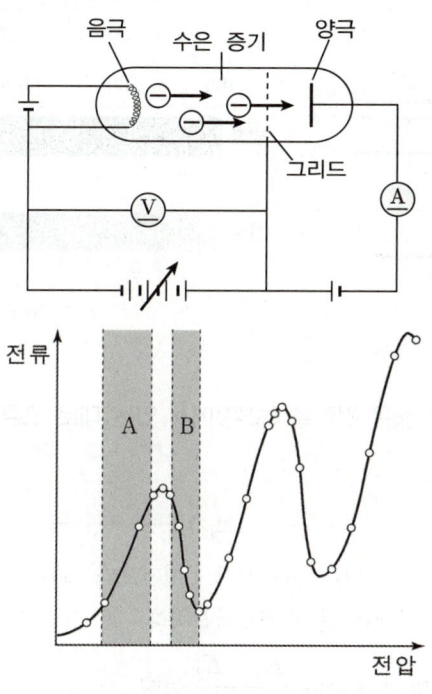

이 실험으로부터 알 수 있는 것 중 옳은 것을 〈보기〉에서 모두 고른 것은?

─〈보기〉─
ㄱ. 수은 원자의 에너지는 불연속적이다.
ㄴ. 구간 A에서 전압이 증가하면, 양극에 도달하는 전자의 수가 증가한다.
ㄷ. 구간 B에서 일부 전자의 에너지가 수은 원자에 흡수된다.

① ㄱ ② ㄴ ③ ㄱ, ㄷ
④ ㄴ, ㄷ ⑤ ㄱ, ㄴ, ㄷ

243. 2017학년도 대학수학능력시험

그림 (가)는 보어의 수소 원자 모형에서 양자수 n에 따른 에너지 준위와 전자의 전이 과정의 일부를 나타낸 것이다. 그림 (나)는 (가)에서 나타나는 방출과 흡수 스펙트럼을 파장에 따라 나타낸 것이다. 스펙트럼선 b는 ㉠에 의해 나타난다.

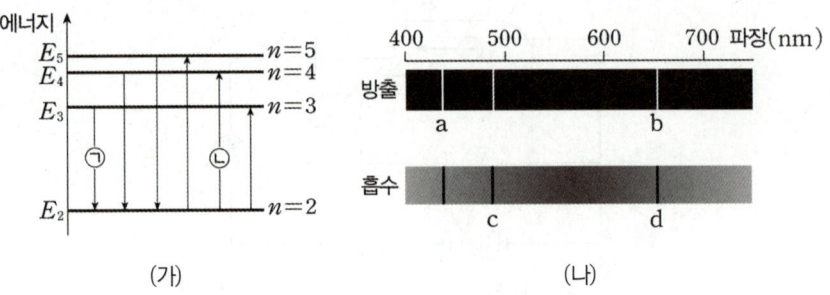

(가)   (나)

이에 대한 설명으로 옳은 것만을 〈보기〉에서 있는 대로 고른 것은? (단, h는 플랑크 상수이다.)

─〈보기〉─
ㄱ. 광자 한 개의 에너지는 a에서가 b에서보다 크다.
ㄴ. c는 ㉡에 의해 나타난 스펙트럼선이다.
ㄷ. d에서 광자의 진동수는 $\dfrac{E_5 - E_2}{h}$ 이다.

① ㄱ   ② ㄷ   ③ ㄱ, ㄴ
④ ㄴ, ㄷ   ⑤ ㄱ, ㄴ, ㄷ

244. 2017학년도 대학수학능력시험

그림 (가)~(다)는 보어의 수소 원자 모형에서 양자수 n이 서로 다른 전자의 원운동 궤도와 드브로이 물질파가 만든 정상파를 모식적으로 나타낸 것이다. 실선과 점선은 각각 원운동 궤도와 정상파를 나타낸다.

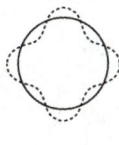 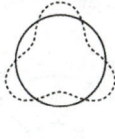 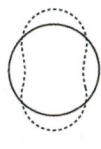

(가)　　　　(나)　　　　(다)

이에 대한 설명으로 옳은 것만을 〈보기〉에서 있는 대로 고른 것은?

─────〈보기〉─────
ㄱ. (가)에서 원운동 궤도의 둘레는 전자의 드브로이 파장의 4배이다.
ㄴ. (나)에서 $n = 3$이다.
ㄷ. 전자가 (가)에서 (다)로 전이할 때 방출되는 빛의 진동수는 (나)에서 (다)로 전이할 때 방출되는 빛의 진동수보다 작다.

① ㄱ　　　　② ㄷ　　　　③ ㄱ, ㄴ
④ ㄴ, ㄷ　　　⑤ ㄱ, ㄴ, ㄷ

245. 2019학년도 9월 물리 I

그림은 보어의 수소 원자 모형에서 양자수 n에 따른 전자의 궤도와 전자의 전이 a, b, c를 나타낸 것이다. a, b, c에서 흡수하거나 방출하는 빛의 파장은 각각 λ_a, λ_b, λ_c이며, n에 따른 에너지 준위는 E_n이다.

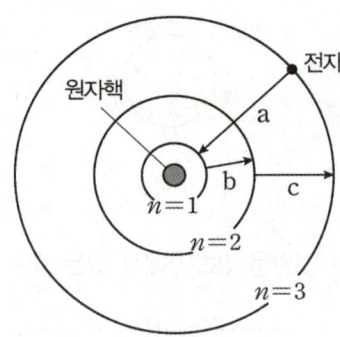

이에 대한 설명으로 옳은 것만을 〈보기〉에서 있는 대로 고른 것은?

〈보기〉
ㄱ. a에서 빛을 흡수한다.
ㄴ. $\dfrac{1}{\lambda_a} = \dfrac{1}{\lambda_b} + \dfrac{1}{\lambda_c}$ 이다.
ㄷ. $\dfrac{\lambda_a}{\lambda_c} = \dfrac{E_3 - E_1}{E_3 - E_2}$ 이다.

① ㄴ ② ㄷ ③ ㄱ, ㄴ
④ ㄱ, ㄷ ⑤ ㄴ, ㄷ

246. 2019학년도 6월 물리 I

그림은 보어의 수소 원자 모형에서 양자수 n에 따른 에너지 준위 E_n의 일부를 나타낸 것이다. $n=3$인 상태의 전자가 진동수 f_A인 빛을 흡수하여 전이한 후, 진동수 f_B인 빛과 f_C인 빛을 차례로 방출하며 전이한다. 진동수의 크기는 $f_B < f_A < f_C$이다.

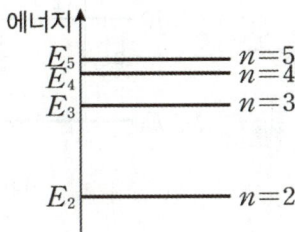

이에 해당하는 전자의 전이 과정을 나타낸 것으로 가장 적절한 것은?

① 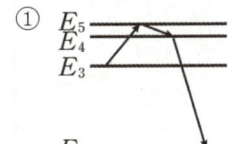 ② 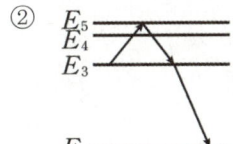 ③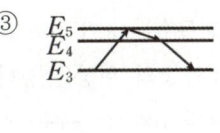

④ 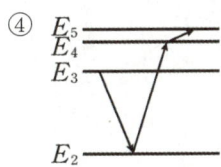 ⑤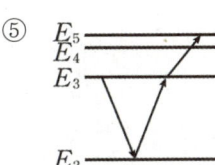

247. 2019학년도 수능 물리 II

그림 (가)는 레이저 매질에 단색광 a로 에너지를 공급하여 레이저 빛 s가 발생되고 있는 것을, (나)는 (가)에서 매질 내 원자의 에너지 준위와 전자의 전이를 나타낸 것이다. 빛 c는 빛 b에 의해 유도 방출된다.

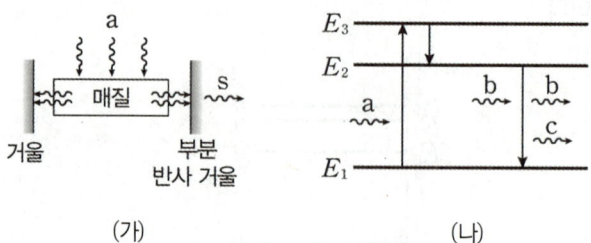

(가)   (나)

이에 대한 설명으로 옳은 것만을 〈보기〉에서 있는 대로 고른 것은?

―〈보기〉―
ㄱ. 진동수는 a가 b보다 작다.
ㄴ. b와 c의 위상은 같다.
ㄷ. s와 b의 진동수는 같다.

① ㄱ　　　② ㄴ　　　③ ㄷ
④ ㄱ, ㄴ　　⑤ ㄴ, ㄷ

248.

그림은 보어의 수소 원자 모형에서 에너지 준위 사이에서 일어나는 전자의 전이 A, B, C를 나타낸 것이다. A, B, C에서 방출되는 빛의 진동수는 각각 f_A, f_B, f_C이고, f_A는 가시광선 영역에 속하는 진동수이다.

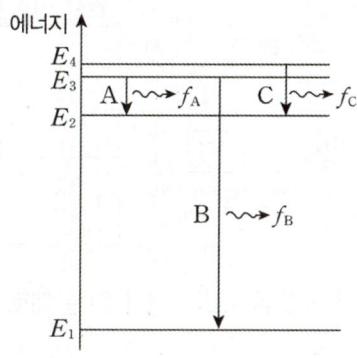

이에 대한 설명으로 옳은 것만을 〈보기〉에서 있는 대로 고른 것은? (단, h는 플랑크 상수이다.)

───〈보기〉───

ㄱ. $f_A = \dfrac{E_3 - E_2}{h}$ 이다.

ㄴ. f_B는 적외선 영역에 속하는 진동수이다.

ㄷ. C에서 방출되는 광자 1개의 에너지는 hf_C이다.

① ㄱ   ② ㄴ   ③ ㄱ, ㄷ
④ ㄴ, ㄷ   ⑤ ㄱ, ㄴ, ㄷ

249. 2014학년도 6월 대학수학능력시험 모의평가

다음 (가)와 (나)는 $^4_2$He 원자핵을 생성하며 에너지를 방출하는 두 가지 핵반응식이다. X는 어떤 원자핵이며, Y는 어떤 핵자이다. 표는 원자 번호와 질량수에 따른 원자핵의 질량을 나타낸 것이다.

(가) $2\,\boxed{X} \to\ ^4_2\text{He}$

(나) $\boxed{X} + {^3_1}\text{He} \to\ ^4_2\text{He} + \boxed{Y}$

원자 번호	질량수	원자핵의 질량
1	1	M_1
1	2	M_2
1	3	M_3
2	3	M_4
2	4	M_5

이에 대한 설명으로 옳은 것만을 〈보기〉에서 있는 대로 고른 것은?

〈보기〉
ㄱ. $^4_2$He의 중성자수는 4이다.
ㄴ. (가)의 핵반응에서 결손된 질량은 $2M_2 - M_5$이다.
ㄷ. Y는 양성자이다.

① ㄱ   ② ㄴ   ③ ㄷ
④ ㄱ, ㄷ   ⑤ ㄴ, ㄷ

250.

그림은 질량수에 따른 원소들의 핵자당 결합 에너지를 나타낸 그래프이다.

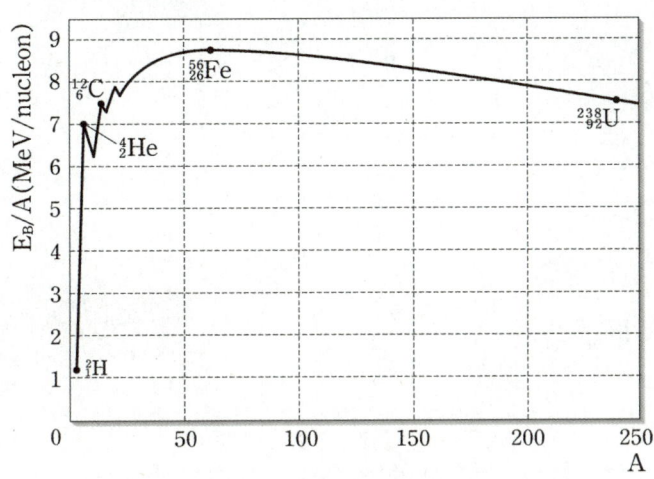

이에 대한 설명으로 옳은 것만을 〈보기〉에서 있는 대로 고른 것은?

〈보기〉
ㄱ. 핵자당 결합 에너지가 가장 큰 것은 $^{56}_{26}Fe$이다.
ㄴ. 원자핵의 결합 에너지는 $^{235}_{92}U$가 $^{56}_{26}Fe$보다 작다.
ㄷ. 핵자당 질량 결손이 가장 큰 것은 $^{2}_{1}H$이다.

① ㄱ　　② ㄴ　　③ ㄷ
④ ㄱ, ㄴ　　⑤ ㄱ, ㄷ　　⑥ ㄴ, ㄷ
⑦ ㄱ, ㄴ, ㄷ

메가엠디는
당신의 꿈을 응원합니다
megaMD Roots for You, Your Victory!

BEST SELECTION+ 물리추론 250제

빠른답 찾기

Ⅰ. 역학

001 ⑤	002 ③	003 ②	004 ⑤	005 ④	006 ②	007 ④	008 ⑤	009 ④	010 ⑤
011 ①	012 ①	013 ⑤	014 ④	015 ⑤	016 ⑤	017 ④	018 ④	019 ⑤	020 ④
021 ②	022 ①	023 ⑦	024 ②	025 ③	026 ③	027 ②	028 ④	029 ③	030 ⑤
031 ④	032 ①	033 ⑤	034 ①	035 ①	036 ①	037 ③	038 ①	039 ①	040 ②
041 ②	042 ②	043 ①	044 ①	045 ③	046 ①	047 ④	048 ②	049 ①	050 ②
051 ⑤	052 ⑤	053 ④	054 ①	055 ①	056 ④				

Ⅱ. 유체역학

057 ②	058 ④	059 ⑤	060 ④	061 ④	062 ⑤	063 ⑥	064 ④		

Ⅲ. 열역학

065 ④	066 ⑤	067 ①	068 ③	069 ①	070 ①	071 ①	072 ②	073 ⑤	074 ③
075 ③	076 ②	077 ①	078 ④	079 ①	080 ①	081 ④	082 ①	083 ②	084 ③
085 ②	086 ⑤	087 ⑤	088 ④	089 ⑤	090 ①	091 ⑤	092 ①	093 ②	094 ④
095 ②	096 ④	097 ②	098 ⑦	099 ④	100 ②				

Ⅳ. 파동과 빛

101 ②	102 ④	103 ①	104 ⑤	105 ②	106 ②	107 ④	108 ③	109 ④	110 ①
111 ④	112 ①	113 ①	114 ④	115 ②	116 ①	117 ②	118 ④	119 ④	120 ①
121 ③	122 ②	123 ①	124 ②	125 ⑤	126 ②	127 ⑤	128 ②	129 ①	130 ③
131 ①	132 ②	133 ②	134 ④	135 ①	136 ④	137 ⑤	138 ④	139 ③	140 ①
141 ③	142 ④	143 ①	144 ④	145 ①	146 ③	147 ④	148 ⑤	149 ⑤	150 ⑤

Ⅴ. 전자기학

151 ③	152 ①	153 ①	154 ④	155 ④	156 ②	157 ①	158 ④	159 ④	160 ③
161 ④	162 ③	163 ①	164 ②	165 ③	166 ④	167 ①	168 ①	169 ①	170 ⑤
171 ①	172 ⑤	173 ③	174 ④	175 ⑤	176 ①	177 ④	178 ⑤	179 ②	180 ④
181 ④	182 ①	183 ⑤	184 ②	185 ④	186 ④	187 ①	188 ②	189 ①	190 ④
191 ④	192 ③	193 ①	194 ④	195 ④	196 ③	197 ⑤	198 ④	199 ④	200 ③
201 ②	202 ④	203 ①	204 ②	205 ⑤	206 ④	207 ①	208 ②	209 ③	210 ③
211 ②	212 ④	213 ①	214 ④	215 ⑤	216 ④	217 ①	218 ③	219 ③	220 ②

Ⅵ. 현대물리학

221 ⑤	222 ③	223 ①	224 ④	225 ④	226 ⑤	227 ①	228 ①	229 ②	230 ①
231 ②	232 ③	233 ①	234 ④	235 ⑤	236 ④	237 ①	238 ②	239 ④	240 ⑤
241 ⑤	242 ⑤	243 ③	244 ①	245 ①	246 ①	247 ⑤	248 ③	249 ②	250 ①

미래를 바꾸는
가치있는 도전,

메가가 여러분의 꿈을
응원합니다!

The power to change the future

mega MD

약학대학 | 의·치전원 입시전문

약학대학 합격생 10명 중 8명은
메가엠디 유료 수강생

www.megamd.co.kr

메가로스쿨

법학전문대학원 입시전문

법학전문대학원 합격생 10명 중 7명은
메가로스쿨 유료 수강생

www.megals.co.kr

mega Lawyers

one and only 법조인양성전문 브랜드

2018년 오프라인 종합반 수강생 수 1위

www.megalawyers.co.kr

mega PSAT

PSAT(공직적격성평가) 전문 브랜드

2019년 PSAT 합격예측 풀서비스 참여인원 1위

www.megapsat.co.kr

메가랜드

누구나 쉽게 공인중개사 되는 땅

메가스터디가 만든
공인중개사 | 주택관리사 | 부동산실전교육 전문 브랜드

www.megaland.co.kr

메가원격평생교육원

**사회복지사 | 보육교사 |
한국어교원 자격증 전문 교육원**

학점은행제 / 평생교육 부문 1위,
보육교사 수강생 수 1위

www.caedu.co.kr

PEET에 적합한
국가시행시험 기출문제집

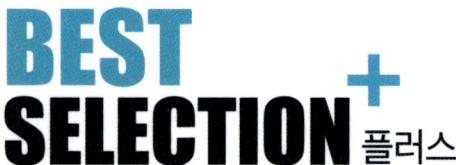
플러스

PEET 고득점을 위한 문제풀이 완성

국가시행시험 기출문제와
메가엠디 자연과학추론연구소가 만났다!

📖 기본문제	📦 연습문제	💾 PLUS 문제
국가시행시험 중 **PEET 유형 기본문항**	국가시행시험 중 **핵심개념 응용문항**	미출제영역 대비를 위한 **메가엠디 개발문항**

Since 2009, 메가엠디 자연과학추론연구소

PEET 전문가, 메가엠디 자연과학추론연구소가 선별/구성한
PEET에 적합한 국가시행시험 기출문제 + 완벽해설

문제풀이 완성을 위한 특별 부록

PEET에 출제되는 주요 내용을
한눈에 볼 수 있는 "개념마인드맵"

5784

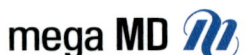
고객센터 1661-8587
www.megamd.co.kr

정가 23,000원
(문제편 + 해설편)
ISBN 978-89-6634-490-1

PHARMACY EDUCATION ELIGIBILITY TEST

개정
9판

BEST
SELECTION+ 플러스

물리추론 250제 | 해설편

메가엠디 자연과학추론연구소 지음

PEET에 적합한
국가시행시험 기출문제집

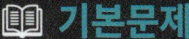 **기본문제**
국가시행시험 중
PEET 유형 기본문항

 연습문제
국가시행시험 중
핵심개념 응용문항

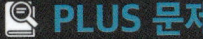 **PLUS 문제**
미출제영역 대비를 위한
메가엠디 개발문항

megaMD

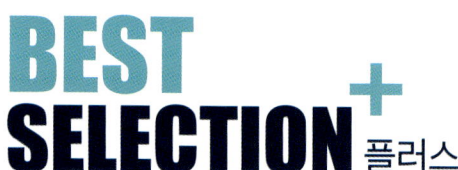

BEST SELECTION⁺ 플러스
물리추론 250제

발행	초판 1쇄 2011년 3월 31일
	9판 1쇄 2019년 11월 7일
펴낸곳	메가엠디㈜
연구개발	서민호
편집기획	한영미 김경희 김나래 홍현정 윤솔지 정용재
판매영업	최성준 김영호 이송이 이다정 최득수 강민구 윤지윤
출판등록	2007년 12월 12일 제 322-2007-000308호
주소	(06643) 서울시 서초구 효령로 321, 덕원빌딩 8층
문의	도서 070-4014-5145 / 인·현강 1661-8587 / 팩스 02-537-5144
홈페이지	www.megamd.co.kr
ISBN	978-89-6634-490-1
정가	23,000원

Copyright ⓒ 2011 메가엠디㈜

* 이 책에 대한 저작권은 메가엠디(주)에 있습니다.
* 이 책은 저작권법에 따라 보호받는 저작물이므로 무단전재와 무단복제 및 배포를 금지하며 책 내용의 전부 또는 일부를 이용하려면 반드시 저작권자와 출판권자의 서면동의를 받아야 합니다.

BEST SELECTION$^+$ 플러스

물리추론 250제

메가엠디 자연과학추론연구소 지음

mega MD

메가엠디는
당신의 꿈을 응원합니다
megaMD Roots for You, Your Victory!

MEGAMD PEET SERIES						
개념 완성	기출 완성	문제풀이 완성			실전 완성	합격 완성
OX 문제집	ALL ONE	BEST SELECTION+	단피트	MD for PEET	FINAL 적중 모의고사	자기소개서 & 심층면접 돋보이는 기술
실전추론형 OX문제집	PEET 기출문제집	국가시행시험 기출문제집	단원별 · 단계별 문제집	PEET에 적합한 M·DEET 기출문제집	실전형 시험지 (7회)	자기소개서 & 삼층면접 역전 전략

BEST SELECTION⁺
물리추론 250제

정답과 해설
빠른답 찾기

Ⅰ. 역학

001 ⑤	002 ③	003 ②	004 ⑤	005 ④	006 ②	007 ④	008 ⑤	009 ④	010 ⑤
011 ①	012 ①	013 ⑤	014 ④	015 ⑤	016 ⑤	017 ④	018 ④	019 ⑤	020 ④
021 ②	022 ①	023 ⑦	024 ②	025 ③	026 ③	027 ④	028 ④	029 ③	030 ⑤
031 ④	032 ②	033 ⑤	034 ①	035 ②	036 ②	037 ②	038 ①	039 ①	040 ②
041 ②	042 ②	043 ③	044 ⑤	045 ③	046 ①	047 ④	048 ②	049 ①	050 ②
051 ⑤	052 ⑤	053 ④	054 ①	055 ①	056 ④				

Ⅱ. 유체역학

057 ②	058 ④	059 ⑤	060 ④	061 ④	062 ⑤	063 ⑥	064 ④

Ⅲ. 열역학

065 ④	066 ⑤	067 ①	068 ③	069 ①	070 ②	071 ③	072 ③	073 ⑤	074 ③
075 ③	076 ②	077 ①	078 ④	079 ③	080 ①	081 ④	082 ①	083 ②	084 ③
085 ②	086 ⑤	087 ⑤	088 ④	089 ③	090 ②	091 ④	092 ⑤	093 ②	094 ④
095 ②	096 ④	097 ⑤	098 ⑦	099 ④	100 ②				

Ⅳ. 파동과 빛

101 ②	102 ④	103 ①	104 ⑤	105 ②	106 ②	107 ④	108 ③	109 ④	110 ①
111 ④	112 ①	113 ①	114 ②	115 ②	116 ⑤	117 ④	118 ④	119 ④	120 ①
121 ③	122 ②	123 ③	124 ②	125 ⑤	126 ②	127 ⑤	128 ②	129 ①	130 ③
131 ①	132 ③	133 ②	134 ④	135 ①	136 ③	137 ⑤	138 ②	139 ③	140 ①
141 ③	142 ④	143 ①	144 ③	145 ①	146 ④	147 ②	148 ⑤	149 ③	150 ⑤

Ⅴ. 전자기학

151 ③	152 ①	153 ①	154 ⑤	155 ④	156 ②	157 ①	158 ④	159 ④	160 ③
161 ④	162 ①	163 ②	164 ②	165 ③	166 ④	167 ②	168 ①	169 ①	170 ⑤
171 ①	172 ⑤	173 ①	174 ③	175 ⑤	176 ①	177 ①	178 ⑤	179 ②	180 ④
181 ④	182 ①	183 ⑤	184 ②	185 ④	186 ①	187 ①	188 ②	189 ①	190 ④
191 ④	192 ③	193 ①	194 ⑤	195 ④	196 ①	197 ⑤	198 ②	199 ⑤	200 ③
201 ②	202 ④	203 ⑤	204 ②	205 ⑤	206 ⑤	207 ①	208 ③	209 ③	210 ③
211 ②	212 ④	213 ①	214 ④	215 ⑤	216 ①	217 ①	218 ①	219 ③	220 ②

Ⅵ. 현대물리학

221 ⑤	222 ③	223 ①	224 ④	225 ④	226 ⑤	227 ①	228 ①	229 ②	230 ①
231 ②	232 ①	233 ①	234 ③	235 ⑤	236 ④	237 ①	238 ②	239 ④	240 ⑤
241 ⑤	242 ⑤	243 ③	244 ③	245 ①	246 ①	247 ⑤	248 ③	249 ②	250 ①

I. 역학   1. 운동학

001. 기본   정답 ⑤

| 정답해설 |

ㄴ. 철수의 가속도의 크기를 a라고 하면 영희가 40 m를 이동하는 동안 걸린 시간은 20초이고 철수의 이동거리 $40 = \frac{1}{2}a(20)^2$에서 $a = 0.2\,\text{m/s}^2$이다. 따라서 $t=0$부터 $t=10$초까지 이동한 거리는 영희는 20 m이고, 철수는 $\frac{1}{2}(0.2) \times (10)^2 = 10\,\text{m}$이므로 영희가 철수의 2배이다.

ㄷ. $t=10$초일 때 철수의 속력은 $0.2\,\text{m/s}^2 \times 10\,\text{s} = 2\,\text{m/s}$이다.

| 오답해설 |

ㄱ. ㄴ 참조

002. 기본   정답 ③

| 자료해석 |

포물체 운동에서 최고점 높이는 물체의 운동 시간과 관계하고, 수평 도달 거리는 운동 시간에 출발 순간 수평 속도 성분의 곱과 관계된다.

| 정답해설 |

ㄱ. 출발 순간 B와 C의 속력은 같다. 역학적 에너지 보존 법칙에 의해 출발 순간 운동 에너지는 높이 h인 지점에서 역학적 에너지와 같다. 출발 순간 B와 C의 속력이 v_0라면, 높이 h인 지점에서 속력은 $v = \sqrt{{v_0}^2 - 2gh}$이다.

ㄴ. 운동 시간은 최고점 높이가 높을수록 길다. 따라서, B의 운동 시간이 가장 길다.

| 오답해설 |

ㄷ. 최고점 높이가 낮을수록 출발 순간 연직 방향의 속도 성분의 크기가 가장 작다. 연직 방향의 속도 성분의 크기가 가장 작을 때, 높이 h인 지점을 통과하는 데 걸리는 시간이 가장 길다. 출발 순간 속력은 각 물체의 최고점 높이에서 $v_B > v_A > v_C$의 관계가 있으므로 h인 지점까지 올라가는 데 걸리는 시간은 $t_B < t_A < t_C$이다.

003. 기본   정답 ②

| 정답해설 |

알짜힘의 방향이 $+x$방향이므로 x방향으로 2m/s^2의 등가속도 운동을 하고 y방향으로 등속 운동을 한다. 따라서 x방향으로 처음 속력 -2m/s이고 1초 일 때 속력은 0이고 $-2\times 1+\dfrac{1}{2}\times 2(1)^2 =-1\text{m}$를 이동한다. 다음 2초 일 때 속력은 2m/s이고 $-2\times 2+\dfrac{1}{2}\times 2\times (2)^2 = 0$에 위치한다. 이와 일치하는 그래프는 ②이다.

004. 기본   정답 ⑤

| 정답해설 |

ㄱ. B에서 속력을 v라고 하면 A에서 평균 속력은 $\dfrac{v}{2}$이고 B에서의 평균 속력은 v이다. 따라서 평균 속력은 B에서가 A에서의 2배이다.

ㄴ. C의 마지막 위치에서 속력을 v_c라고 하고 C를 지나는 시간을 t라고 하면 A와 C의 길이가 같기 때문에 $\dfrac{v}{2}(4t) = \dfrac{v+v_c}{2}\times t$이다. 식을 정리하면 $v_c = 3v$이다. 따라서 B와 C의 거리가 같기 때문에 B를 지나는 시간을 t_B라고 하면 $v \times t_B = \dfrac{(v+3v)}{2}\times t$이고 $t_B = 2t$이다.

ㄷ. A에서 가속도의 크기는 $\dfrac{v}{(4t)}$이고, C에서 가속도의 크기는 $\dfrac{3v-v}{t} = \dfrac{2v}{t}$이다. 따라서 가속도의 크기는 C에서가 A에서의 8배이다.

I. 역학

005. 기본   정답 ④

| 정답해설 |

같은 시간동안 A와 B의 수평 도달거리는 A가 B의 2배이므로 A의 수평 방향 속력을 v_0라고 하면 B는 $\frac{v_0}{2}$이다.

A와 B는 전체 운동시간이 $t=\sqrt{\frac{2h}{g}}$이다. A의 지면에 도달하는 순간 속력을 v_A라고 하면 에너지 보존의 법칙에 의해 $v_A^2 = v_0^2 + 2gh$이다. B가 던져진 순간 속력을 v_B 던져진 순간 속도 성분과 수평면이 이루는 각도를 θ라고 하며 수평면에 도달하는 순간 B의 연직방향 속도 성분을 v_{By}라고 하면 $v_{By} = v_B\sin\theta + gt = v_B\sin\theta + \sqrt{2gh}$이고 역학적 에너지 보존의 법칙에 따라서 $v_{By}^2 = (v_B\sin\theta)^2 + 2g(2h)$이다. 두 식을 연립하면 $v_{By} = \frac{3}{2}\sqrt{2gh}$이다. 따라서 B가 수평면에 도달하는 속력의 제곱값은 $(\frac{1}{2}v_0)^2 + v_{By}^2 = \frac{1}{4}v_0^2 + \frac{9}{2}gh = v_A^2$이다.

$v_A^2 = v_0^2 + 2gh$를 대입하여 정리하면 $v_0 = \sqrt{\frac{10}{3}gh}$이다.

$v_0\sqrt{\frac{2h}{g}} = 2R$이므로 $R = \sqrt{\frac{5}{3}}h$이다.

006. 연습   정답 ②

| 정답해설 |

A가 최고점에 도달할 때까지 걸린 시간은 $\frac{h}{8} = \frac{1}{2}gt^2$에서 $t = \frac{1}{2}\sqrt{\frac{h}{g}}$이고, 최고점 이후 수평면에 도달할 때까지 걸린 시간은 $\frac{9h}{8} = \frac{1}{2}gt'^2$에서 $t' = \frac{3}{2}\sqrt{\frac{h}{g}}$이다.

따라서 q에서 r까지 이동하는데 걸린 시간은 $2\sqrt{\frac{h}{g}}$이다.

A에서 $(\frac{v_0}{\sqrt{2}})^2 = 2g(\frac{h}{8})$에서 $\frac{v_0}{\sqrt{2}} = \frac{\sqrt{gh}}{2}$이다.

따라서 q에서 r까지 거리는 $\frac{\sqrt{gh}}{2}(2\sqrt{\frac{h}{g}}) = h$이다. B의 가속도의 크기를 a라고 하면 $\frac{1}{2}a(2\sqrt{\frac{h}{g}})^2 = h$이므로 $a = \frac{g}{2}$이다.

007. 연습 정답 ④

| 정답해설 |

L_1의 시작점 종착점 그리고 L_2의 종착점에서 속력을 각각 v_1, v_2, v_3라고 하면 역학적 에너지 보존의 법칙에 의해서 L_3의 시작점 종착점 그리고 L_4의 종착점에서 속력은 각각 v_3, v_2, v_1이다. 평균 속력을 이용하면 $L_1 = \dfrac{v_1+v_2}{2} \times t_0$이고, $L_2 = \dfrac{v_2+v_3}{2} \times t_0$이며 $L_3 = \dfrac{v_3+v_2}{2} \times (\dfrac{t_0}{2})$이고, $L_4 = \dfrac{v_2+v_1}{2} \times (\dfrac{t_0}{2})$이다. $L_2 = L_4$에서 $\dfrac{v_1+v_2}{v_2+v_3} = 2$이고, $\dfrac{L_1}{L_3} = \dfrac{v_1+v_2}{v_2+v_3} \times 2 = 4$이다.

008. 연습 정답 ⑤

| 정답해설 |

중력 가속도를 경사면에 나란한 성분과 수직인 성분으로 나누어 생각하고 A와 B의 발사 속도를 v_A, v_B, 최고점에 도달하는 시간을 t라고 하면 B는 경사면에서 $\dfrac{1}{\sqrt{2}}g$인 등가속도 운동을 하므로 $v_B = \dfrac{1}{\sqrt{2}}gt$이다. A가 발사되어 B와 만날 때까지 걸린 시간도 t이므로 $-v_A\sin\theta = v_A\sin\theta - \dfrac{1}{\sqrt{2}}gt$에서 $v_A\sin\theta = \dfrac{1}{2\sqrt{2}}gt = \dfrac{1}{2}v_B$이다. A와 B가 만나는 순간 A의 속력은 $v_A\cos\theta - \dfrac{1}{\sqrt{2}}gt$이므로 $\dfrac{1}{2}v_B = \dfrac{1}{2}(v_A\cos\theta + v_A\cos\theta - \dfrac{1}{\sqrt{2}}gt)$에서 $v_A\cos\theta = v_B$이다. 따라서 $\tan\theta = \dfrac{v_B}{(v_B/2)}\cdot\... = \dfrac{1}{2}$이다.

009. 연습 정답 ④

| 정답해설 |

A가 던져진 순간 수평 방향 속도 성분은 $\sqrt{3}v$이고 수직 방향 속도 성분은 v이다. P에 도달하는데 걸린 시간을 t라고 하면 A는 연직방향으로 $-H$의 변위가 발생하였으므로 $-H = vt - \frac{1}{2}gt^2$이다. B가 P에 도달하는 데 걸린 시간 $t = \frac{L}{v} + \sqrt{\frac{2H}{g}}$이다. 여기에 $H = \frac{8v^2}{9g}$를 대입하면 $t = \frac{L}{v} + \frac{4v}{3g}$이고, 양변에 v를 곱하면 $vt = L + \frac{4v^2}{3g}$이다. $-H = vt - \frac{1}{2}gt^2$에서 $vt = \frac{1}{2}gt^2 - H$이므로 대입하면 $\frac{1}{2}gt^2 - H = L + \frac{4v^2}{3g}$ 여기에 $H = \frac{8v^2}{9g}$와 $t = \frac{L}{v} + \frac{4v}{3g}$를 대입하여 정리하면 $\frac{L}{3} = \frac{4v^2}{3g} - \frac{gL^2}{2v^2}$이다. 따라서 $L^2 + \frac{2v^2}{3g}L - \frac{8v^4}{3g^2} = 0$이므로 $(L - \frac{4v^2}{3g})(L + \frac{2v^2}{g}) = 0$에서 $L = \frac{4v^2}{3g}$이다.

010. 연습 정답 ⑤

| 정답해설 |

ㄴ. 입자는 포물선 운동을 하므로 입자에 작용하는 알짜힘은 운동하는 동안 일정하다. O에서 입자의 속도 성분은 $v\sin\theta$이고, y축 방향의 가속도 성분은 일정하다. 그런데 입자는 q에서 y축 상에서 변위가 0이므로 이 때 속도의 크기는 $v\sin\theta$로 같고 방향은 처음과 반대이다.

ㄷ. p는 입자가 x축 상에서 가장 멀리 떨어진 점이므로 이 때 입자의 y축 속도 성분은 0이다. 따라서 입자의 가속도의 y성분은 $\frac{-v\sin\theta}{t_0}$이다. 입자는 q에서 x축 속도 성분이 0이고 y축 속도 성분은 $v\sin\theta$이므로 p에서 q까지 걸린 시간은 t_0이다.

| 오답해설 |

ㄱ. 포물선 운동하는 동안 입자의 x축 속도 성분과 y축 속도 성분이 모두 변하므로 가속도의 방향은 $-y$방향이라고 할 수 없다.

2. 운동의 법칙

011. 기본   정답 ①

| 정답해설 |

ㄱ. B의 질량을 m, A의 질량을 m_A라고 하면 (가)에서 가속도의 크기는 $\dfrac{F}{(m_A+m)}$ 이고 (나)에서 가속도의 크기는 $\dfrac{F}{(m_A+3m)}$ 이다. 따라서 $\dfrac{F}{(m_A+m)}=2\dfrac{F}{(m_A+3m)}$ 에서 $m_A=m$ 이다.

| 오답해설 |

ㄴ. C에 작용하는 알짜힘의 크기는 $\dfrac{F}{(m+3m)}\times 3m = \dfrac{3}{4}F$ 이고, B에 작용하는 알짜힘의 크기는 $\dfrac{F}{(m+m)}\times m = \dfrac{F}{2}$ 이다. 따라서 C에 작용하는 알짜힘의 크기는 B에 작용하는 알짜힘의 크기의 $\dfrac{3}{2}$ 배이다.

ㄷ. (가)에서 실이 A를 당기는 힘의 크기를 T_A라고 하면 $T_A = m \times \dfrac{F}{(m+m)} = \dfrac{F}{2}$ 이다. (나)에서 실이 C를 당기는 힘을 T_C라고 하면 $F-T_C = 3m \times \dfrac{F}{(m+3m)} = \dfrac{3}{4}F$ 에서 $T_C = \dfrac{F}{4}$ 이다. 따라서 (가)에서 실이 A를 당기는 힘의 크기는 (나)에서 실이 C를 당기는 힘의 크기와 같지 않다.

012. 기본   정답 ①

| 정답해설 |

ㄱ. (가)에서 A와 C의 중력의 차이 만큼 B 중력의 경사면 방향 성분과 같다. 경사면의 각도를 θ라고 하면 $2mg\sin\theta = 4mg - 3mg$ 에서 $\sin\theta = 30°$ 이다. (나)에서 A의 가속도의 크기는 g이다. B의 가속도의 크기는 $\dfrac{(4mg-2mg\sin\theta)}{6mg} = \dfrac{1}{2}g$ 이다. 따라서 가속도의 크기는 A가 B의 2배이다.

| 오답해설 |

ㄴ. A에 작용하는 알짜힘의 크기는 $3mg$이고, C의 가속도의 크기는 $\dfrac{1}{2}g$이므로 C에 작용하는 알짜힘의 크기는 $4m\left(\dfrac{1}{2}g\right) = 2mg$이다. 따라서 A에 작용하는 알짜힘의 크기는 C에 작용하는 알짜힘의 크기보다 크다.

ㄷ. q가 B를 당기는 힘을 T라고 하면 $T - 2mg\sin\theta = 2m\left(\dfrac{1}{2}g\right)$ 에서 $T = 2mg$이다.

I. 역학

013. 기본 PLUS 정답 ⑤

| 정답해설 |

ㄱ. 여러 물체의 가속도가 같은 경우 각 물체 알짜힘은 질량 비율로 나누어 가진다.

따라서 $\Sigma F_C = \frac{1}{6}F$이고, $\Sigma F_A = \frac{F}{2}$이므로 C에 작용하는 알짜힘의 크기는 A의 $\frac{1}{3}$배이다.

ㄷ. 외부힘 F에 의해 세 물체가 모두 같은 가속도로 가속되므로 $a = \frac{F}{3m+2m+m}$이다.

| 오답해설 |

ㄴ. 실의 장력은 물체 A에 작용하는 알짜힘이다.

따라서 $T = \Sigma F_A = \frac{3m}{6m}F$이다.

014. 기본 PLUS 정답 ④

| 자료해석 |

운동 방정식을 이용하면 여러 물체에 작용하는 알짜힘으로 물체의 가속도를 구할 수 있다.

| 정답해설 |

A와 B 사이의 장력을 T_A라고 하면, A 물체에서 운동 방정식은 $T_A = m_x a$이다. B와 C사이의 장력을 T_B라고 하면, B 물체에서 운동 방정식은 $T_B - T_A = 2a$이다. 마찬가지로 C 물체에서 운동 방정식은 $14N - T_B = a$라고 할 수 있는데, 조건에서 $T_A = \frac{2}{3}T_B$이므로 $T_B - T_A = 2a$는 $\frac{1}{3}T_B = 2a$이고, $T_A = m_x a$는 $\frac{2}{3}T_B = m_x a$라고 할 수 있다.

따라서 $\frac{1}{3}T_B = 2a$과 $\frac{2}{3}T_B = m_x a$을 연립하여 풀면 $m_x = 4\,\text{kg}$이다.

015. 연습 정답 ⑤

| 정답해설 |

ㄱ. 2초 뒤 A는 등속 운동을 한다. C는 지면과 충돌한 이후이기 때문에 A와 B의 질량은 같다. 따라서 F의 크기는 C에 작용하는 중력의 크기와 같다.

ㄴ. (나)에서 2초까지 A의 가속도의 크기는 $2\,\text{m/s}^2$이다. A의 질량을 m이라고 하고 C의 질량을 m_c라고 하면 알짜힘은 $m_c g$이므로 $m_c g = (2m + m_c) \times (2\,\text{m/s}^2)$에서 $g = 10\,\text{m/s}^2$이므로 $m_c = \frac{1}{2}m$이다.

따라서 질량은 A가 C의 2배이다.

ㄷ. 1초 일 때 p가 B를 당기는 힘의 크기를 T_1, q가 B를 당기는 힘의 크기를 T_2라고 하면 C에서

$\frac{1}{2}mg - T_2 = \frac{1}{2}m(2\,\text{m/s}^2)$에서 $T_2 = 4m\,(\text{N})$이다.

B에서는 $mg + T_2 - T_1 = m(2\,\text{m/s}^2)$에서

$T_1 = 12m\,(\text{N})$이다. 따라서 1초 일 때 p가 B를 당기는 힘의 크기는 q가 B를 당기는 힘의 크기보다 크다.

016. 연습 정답 ⑤

| 정답해설 |

ㄴ. A와 C의 질량을 각각 m_A, m_C라고 하면, 2초 뒤 B의 가속도의 크기는 그림에서 $5\,\text{m/s}^2$이다.

따라서 $m_C \times (10\,\text{m/s}^2) = (m_C + m) \times (5\,\text{m/s}^2)$에서 $m_C = m$이다. 마찬가지로 2초 전 B의 가속도의 크기는 $(m_A - m_C) \times (10\,\text{m/s}^2) = (m_A + m + m_C) \times (5\,\text{m/s}^2)$

이고 $m_C = m$이므로 정리하면 $m_A = 4m$이다.

따라서 질량은 A가 C의 4배이다.

ㄷ. C의 속력은 B와 같다. 따라서 C의 속력은 2초일 때 $10\,\text{m/s}$이고, 3초일 때 $5\,\text{m/s}$이다.

그리고 C의 높이는 출발점으로부터 2초일 때 $10\,\text{m}$이고, 3초 일 때 $10\,\text{m} + 7.5\,\text{m} = 17.5\,\text{m}$이다.

따라서 2초일 때 C의 역학적 에너지는

$\frac{1}{2}m(10)^2 + m(10)(10) = 150m\,(\text{J})$이고,

3초일 때 $\frac{1}{2}m(5)^2 + m(10)(17.5) = 187.5m\,(\text{J})$이다.

따라서 C의 역학적 에너지는 3초일 때가 2초일 때보다 크다.

| 오답해설 |

ㄱ. 그래프에서 C의 운동 방향은 1초 일 때와 3초일 때가 서로 같다.

017. 연습 — 정답 ④

| 정답해설 |

$t=0$부터 $t=T$까지 물체가 받는 알짜힘이 $3mg-mg=2mg$이므로 $2g$의 등가속 운동을 하고 이때 물체의 속력은 $2gT$이고 높이는 $\frac{1}{2}(2g)T^2=gT^2$이다.

$t=T$부터 $T=4T$까지 물체는 아래 방향으로 g의 등가속 운동을 한다. 따라서 이때 물체의 속도는 $2gT-g(3T)=-gT$이므로 아래 방향으로 움직이고, 높이는

$gT^2+[2gT(3T)-\frac{1}{2}g(3T)^2]=\frac{5}{2}gT^2$이다.

$t=4T$부터 지면에 도달할 때까지 물체의 가속도의 크기를 a라고 하면 $2a(\frac{5}{2}gT^2)=(gT)^2$에서 $a=\frac{1}{5}g$이다.

$F-mg=\frac{1}{5}mg$에서 $F=\frac{6}{5}mg$이다.

018. 연습 — 정답 ④

| 정답해설 |

(가)에서 모두 정지해 있으므로 빗면과 나란하게 빗면 아래 방향으로 B에 작용하는 힘의 크기는 C의 중력과 같은 $2g$이다. p가 끊어진 경우 A의 가속도를 $3a$라고 하면 $3a=\frac{2g}{m+2}$이고, q가 끊어진 경우 A의 가속도의 크기는 $2a$이므로 $2a=\frac{2g}{(m+m)}$이다. 두 식을 정리하면 $m=6\,\text{kg}$이다.

019. 연습   정답 ⑤

| 정답해설 |

ㄱ. A의 질량을 m_A라고 하면 실이 끊어진 이후 가속도의 크기가 $10\,\text{m/s}^2$이므로 $F=10m_A$이다. 실이 끊어진 후 B의 가속도의 크기는 (나)에서 $5\,\text{m/s}^2$이다. B의 질량이 $2\,\text{kg}$이므로 이때 빗면 아래 방향으로 작용하는 힘의 크기는 $10N$이다. 따라서 A와 B를 한 물체로 생각하고 운동방정식을 적용하면 $10m_A - 10 = (m_A + 2) \times 5$에서 $m_A = 4\,\text{kg}$이다.

ㄴ. 1초 일 때 B의 가속도의 크기는 $5\,\text{m/s}^2$이다. 따라서 B에 작용하는 알짜힘의 크기는 $10N$이다.

ㄷ. 줄이 끊어지는 순간 B의 속력은 $15\,\text{m/s}$이고 1초 동안 $5\,\text{m/s}^2$의 감속운동을 하므로 3초일 때 B의 속력은 $15\,\text{m/s} - 5\,\text{m/s}^2 \times 1\text{s} = 10\,\text{m/s}$이다. 따라서 3초 일 때 B의 운동량의 크기는 $2\,\text{kg} \times 10\,\text{m/s} = 20\,\text{kg}\cdot\text{m/s}$이다.

3. 일과 에너지

020. 기본   정답 ④

| 자료해석 |

물체 작용하는 힘이 보존력만 작용할 때 물체의 역학적 에너지는 보존된다.

| 정답해설 |

ㄱ. 두 물체가 실로 연결되어 있으므로 두 물체의 가속도는 같다. 따라서 A와 B의 속도와 같고 질량이 같기 때문에 알짜힘을 받아 증가한 운동 에너지도 같다. 따라서 A에 작용하는 알짜힘이 A에 해 준 일(A의 운동 에너지 증가량)과 B에 작용하는 알짜힘이 B에 해 준 일(B의 운동 에너지 증가량)은 같다.

ㄴ. p에서 q까지 이동하는 동안, 중력에 의한 A와 B의 위치 에너지는 감소하며 위치 에너지 변화량은 A와 B의 운동 에너지 변화량과 같다. A와 B는 질량과 속도가 같으므로 운동 에너지 변화량은 동일한 값을 가지며, 위치 에너지 변화량은 A가 B보다 작다. p에서 q까지 A와 B의 역학적 에너지 합은 일정하므로 A의 역학적 에너지는 증가하고 B의 역학적 에너지는 감소한다.

| 오답해설 |

ㄷ. ㄴ에서 A와 B의 운동 에너지 증가량의 합은 A와 B의 중력 퍼텐셜 에너지 감소량과 같다.

I. 역학

021. 기본 정답 ②

| 자료해석 |

중력에 의한 위치 에너지는 질량과 중력가속도 그리고 기준 위치로부터의 높이를 곱한 값이고 운동 에너지는 $\frac{1}{2}$에 질량과 속력의 제곱을 곱한 값이다.

| 정답해설 |

ㄷ. 중력에 의한 위치 에너지는 mgh이므로 a와 c사이에서의 높이 차이는 $1\text{kg} \times 10\text{m/s}^2 \times h = 40\text{J}$에서 $h = 4\text{m}$이다. 그리고 c에서의 운동 에너지는 위치 에너지의 차이와 같기 때문에 $\frac{1}{2} \times 1\text{kg} \times v^2 = 40\text{J}$에서 $v = \sqrt{80}\,\text{m/s}$이다. 그런데 c에서의 속력은 b에서의 2배이므로 b에서의 속력은 $\sqrt{20}\,\text{m/s}$이다. b에서의 운동 에너지에 50J을 더한 만큼이 d에서의 운동 에너지와 같기 때문에 $\frac{1}{2} \times 1\text{kg} \times (\sqrt{20}\,\text{m/s})^2 + 50\text{J} = \frac{1}{2} \times 1\text{kg} \times (v')^2$이므로 $v' = 2\sqrt{30}\,\text{m/s}$이다.

| 오답해설 |

ㄱ. ㄷ에서 a에서 b까지의 위치 에너지 차이가 운동 에너지로 전환되었기 때문에 $\frac{1}{2} \times 1\text{kg} \times (\sqrt{20}\,\text{m/s})^2 = 1\text{kg} \times 10\text{m/s}^2 \times h'$에서 $h' = 1m$이다. 따라서 a와 b사이의 거리는 1m이다.

ㄴ. c에서의 운동 에너지 $= \frac{1}{2} \times 1\text{kg} \times (\sqrt{80}\,\text{m/s})^2 = 40\text{J}$

d에서의 운동 에너지 = b에서의 운동 에너지 + b와 d 사이의 위치 에너지의 차이(b에서 d로 낙하하는 동안 감소한 위치 에너지가 운동 에너지로 전환되므로)

$= \frac{1}{2} \times 1\text{kg} \times (\sqrt{20})^2 + 50\text{J} = 60\text{J}$

c에서 d로 낙하하는 동안 운동 에너지는 20J 증가하였다. 대신 위치 에너지는 20J 감소하였으므로 c에서 d 지점으로 물체가 낙하하는 동안 중력이 물체에 한 일은 20J이다.

022. 기본 정답 ①

| 자료해석 |

마찰력이나 공기 저항력과 같은 비보존력이 작용하지 않을 때 물체의 역학적 에너지는 보존된다.

| 정답해설 |

A에서의 역학적 에너지와 B에서의 역학적 에너지가 같다고 하면 $mgh + \frac{1}{2}m(2v)^2 = mg(2h) + \frac{1}{2}mv^2$으로 표현할 수 있다. 정리하면 $mgh = \frac{3}{2}mv^2$이라고 할 수 있다. C에서 정지하는 순간의 높이를 h'이라고 하면 B에서의 역학적 에너지와 C에서의 역학적 에너지 보존의 법칙을 적용하면 $mg(2h) + \frac{1}{2}mv^2 = mgh'$인데 $mgh = \frac{3}{2}mv^2$이므로 대입하여 정리하면 $mg(2h) + \frac{1}{3}mgh = mgh'$이다.

따라서 $h' = \frac{7}{3}h$이다.

023. 기본 PLUS 정답 ⑦

| 자료해석 |

물체가 등속도 운동을 하는 동안 알짜힘은 0이다. 일률은 단위 시간당 하는 일의 양이고 만일 등속도 운동을 하는 경우 일률은 힘과 속도의 크기를 곱한 값이다.

| 정답해설 |

ㄱ. 2초일 때 물체의 속도는 마찰 없는 면을 10N의 힘으로 가속되었고, 가속도는 $a = \dfrac{F}{m} = \dfrac{10}{2} = 5 \text{m/s}^2$이다.
그리고 1초 동안 가속된 속도는
$v = v_0 + at = 0 + 5 \times 1 = 5 \text{m/s}$이므로 2초일 때 속도 크기도 마찬가지로 5m/s이다.

ㄴ. 그래프에서 마찰 있는 면에서 등속도 운동을 하므로 가속도의 크기는 0이다. 따라서 물체에 작용하는 합력도 0이다.

ㄷ. 2초에서 4초까지 전동기의 일률은 ㄱ에서 속도가 5m/s 이므로 $P = F \times \dfrac{S}{t} = F \cdot v = 10 \times 5 = 50 W$이다.

024. 기본 정답 ②

| 정답해설 |

A가 $0 \leq x \leq L$에서 걸린 시간을 t_A라고 하면 $L \leq x \leq 3L$에서 움직인 거리가 $2L$이므로 이때 걸린 시간도 t_A이며 $3L \leq x \leq 4L$에서 걸린 시간은 $\dfrac{t_A}{2}$이다. 따라서 총 걸린 시간은 $t_A + t_A + \dfrac{t_A}{2} = \dfrac{5}{2}t_A$이다. B도 마찬 가지 방법으로 $0 \leq x \leq L$에서 걸린 시간을 t_B라고 하면 총 걸린 시간은 $3t_B$이다. $\dfrac{5}{2}t_A = 3t_B$에서 $t_A = \dfrac{6}{5}t_B$이다. $x = L$에서 A와 B의 속력을 v_A, v_B라고 하면 $L = \dfrac{v_A}{2}t_A = \dfrac{v_B}{2}t_B$이다.

$W_A = F_A L$, $W_B = F_B L$이고, A와 B의 질량이 같기 때문에 $\dfrac{W_A}{W_B} = \dfrac{F_A}{F_B} = \dfrac{a_A}{a_B}$이다 $a_A = \dfrac{v_A}{t_A}$, $a_B = \dfrac{v_B}{t_B}$이므로

$\dfrac{W_A}{W_B} = \dfrac{a_A}{a_B} = \dfrac{v_A/t_A}{v_B/t_B} = \dfrac{v_A t_B}{v_B t_A}$이다. 여기에 $t_A = \dfrac{6}{5}t_B$,

$\dfrac{v_A}{2}t_A = \dfrac{v_B}{2}t_B$를 이용하여 정리하면 $\dfrac{W_A}{W_B} = \dfrac{25}{36}$이다.

025. 정답 ③

| 정답해설 |

운동 마찰력이 한 일은 역학적 에너지 변화량과 같다.
$W_{f_k} = \Delta$역학적$E = $역$E_f - $역$E_i$

역$E = E_K + E_P$이고 출발점의 위치를 $h = 0$이라 두면

$W_{f_k} = (2 \times 10 \times 3 + 0) - (0 + \frac{1}{2} \times 2 \times 10^2) = -40\,\text{J}$

이므로 출발점에서 높이 3m인 지점에 정지할 때까지 마찰로 인해 손실된 에너지는 40J이다.

$W_k = -f_k \times s = -\mu \times 2 \times 10 \times \cos 30° \times \dfrac{3}{\sin 30°}$

$= -40 - \mu \times 60\sqrt{3} = -40$

$\therefore \mu = \dfrac{2}{3\sqrt{3}}$ 이다.

$W_{f_k} = \Delta$역학적$E = $역$E_f - $역$E_i$

역$E = E_K + E_P$이고 출발점을 $h = 0$이라 두면 출발점으로 다시 돌아왔을 때 속력은 다음과 같다.

$-f_k \times 2s = (\frac{1}{2} \times 2 \times v^2 + 0) - (\frac{1}{2} \times 2 \times 10^2 + 0) - 80$

$= v^2 - 100$

$\therefore v = \sqrt{20}\,\text{m/s}$

026. 정답 ③

| 정답해설 |

ㄱ. 중력이 한 일은 낙하 높이가 같기 때문에 A와 B가 서로 같다.

ㄴ. 역학적 에너지 보존의 법칙에 따라 중력에 의한 위치 에너지 변화량이 A와 B가 서로 같기 때문에 운동 에너지 변화량은 A와 B가 서로 같다.

| 오답해설 |

ㄷ. A의 경우 가속도의 크기는 처음보다 나중이 크고 B의 경우 가속도의 크기는 처음보다 나중이 작다. 따라서 동시에 수평면에 도달하기 위해서 속력은 A가 B보다 크다. 따라서 역학적 에너지는 A가 B보다 크다.

027. 연습   정답 ②

| 정답해설 |

구간 A를 시작점과 끝부분에서 속력을 각각 v_1, v_2라하고 구간 B의 시작점에서 속력을 v_3라고 하면 역학적 에너지 보존의 법칙에 따라서 $mgh_1 = \frac{1}{2}mv_1^2$, $mgh_2 = \frac{1}{2}mv_3^2 - \frac{1}{2}mv_2^2$이다. 물체가 A를 지나는데 걸린 시간을 t라고 하면 등가속도 운동이므로 $\frac{v_1 - v_2}{t} = \frac{v_3}{2t}$에서 $2(v_1 - v_2) = v_3$이다. A에서 평균 속력은 $\frac{v_1 + v_2}{2}$이므로 $l = \frac{(v_1 + v_2)}{2} \times t$이고 B에서 평균 속력은 $\frac{v_3}{2}$이므로 $2l = \frac{v_3}{2} \times (2t)$이다. 이 식을 연립하면 $v_1 = 3v_2$이고, $v_3 = 4v_2$이다. $mgh_1 = \frac{1}{2}mv_1^2 = \frac{9}{2}mv_2^2$이고, $mgh_2 = \frac{1}{2}mv_3^2 - \frac{1}{2}mv_2^2 = \frac{15}{2}mv_2^2$이다. 두 식을 나누면 $\frac{h_1}{h_2} = \frac{3}{5}$이다.

028. 연습   정답 ④

| 정답해설 |

p에서의 속력을 v_1, q에서의 속력을 v_2라고 하면, 역학적 에너지 보존의 법칙에 의해서 $mgh = \frac{1}{2}mv_1^2$이고, 높이 $2h$인 지점에서 속력은 $\sqrt{2}v_1$이다. 충격량은 운동량의 변화량과 같기 때문에 $F \cdot t = mv_2 - mv_1$이다. 역학적 에너지 보존의 법칙에 의해서 $\frac{1}{2}mv_2^2 = mg(2h) + \frac{1}{2}m(\sqrt{2}v_1)^2$에서 $v_2 = 2v_1$이다. 따라서 $2mg(t) = m(2v_1) - mv_1$에서 $t = \frac{mv_1}{2mg} = \frac{v_1}{2g} = \sqrt{\frac{h}{2g}}$이다.

I. 역학 4. 운동량과 충격량

029. 기본   정답 ③

| 자료해석 |

속도와 시간 그래프에서 기울기는 가속도를 의미하고 운동량과 시간의 그래프에서 기울기는 알짜힘을 의미한다. 두 경우 그래프의 기울기가 일정하면 등가속도 운동이다.

| 정답해설 |

ㄱ. 속도와 시간 그래프의 기울기가 직선(a)으로 일정하기 때문에 물체의 가속도는 일정하다. 따라서 물체는 등가속도 운동한다.

ㄴ. (가)에서 속도와 시간 그래프의 기울기는 $\dfrac{dv}{dt}$이기 때문에 가속도이다. (나)에서 운동량과 시간 그래프의 기울기는 $\dfrac{d(mv)}{dt}$인데 m이 일정하므로 $m\dfrac{dv}{dt}=ma=b$이므로 알짜힘이다. 따라서 $m=\dfrac{b}{a}$이므로 물체의 질량은 $\dfrac{b}{a}$이다.

| 오답해설 |

ㄷ. 물체에 작용하는 알짜힘의 크기는 (나) 그래프에서 운동량과 시간 그래프의 기울기이기 때문에 일정하다.

030. 기본   정답 ⑤

| 자료해석 |

평면의 충돌에서 운동량 보존의 직각 좌표계의 각각 운동량 보존의 법칙을 적용할 수 있다.

| 정답해설 |

ㄱ. y축 방향의 운동량 보존의 법칙을 적용하면 충돌 전은 0이고 A와 B의 질량이 같기 때문에
$0=v_A\sin30°-2\times\sin60°$ 이다.
따라서 $v_A=2\sqrt{3}\,\text{m/s}$이다.

ㄴ. 충돌 전 A의 속력을 v라 하고 x축 방향의 운동량 보존 법칙을 세우면 다음과 같다. (A와 B의 질량이 같기 때문에 소거하였다.)
$v=2\sqrt{3}\times\cos30°+2\times\cos60°=4\,\text{m/s}$ 이다.
따라서 충돌 전 A의 운동 에너지는 $\dfrac{1}{2}\times2\times(4)^2=16\,\text{J}$이다.

ㄷ. 충돌하는 동안 A가 받는 충격량과 B가 받는 충격량은 크기가 같고 방향이 반대이다. 따라서 B의 운동량 변화량이 $2\,\text{kg}\times(2\,\text{m/s})=4\,\text{N}\cdot\text{s}$이므로 충돌하는 동안 A가 받은 충격량의 크기는 $4\,\text{N}\cdot\text{s}$이다.

031. 기본   정답 ④

| 자료해석 |

평면에서 물체가 충돌하는 경우 x축과 y축의 운동량은 각각 보존된다.

| 정답해설 |

물체의 질량을 m이라고 하면 충돌 전 물체의 x축 방향 운동량 성분은 $3m$이고, y축 방향 운동량 성분은 $4m$이다. 충돌 후 x축 방향 운동량 성분은 $3m$이고, y축 방향 운동량 성분은 mv이다. 따라서 운동량 보존의 법칙에 의해 $4m = mv$이므로 $v = 4m/s$이다.

032. 기본 PLUS   정답 ①

| 정답해설 |

높이의 비가 $4h : h = 4 : 1$이므로 지면에서의 속도 비는 $v = \sqrt{2gh}$에서 $2 : 1$이다. 따라서 충돌 전 A의 속력을 $2v$라고 하면 B의 속력은 v이다. 충돌 후 A의 속력을 v_A라고 하고, B의 속력을 v_B라고 하면 운동량 보존의 법칙에 의해 $m(2v) + 3m(-v) = mv_A + 3mv_B$이므로 $v_A + 3v_B = -v$이고, 완전 탄성충돌이므로 $1 = -\dfrac{v_A - v_B}{2v - (-v)}$에서 $v_A - v_B = -3v$이다.

두 식을 연립하면 $v_A = -\dfrac{5}{2}v$, $v_B = \dfrac{1}{2}v$이므로 $v = \sqrt{2gh}$에 의해서 A와 B의 최고 높이 비는 속력의 제곱과 같다. 따라서 $25 : 1$이다.

033. 기본 PLUS   정답 ⑤

| 정답해설 |

A가 높이가 h인 곡면을 내려와서 충돌 전 속력은 $v_0 = \sqrt{2gh}$이다. B의 질량을 m_x라고 하고, 충돌 후 속력을 v라고 하면 $mv_0 = (m+m_x)v$이다. 충돌 후 지면까지 걸리는 시간은 $h = \frac{1}{2}gt^2$에서 $t = \sqrt{\frac{2h}{g}}$이므로 $vt = \frac{1}{3}h$에서 $v = \sqrt{\frac{g}{2h}} \times \frac{1}{3}h = \sqrt{\frac{gh}{18}}$이다. $mv_0 = (m+m_x)v$에 대입하여 정리하면 $m(\sqrt{2gh}) = (m+m_x)\sqrt{\frac{gh}{18}}$이므로 $\frac{m+m_x}{m} = 6$이다. 따라서 $m_x = 5m$이다.

034. 연습   정답 ①

| 정답해설 |

충돌 후 B의 x축 방향 속력을 v_{Bx}라고 하고, y축 방향 속력을 v_{By}라고 하면 y축 운동량 보존에 의해 $mv_A + 2mv_{By} = 0$에서 $v_{By} = -\frac{v_A}{2}$이다.

x축 운동량 보존은 $mv_0 - 2mv_0 = 2mv_{Bx}$이므로 $v_{Bx} = -\frac{1}{2}v_0$이다.

탄성 충돌이므로 에너지 보존의 법칙을 사용하면
$\frac{1}{2}mv_0^2 + \frac{1}{2}(2m)v_0^2 = \frac{1}{2}mv_A^2 + \frac{1}{2}(2m)(v_{Bx}^2 + v_{By}^2)$이다.

여기에 $v_{By} = -\frac{v_A}{2}$와 $v_{Bx} = -\frac{1}{2}v_0$를 대입하여 정리하면
$3v_0^2 = v_A^2 + 2(\frac{v_A^2}{4} + \frac{v_0^2}{4})$이다.

따라서 $v_A = \sqrt{\frac{5}{3}}v_0$이고, $v_B^2 = v_{Bx}^2 + v_{By}^2 = \frac{2}{3}v_0^2$이므로 $v_B = \sqrt{\frac{2}{3}}v_0$이고, $\frac{v_A}{v_B} = \sqrt{\frac{5}{2}}$이다.

035. 연습 정답 ②

| 정답해설 |

충돌 전 A의 속력을 v_0라고 하고 충돌 후 A와 B의 속력을 각각 v_A, v_B로 하며 충돌 전 A의 속도 벡터와 충돌 후 B의 속도 벡터가 이루는 예각을 θ라고 하자. 동일한 낙하시간 동안 A는 $\sqrt{3}d$, B는 d를 이동하므로 $v_A = \sqrt{3}v_B$이다. A와 B의 질량을 m_A, m_B라고 하면 운동량 보존의 법칙에 따라서 $m_A v_0 = m_B v_B \cos\theta$, $m_A v_A = m_B v_B \sin\theta$ 두 식을 제곱한 두 더하면 $m_A^2(v_0^2 + v_A^2) = m_B^2 v_B^2$이고 $v_A = \sqrt{3}v_B$를 대입하면 $m_A^2 v_0^2 = m_B^2 v_B^2 - 3m_A^2 v_B^2$이다. 여기서 $v_B^2 = \dfrac{m_A^2 v_0^2}{(m_B^2 - 3m_A^2)}$이다. 운동 에너지 보존의 법칙을 적용하면 $\dfrac{1}{2}m_A v_0^2 = \dfrac{1}{2}m_A v_A^2 + \dfrac{1}{2}m_B v_B^2$이고 여기에 $v_B^2 = \dfrac{m_A^2 v_0^2}{(m_B^2 - 3m_A^2)}$과 $v_A^2 = 3v_B^2 = \dfrac{3m_A^2 v_0^2}{(m_B^2 - 3m_A^2)}$를 대입하여 정리하면 $6m_A^2 + m_A m_B - m_B^2 = 0$이다. $(2m_A + m_B)(3m_A - m_B) = 0$이므로 $m_B = 3m_A$이다.
A와 B가 책상위에서 운동하는 시간을 t라고 하면 $L_1 = v_B \cos\theta \times t$, $L_2 = v_A t + v_B \sin\theta \times t$이고 $m_B = 3m_A$이므로 $m_A v_0 = m_B v_B \cos\theta$에서 $v_B \cos\theta = \dfrac{1}{3}v_0$,
$m_A v_A = m_B v_B \sin\theta$에서 $v_B \sin\theta = \dfrac{1}{3}v_A$이며
$v_A^2 = 3v_B^2 = \dfrac{3m_A^2 v_0^2}{(m_B^2 - 3m_A^2)} = \dfrac{1}{2}v_0^2$에서 $v_A = \dfrac{1}{\sqrt{2}}v_0$이고
$L_1 = \dfrac{1}{3}v_0 t$, $L_2 = \dfrac{4}{3}v_A t = \dfrac{2\sqrt{2}}{3}v_0 t$가 되어서 $\dfrac{L_2}{L_1} = 2\sqrt{2}$이다.

036. 연습 정답 ②

| 정답해설 |

A와 B는 충돌 후 같은 높이인 P에서 만났기 때문에 충돌 후 y방향 속력이 같다. 따라서 충돌 후 A와 B의 x방향 속력을 v_A, v_B y방향 속력을 v라고 하면 운동량 보존의 법칙에 따라서 $v_A = mv_B$, $1 = v + mv$이다. 충돌하는 순간부터 P에서 만날 때까지 걸린 시간을 t라고 하면 $vt = \dfrac{4}{3}L$이고 $v_A t + v_B t = 6L$이다. 두 식을 정리하면 $v_A + v_B = \dfrac{9}{2}v$이다. 따라서 $v_A = mv_B$, $1 = v + mv$과 연립하면 $v_A = \dfrac{9}{2}mv^2$, $v_B = \dfrac{9}{2}v^2$이다. 충돌 전과 충돌 후 운동에너지가 보존되므로 $\dfrac{1}{2} \times 1 \times 1^2 = \dfrac{1}{2} \times 1(v^2 + v_A^2) + \dfrac{1}{2} \times m(v^2 + v_B^2)$에서 $1 = v + \dfrac{81}{4}mv^3$이다. 그러므로 다시 $1 = v + mv$와 연립하여 정리하면 $v = \dfrac{2}{9}$ m/s이고, $m = \dfrac{7}{2}$ kg이다.

037. 연습   정답 ②

| 정답해설 |

P에서 Q까지 이동하는 동안 A의 운동에너지 증가량은 $E_{kA} = \frac{4}{5}(m_B g(2L)) = \frac{8}{5}m_B gL$이다. Q에서 R까지 A에서 높이 h만큼 감소한 중력 퍼텐셜 에너지 감소량은 A의 운동에너지 증가량과 같다. $\frac{9}{4}E_{kA} - E_{kA} = m_A gh$이고, $\frac{5}{4}E_{kA} = 2m_B gL$이다. 따라서 $m_A gh = 2m_B gL$이다. Q에서 A와 B의 속력이 같기 때문에 B의 Q에서 운동에너지는 $\frac{m_B}{m_A}E_{kA}$이다. A의 중력 퍼텐셜 에너지 감소량은 P에서 Q가 Q에서 R의 2배이고, 역학적 에너지 보존의 법칙을 적용하면 $m_A g(2h) = E_{kA} + \frac{5}{4}E_{kA} + \frac{m_B}{m_A}E_{kA}$이다. 따라서 $\frac{5}{4}E_{kA} = 2m_B gL$와 $m_A gh = 2m_B gL$를 대입하여 정리하면 $\frac{m_A}{m_B} = 4$이다.

038. 연습   정답 ①

| 정답해설 |

충돌 후 B의 속력을 $v_B{'}$라고 하면 운동량 보존의 법칙에 따라서 $3mv_A = mv_B{'}\cos\theta$이고, $mv_B = mv_B{'}\sin\theta + 3m \times 1$이므로 $\frac{mv_B{'}\sin\theta}{mv_B{'}\cos\theta} = \frac{mv_B - 3m}{3mv_A} = \frac{8}{9}$에서 $3v_B = 8v_A + 9$이다. 탄성 충돌이므로
$\frac{1}{2}(3m)v_A^2 + \frac{1}{2}mv_B^2 = \frac{1}{2}(3m)1^2 + \frac{1}{2}mv_B{'}^2$이다. 식을 정리하면 $3v_A^2 + v_B^2 = 3 + v_B{'}^2$이다. 그런데 $3mv_A = mv_B{'}\cos\theta$과 $mv_B = mv_B{'}\sin\theta + 3m \times 1$에서
$(v_B{'}\cos\theta)^2 + (v_B{'}\sin\theta)^2 = 9v_A^2 + v_B^2 - 6v_B + 9$이다.
$3v_A^2 + v_B^2 = 3 + v_B{'}^2$과 연립하면 $v_A^2 - v_B + 2 = 0$이다.
$3v_B = 8v_A + 9$을 대입하여 정리하면 $3v_A^2 - 8v_A - 3 = 0$에서 $v_A = 3$이고 $v_B = 11$이다. 따라서 $\frac{v_A}{v_B} = \frac{3}{11}$이다.

039. 기본　　　정답 ①

| 자료해석 |

도르래에 질량이 있거나, 도르래에 걸린 줄이 도르래에서 미끄러지지 않으면 도르래가 회전하면서 운동 에너지를 갖는다. 도르래에 걸린 장력이 도르래에 토크를 주기 때문이다. 토크를 무시한 문제와 본 문제의 차이점을 주의 깊게 이해하여야 한다. 또한 본 문제의 경우 가속도만 발문하고 있지만 질량 m인 물체의 속력은 역학적 에너지 보존으로 계산되어야 한다.
힘의 관점에서 도르래에 걸린 토크의 확인을 통해 물체의 가속도를 확인해야 하고, 역학적 에너지 관점에서는 도르래가 운동 에너지를 가지면서 물체의 속력을 알 수 있다.

| 정답해설 |

그림은 도르래 A와 물체 B에 작용하는 힘을 나타낸 것이다. 도르래와 물체 사이의 장력 T는 작용-반작용으로 크기가 서로 같다.

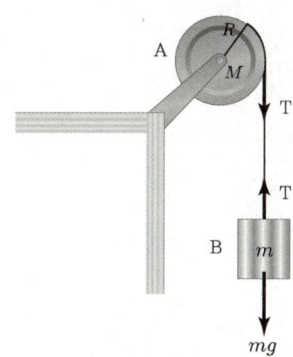

A에 작용하는 토크는 $\tau = TR = I\alpha$의 관계가 있다. B에 작용하는 알짜힘은 아래 방향을 +방향으로 잡으면
$\Sigma F = mg - T = ma$의 관계가 있다.

관성모멘트 $I = \frac{1}{2}MR^2$이고, 각가속도와 가속도는 줄이 도르래에서 서로 미끄러지지 않으면 $a = R\alpha$의 관계가 있으므로 토크는 $\tau = \frac{1}{2}MR^2 \frac{a}{R} = \frac{1}{2}MRa = RT$이 된다. 따라서 장력은 $T = \frac{1}{2}Ma$이고, 이 식을 B의 알짜힘 식에 대입하면 $mg - \frac{1}{2}Ma = ma$의 관계가 되므로 가속도는 $a = \dfrac{mg}{m + \frac{1}{2}M}$

이 된다.

040. 기본 PLUS　　　정답 ②

| 자료해석 |

도르래의 회전 관성을 고려하면 줄의 양단에 걸리는 장력에 차이가 생긴다. 이러한 장력의 차이로 인한 토크가 도르래의 각속력을 증가시킨다.

| 정답해설 |

질량이 m인 물체에 작용하는 장력을 T_1이라고 하면, $T_1 - mg = ma$이고, 질량이 $2m$인 물체에 작용하는 장력을 T_2라고 하면 $2mg - T_2 = 2ma$이다. 도르래에 작용하는 토크는 $(T_2 - T_1) \times R = (\frac{1}{2}mR^2)\alpha = \frac{1}{2}maR$이다.

따라서 연립하여 정리하면 $a = \dfrac{2}{7}g$이다.

041. 기본 PLUS 정답 ②

| 정답해설 |

각운동량 보존 법칙 $L_{계} = I\omega = const$에 의해 원판과 사람으로 이루어진 계의 각운동량은 (가)와 (나)가 같다.

$L_{계, 전} = (I_{원판} + mr^2) \times \omega$

$L_{계, 후} = (I_{원판} + m(2r)^2) \times \dfrac{\omega}{3}$

$(I_{원판} + mr^2) \times \omega = (I_{원판} + 4mr^2) \times \dfrac{\omega}{3}$

$\therefore I_{원판} = \dfrac{1}{2}mr^2$

042. 연습 정답 ②

| 정답해설 |

x가 최대가 되기 위해서는 빔 위에 놓인 물체가 빔과 접촉하는 두 부분 중 왼쪽 접촉 지점의 힘이 '0'이 되어야 하고 오른쪽 접촉 지점을 중심으로 돌림힘의 평형을 적용하면

$4mg(13L - x_1) + mg(13L - 9L) + 9mg\left(\dfrac{L}{2}\right) = 6mg(5L)$

에서 $x_1 = \dfrac{61}{8}L$이다.

x가 최소가 되기 위해서는 빔 위에 놓인 물체가 빔과 접촉하는 두 부분 중 오른쪽 접촉 지점의 힘이 '0'이 되어야 하고 왼쪽 접촉 지점을 중심으로 돌림힘의 평형을 적용하면

$4mg(12L - x_2) + mg(12L - 9L) = 9mg\left(\dfrac{L}{2}\right) + 6mg(6L)$

에서 $x_2 = \dfrac{21}{8}L$이다. 따라서 $x_1 - x_2 = \dfrac{61 - 21}{8}L = 5L$이다.

043. 연습   정답 ③

| 정답해설 |

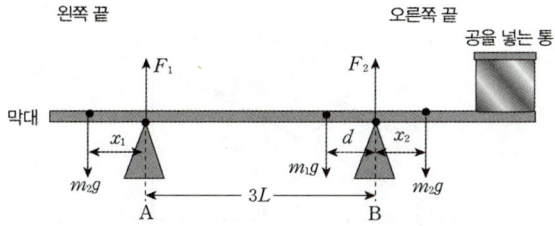

수평으로 평형을 유지하며 피에로가 공 위에 서 있을 수 있는 가장 왼쪽 지점은 A에서 x_1만큼 왼편에 있을 때이다.
이때 A를 기준으로 돌림힘의 평형을 고려하면
$m_2 g x_1 = m_1 g(3L-d)$이다. 그리고 오른쪽 지점은 B에서 x_2만큼 오른편에 있을 때 이므로 B를 기준으로 돌림힘의 평형을 생각하면 $m_2 g x_2 = m_1 g d$이다.
두 식을 더하면 $m_2 g(x_1+x_2) = m_1 g(3L)$인데 가장 왼쪽 지점에서 오른쪽 지점까지 거리는 $4L$이고 받침점 사이의 거리가 $3L$이므로 $x_1 + x_2 = L$이다. 따라서 $m_2 = 3m_1$이므로 $m_1 : m_2 = 1 : 3$이다.

044. 연습   정답 ⑤

| 정답해설 |

ㄱ. 왼쪽 받침대에 가해지는 힘이 0일 때 (가)와 (나)에서 모두 x가 최대가 된다. 따라서 물체 A의 부피를 V라고 하고 가운데 받침대를 기준으로 돌림힘의 평형을 적용하면
(가)에서는 $3mg \times (3L-x_1) = (2mg - \frac{1}{2}\rho g V) \times (3L)$
이고, 마찬가지로 (나)에서는
$3mg \times (3L-x_2) = (2mg - \rho g V) \times (3L)$이다.
두 식의 차이를 계산하면
$3mg \times (x_2 - x_1) = \frac{1}{2}\rho g V \times (3L)$이고 $x_2 - x_1 = \frac{1}{2}L$
이므로 $m = \rho V$이다.
따라서 A의 밀도는 $\frac{2m}{V} = \frac{2\rho V}{V} = 2\rho$이다.

ㄴ. $3mg \times (3L-x_1) = (2mg - \frac{1}{2}\rho g V) \times (3L)$에
$m = \rho V$를 대입하여 정리하면
$3\rho g V \times (3L-x_1) = (\frac{3}{2}\rho g V) \times (3L)$이므로
$3L - x_1 = \frac{3}{2}L$에서 $x_1 = \frac{3}{2}L$이다.

ㄷ. (가)에서 실이 A를 잡아당기는 힘은
$(2mg - \frac{1}{2}\rho g V) = \frac{3}{2}\rho g V$이고, (나)에서 실이 A를 잡아당기는 힘은 $(2mg - \rho g V) = \rho g V$이다. 따라서 실이 막대에 작용하는 힘의 크기는 (가)에서가 (나)에서의 $\frac{3}{2}$배이다.

045. 연습   정답 ③

| 정답해설 |

B의 속력을 v라고 하고 도르래의 각속력을 ω라 하면 A의 지면으로부터 높이는 $h\sin 30° = \dfrac{h}{2}$ 만큼 상승하기 때문에 역학적에너지보존의 법칙을 적용하면

$2mgh = \dfrac{1}{2}(2m)v^2 + \dfrac{1}{2}I\omega^2 + mg\left(\dfrac{h}{2}\right) + \dfrac{1}{2}mv^2$ 이다.

$\dfrac{1}{2}I\omega^2 = \dfrac{1}{2}\left(\dfrac{1}{2}mr^2\right)\omega^2 = \dfrac{1}{4}mv^2$ 이므로 식을 정리하면

$v = \sqrt{\dfrac{6gh}{7}}$ 이다.

046. 연습   정답 ①

| 정답해설 |

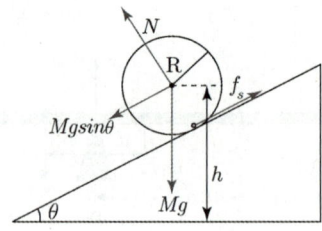

$Mg\sin\theta - f_s = Ma$ ······ ①

$\tau = Rf_s = I\alpha$. ······ ②

②식에 $a = \alpha R$, $\alpha = \dfrac{a}{R}$를 대입하여 정리하면

$\tau = Rf_s = I\dfrac{a}{R}$, $f_s = I\dfrac{a}{R^2}$ ······ ③

①식과 ③식을 정리

$Ma + I\dfrac{a}{R^2} = Mg\sin\theta$ ······ ④

④식을 정리하면

$a = \dfrac{g\sin\theta}{1 + \dfrac{I}{MR^2}} = \dfrac{g\sin\theta}{1 + \dfrac{\frac{1}{2}MR^2}{MR^2}} = \dfrac{2}{3}g\sin\theta$ ······ ⑤

역학적에너지 보존법칙을 이용 $K_f + U_f = K_i + U_i$

$\dfrac{1}{2}I w_f^2 + \dfrac{1}{2}Mv_f^2 = Mgh$ ······ ⑥

$w_f = \dfrac{v_f}{R}$, $I = \dfrac{1}{2}MR^2$ 을 ⑥식에 대입하여 정리

$v_f = 2\sqrt{\dfrac{gh}{3}}$ ······ ⑦

$f_s = I\dfrac{a}{R^2} = \dfrac{1}{2}Ma = \dfrac{1}{3}Mg\sin\theta$ ······ ⑧

ㄱ. ⑤식에서 알 수 있듯이 원판의 질량 중심에서의 선가속도의 크기는 $\dfrac{2}{3}g\sin\theta$이다.

| 오답해설 |

ㄴ. ⑧식에 의하면 원판과 바닥 사이의 마찰력의 크기는 $\dfrac{1}{3}Mg\sin\theta$이다. 질량이 2배가 되면 마찰력의 크기도 2배가 된다.

ㄷ. 원판의 바닥 도달 속력은 $2\sqrt{\dfrac{gh}{3}}$ 이므로, 원판의 질량이나 반지름과는 무관하다.

6. 원운동과 단진동

047. 기본   정답 ④

| 정답해설 |

단진동의 주기는 $2\pi\sqrt{\dfrac{m}{k}}$ 이다. 따라서 단진동의 진폭은 주기와 관계없으므로 ㄴ이고, 추의 질량은 ㄷ이며, 용수철 상수는 ㄱ이다.

048. 기본   정답 ②

| 정답해설 |

ㄴ. 진동 주기는 A가 B의 2배이고, 용수철 상수가 같기 때문에 질량은 $T=2\pi\sqrt{\dfrac{m}{k}}$ 에서 A가 B의 4배이다.

| 오답해설 |

ㄱ. 1초일 때 A는 운동 에너지가 최대이므로 평형점을 지난다. 따라서 이 지점에서 알짜힘은 '0'이므로 가속도의 크기도 '0'이다.

ㄷ. $\dfrac{1}{2}kx^2 = E_k$ 에서 $x \propto \sqrt{E_k}$ 이므로 단진동의 진폭은 A가 B의 $\sqrt{2}$ 배이다.

I. 역학

049. 기본   정답 ①

| 정답해설 |

ㄱ. 역학적 에너지 보존의 법칙에 따라 추의 속력이 최대가 되는 지점은 높이가 최소 일 때 이다. 따라서 추의 속력은 A에서 최대이다.

| 오답해설 |

ㄴ. B에 작용하는 알짜힘은 장력과 중력의 합력이다. 장력과 중력의 방향이 나란하지 않기 때문에 알짜힘은 0이 아니다.

ㄷ. B에서 A까지 이동하는데 걸린 시간은 주기의 $\frac{1}{4}$ 배이다. 주기는 $2\pi\sqrt{\frac{l}{g}}$ 이므로 걸린 시간은 $\frac{\pi}{2}\sqrt{\frac{l}{g}}$ 이다.

050. 기본   정답 ②

| 정답해설 |

ㄴ. Q에서 $\sqrt{2}\,r_0$에서 만유인력의 크기가 $2F_0$이므로 $2F_0 = G\dfrac{Mm_2}{(\sqrt{2}\,r_0)^2}$ 이고, 최대 거리(r)에서 만유인력이 F_0이므로 $F_0 = \dfrac{GMm_2}{r^2}$ 이다. 따라서 $r = 2r_0$이다.

| 오답해설 |

ㄱ. 만유인력이 $2F_0$일 때 P와 Q의 거리가 r_0, $\sqrt{2}\,r_0$이므로 $\dfrac{GMm_1}{r_0^2} = \dfrac{GMm_2}{(\sqrt{2}\,r_0)^2}$ 에서 $m_2 = 2m_1$이다.

따라서 $m_1 : m_2 = 1 : 2$이다.

ㄷ. P의 만유인력이 $2F_0$일 때 거리는 r_0이고, 만유인력은 거리제곱에 반비례하기 때문에 P의 최소거리는 만유인력이 $4F_0$이므로 거리는 $\dfrac{r_0}{\sqrt{2}}$ 이다.

따라서 장반경은 $\dfrac{1}{2}(1+\sqrt{2})r_0$이다. 마찬가지로 Q의 만유인력이 F_0일 때 거리는 $2r_0$이고, Q의 최소 거리는 만유인력이 $16F_0$이므로 거리는 $\dfrac{1}{2}r_0$이므로 장반경은 $\dfrac{5}{4}r_0$이다. $T \propto a^{3/2}$이므로 공전 주기는 Q가 P의 $2\sqrt{2}$ 배가 아니다.

051. 기본 정답 ⑤

| 정답해설 |

ㄱ. (가)에서 A에 작용하는 알짜힘 크기의 최댓값은 용수철이 최대한 늘어났을 때 값과 같다. 따라서 알짜힘 크기의 최댓값은 ks이다.

ㄷ. 역학적 에너지 보존의 법칙에 의해 운동 에너지의 최댓값은 A가 $\frac{1}{2}ks^2$이고, B가 $\frac{1}{2}(2k)s^2$이다. 따라서 B가 A의 2배이다.

| 오답해설 |

ㄴ. B의 주기는 $2\pi\sqrt{\dfrac{m}{2k}}$ 이므로 시간이 $\pi\sqrt{\dfrac{m}{2k}}$ 일 때 주기의 절반이 지났으므로 B는 최대한 압축된 위치에 있다.

052. 연습 정답 ⑤

| 정답해설 |

$\theta = 30°$이므로 C에서 수평면과 물체의 속도가 이루는 각도는 $30°$이다. C에서의 속력을 v라고 하면 A에서 낙하 거리가 $R\cos 30° = \dfrac{\sqrt{3}}{2}R$이고 역학적 에너지 보존의 법칙에 의해 $\dfrac{1}{2}mv^2 = \dfrac{\sqrt{3}}{2}mgR$에서 $v = \sqrt{\sqrt{3}\,gR}$이다. 수평 도달 거리는 $\dfrac{v^2\sin 2\theta}{g} = \sqrt{3} \times \dfrac{\sqrt{3}}{2}R = \dfrac{3}{2}R$이다.

053. 연습   정답 ④

| 정답해설 |

ㄴ. $\frac{1}{2}mv^2 = \frac{1}{2}kx^2$에서 $\frac{m}{k} = \frac{x^2}{v^2}$인데 $T = 2\pi\sqrt{\frac{m}{k}} = 2\pi\frac{x}{v}$이다. 따라서 진동 주기는 A가 B의 $\frac{2}{3}$배이다.

ㄷ. A의 주기를 T_A라고 하면 $T_A = 2\pi\frac{2x_0}{v_0} = \frac{4\pi x_0}{v_0}$이고 A는 T_A시간 마다 속도가 v_0가 된다. B의 주기는 $T_B = \frac{3}{2}T_A = \frac{6\pi x_0}{v_0}$이므로 A와 B가 동시에 속도가 v_0가 되는 최소 시간은 $t = 12\pi\frac{x_0}{v_0}$이다.

| 오답해설 |

ㄱ. $\frac{1}{2}mv^2 = \frac{1}{2}kx^2$에서 $m = \frac{kx^2}{v^2}$이다. 따라서 $m_A : m_B = \frac{k(2x_0)^2}{v_0^2} : \frac{2k(3x_0)^2}{v_0^2} = 2 : 9$이므로 물체의 질량은 A가 B의 $\frac{2}{9}$배이다.

054. 연습   정답 ①

| 정답해설 |

ㄱ. 가속도의 크기는 $G\frac{Mm}{r^2} = ma$에서 가속도의 크기는 반지름의 제곱에 반비례한다. 따라서 가속도의 크기는 b에서가 a에서보다 크다.

| 오답해설 |

ㄴ. $G\frac{Mm}{r^2} = \frac{mv^2}{r}$에서 $\frac{1}{2}mv^2 = \frac{GMm}{2r}$에서 운동에너지는 b에서가 a에서보다 크다. 따라서 운동 에너지는 a에서 b로 이동하는 동안 증가한다.

ㄷ. 타원 궤도의 긴반지름을 a라고 하면 $\frac{GMm}{a^2} = \frac{m(2\pi a)^2}{aT^2}$에서 $T^2 \propto a^3$이고 타원 궤도의 긴반지름은 P가 Q의 4배이며, Q의 공전 주기는 T이므로 P의 공전 주기는 $8T$이다. a와 행성을 연결한 직선과 b와 행성을 연결한 직선 그리고 위성이 운동하는 자취로 이루어진 면적은 전체 면적의 $\frac{1}{4}$배보다 크다. 따라서 면적 속도 일정의 법칙에 의해 a에서 b까지 이동하는 데 걸리는 시간은 $2T$보다 크다.

055. (연습) 정답 ①

| 정답해설 |

처음 평형 상태를 이루었을 때 $3mg = kL$이다. 끊어지고 나서 단진동의 주기는 $2\pi\sqrt{\dfrac{m}{k}} = 2\pi\sqrt{\dfrac{L}{3g}}$ 이다. A가 최고점에 처음으로 도달하는 순간은 주기의 절반이고 이 시간동안 B는 h 높이를 자유낙하한다. 따라서 $h = \dfrac{1}{2}g(\pi\sqrt{\dfrac{L}{3g}})^2$ 이므로 $h = \dfrac{\pi^2 L}{6}$ 이다.

056. (연습) 정답 ④

| 정답해설 |

추의 질량이 같으므로 실을 끊기 전 용수철이 늘어난 길이는 용수철 상수에 반비례한다. 따라서 늘어난 길이는 (가)에서가 (나)에서의 2배이다. 그리고 단진동할 때 주기는 $2\pi\sqrt{\dfrac{m}{k}}$ 이므로 주기는 A가 B의 2배이다. 이를 가장 적절하게 나타낸 그래프는 ④이다.

Ⅱ. 유체역학   7. 유체 정역학

057. 기본 PLUS 정답 ②

| 자료해석 |

부력의 크기는 잠긴 부피에 해당하는 유체의 질량에 중력가속도를 곱한 값으로 계산한다.

| 정답해설 |

얼음의 밀도를 ρ라고 하고 전체 부피를 V라고 하면 얼음에 작용하는 중력은 $\rho V g$이다. 얼음 전체 부피의 10%해당하는 부분이 수면 밖으로 돌출되어 있으므로 얼음에 작용하는 부력의 크기는 $\rho_0 (\frac{9}{10} V) g$이다. 알짜힘의 크기가 "0"이므로 $\rho V g = \rho_0 (\frac{9}{10} V) g$에서 $\rho = \frac{9}{10} \rho_0$이다.

058. 기본 정답 ④

| 정답해설 |

ㄱ. (가)에서 얼음의 부피를 V'이라고 하면 중력과 부력이 평형을 이루고 있으므로 $0.9 \rho g V' = \rho g (V' - V)$이다. 따라서 식을 정리하면 $0.9 V' = V' - V$에서 $V' = 10 V$이다.

ㄴ. (나)에서 곰의 질량을 m이라고 하면 얼음과 곰의 중력과 부력이 평형을 이루고 있으므로 $9 \rho g V + m g = 9.3 \rho g V$이다. 따라서 $m = 0.3 \rho V$이다.

| 오답해설 |

ㄷ. ㄴ에서 얼음과 곰의 중력과 부력이 평형을 이루고 있으므로 얼음에 작용하는 부력의 크기는 곰이 얼음에 작용하는 곰의 중력보다 크다.

059. 연습 　　　　　　　　　　　정답 ⑤

| 정답해설 |

대기압을 P_0라고 하면 (가)에서 B와 접촉한 피스톤과 유체의 경계지점을 기준으로 압력이 같기 때문에 $\frac{mg}{2S}+\rho gh+P_0=\frac{3mg-F}{S}+P_0$이다. 마찬가지 방법으로 (나)에서 B와 접촉한 피스톤과 유체의 경계지점을 기준으로 압력이 같기 때문에 $\frac{mg}{2S}+\rho g(3h)+P_0=\frac{3mg}{S}+P_0$이다. 이것을 정리하면 $\rho gh=\frac{5mg}{6S}$이고 $\frac{mg}{2S}+\rho gh=\frac{3mg-F}{S}$에 대입하면 $F=\frac{5}{3}mg$이다.

060. 연습 　　　　　　　　　　　정답 ④

| 정답해설 |

(가)에서 물체의 부피를 V라고 하면 수조의 무게($m_w g$)와 물체의 무게의 합(ρgV)은 $10N$이다. (나)에서 여기에 추가된 물의 무게는 $17N-10N=7N$이다. 따라서 물의 부피는 $1-V$이므로 $1-V=\frac{7}{10}$에서 $V=0.3L$이다. (다)에서 추가된 물의 무게는 $19N-17N=2N$이고 부피는 $0.2L$이며 이 부피는 물체가 수면위로 떠오른 부피와 같다. 따라서 물체가 물에 잠긴 부피는 $0.1L$이고 물체의 무게는 부력과 같다. 정리하면 $\rho\times 0.3\times g=1\times 0.1\times g$에서 $\rho=\frac{1}{3}(\text{kg}/\text{L})$이다.

Ⅱ. 유체역학

061. 연습 정답 ④

| 정답해설 |

a가 A를 당기는 힘의 크기를 T, A의 질량을 m_A 그리고 A의 부력을 f라고 하면 (가)에서 A는 평형을 이루고 있으므로 $f = m_A g + T$이고, (나)에서 A의 수면 위 부피는 감소한 물의 부피와 같기 때문에 $12d^3$이고, A는 평형을 이루고 있으므로 장력을 T'이라고 하면 $f - 12d^3 \rho g = m_A g + T'$이고 B는 $6\rho g d^3 = T' + \rho g d^3$에서 $T' = 5\rho g d^3$이다.
따라서 $f = 17\rho g d^3 + m_A g$에서 $f = m_A g + T$와 연립하면 $T = 17\rho g d^3$이다.

8. 유체 동역학

062. 기본 정답 ⑤

| 자료해석 |

연속 방정식에 따르면 단위 시간당 흐르는 물의 총량은 같기 때문에 면적과 유속의 곱은 일정하게 유지된다.

| 정답해설 |

ㄴ. 물의 속력은 연속 방정식에 의해서 A와 C에서 같다.
ㄷ. 베르누이 방정식에 따르면
$P_A + \frac{1}{2}\rho v_A^2 = P_C + \frac{1}{2}\rho v_C^2 + \rho g h$이고, 단면적이 같기 때문에 $v_A = v_C$이므로 A와 C에서의 압력차는 $\rho g h$이다.

| 오답해설 |

ㄱ. 베르누이 방정식에 따르면 $P_A + \frac{1}{2}\rho v_A^2 = P_B + \frac{1}{2}\rho v_B^2$인데, 연속 방정식 $v_A(2S) = v_B(S)$를 만족해야 하므로 $v_B = 2v_A$이다. 따라서 $P_A > P_B$이다.

063. 정답 ⑤

| 정답해설 |

ㄴ. 대기압을 P_0라고 하고 지면으로부터 높이를 x라고 하면 구멍을 나오는 순간 물의 속력은
$P_0 + \rho g(h-x) = P_0 + \frac{1}{2}\rho v^2$에서 $v = \sqrt{2g(h-x)}$ 이다. x의 높이만큼 자유 낙하하는 시간은
$x = \frac{1}{2}gt^2$에서 $t = \sqrt{\frac{2x}{g}}$ 이다.
따라서 수평 거리 L'은 $L' = \sqrt{4(h-x)x}$ 이다.
제곱근 안의 부분을 함수로 나타내면
$y = 4(h-x)x = 4(-x^2 + hx)$이고 그래프를 그리면 아래와 같다. 따라서 다른 조건은 그대로하고 P의 위치를 지면에서 $\frac{h}{2}$보다는 낮게 하면 L이 감소한다.

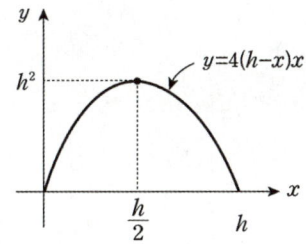

ㄷ. ㄴ에서 다른 조건은 그대로 하고 P의 위치를 지면에서 $\frac{h}{2}$보다는 높게 하면 L이 감소한다.

| 오답해설 |

ㄱ. ㄴ에서 ρ는 L과 관계가 없다.

064. 정답 ④

| 정답해설 |

Q에서의 속력을 v_Q라고하면 연속방정식에서 $4S(v) = S(v_Q)$에서 $v_Q = 4v$이다. P와 Q에서의 압력을 각각 P_1, P_2라고하면 베르누이 방정식에 의해서
$\frac{1}{2}\rho v^2 + P_1 = \frac{1}{2}\rho(4v)^2 + \rho g(2h) + P_2$이다. 그런데 대기압을 P_0라고 하면 $P_1 = P_0 + \rho g(2h)$이고, $P_0 = P_2 + \rho gh + 4\rho gh$이다. 따라서 식을 정리하면
$\frac{1}{2}\rho v^2 + P_0 + \rho g(2h) = \frac{1}{2}\rho(4v)^2 + \rho g(2h) + P_0 - 5\rho gh$이므로 $\frac{15}{2}\rho v^2 = 5\rho gh$에서 $v = \sqrt{\frac{2}{3}gh}$ 이다.

III. 열역학 9. 기체분자운동론

065. 기본   정답 ④

| 정답해설 |

ㄱ. 열평형 상태에 도달하기까지 A의 온도 감소량은 B의 온도 증가량의 3배이기 때문에 $T-\frac{2}{5}T=3(\frac{2}{5}T-T_B)$에서 $T_B=\frac{T}{5}$이다.

ㄷ. 질량은 A가 B의 2배이기 때문에
$2mc_A(\frac{3}{5}T)=mc_B(\frac{T}{5})$에서 $c_B=6c_A$이다.

| 오답해설 |

ㄴ. ㄷ에서 열용량의 비는 $2mc_A:m(6c_A)=1:3$이므로 열용량은 B가 A의 3배이다.

066. 기본   정답 ⑤

| 정답해설 |

A와 B를 통해 단위시간당 전달되는 열량은 같기 때문에
$\frac{k_A(70-60)L}{S}=\frac{k_B(60-30)L}{S}$이다. 따라서 $\frac{k_A}{k_B}=3$이다.

067. 기본   정답 ①

| 정답해설 |

ㄱ. A와 B가 열평형상태이므로 절대온도가 같다. 내부에너지는 A가 B보다 크기 때문에 몰수는 A가 B보다 크다.

| 오답해설 |

ㄴ. 절대 온도가 같기 때문에 기체 분자 1개의 평균 운동 에너지도 같다.

ㄷ. $\frac{1}{2}(2m)v_A^2 = \frac{1}{2}mv_B^2$ 이므로 $v_B = \sqrt{2}\,v_A$ 이다. 따라서 이상 기체 분자의 평균 속력은 B가 A의 $\sqrt{2}$ 배이다.

068. 기본   정답 ③

| 정답해설 |

ㄱ. A와 B는 몰수는 1몰로 같고, 부피와 온도도 같다. 이상기체 상태 방정식에 의해서 A와 B의 압력은 같다.

ㄴ. A와 B는 온도가 같다. 그리고 분자 1개의 평균 운동 에너지는 $\frac{3}{2}kT$ 이므로 분자 1개의 평균 운동 에너지는 A와 B가 같다.

| 오답해설 |

ㄷ. $E_{int} = \frac{1}{2}mv^2 = \frac{3}{2}kT$ 에서 $v = \sqrt{\frac{3kT}{m}}$ 이다. 따라서 기체 분자의 속력은 A가 B의 $\sqrt{2}$ 배이다.

069. 기본   정답 ①

| 정답해설 |

ㄱ. 질량이 같은 경우 기체분자의 평균속력은 절대온도의 제곱근에 비례한다. 따라서 A가 B보다 평균속력이 작기 때문에 온도는 A가 B보다 낮다.

| 오답해설 |

ㄴ. 온도가 같은 경우 기체분자의 질량은 평균속력의 제곱에 반비례한다. 따라서 A가 C보다 평균속력이 작기 때문에 기체 분자 1개의 질량은 A가 C보다 크다.

ㄷ. 온도는 C가 B보다 낮다. 따라서 기체 분자 1개의 평균 운동 에너지는 C가 B보다 작다.

070. 기본 PLUS   정답 ②

| 정답해설 |

ㄴ. 전달되는 열의 총량은 $1.25PV + 0.75PV = 2PV$이다.

| 오답해설 |

ㄱ. B는 등압 과정이므로 전달되는 열은 기체가 한 일($0.5PV$)와 내부 에너지 변화 ($0.75PV$)의 합인 $1.25PV$이고 A는 등적 과정이므로 B의 내부에너지 변화와 같은 $0.75PV$이다. 따라서 전달되는 열은 B가 A의 $\frac{5}{3}$배이다.

ㄷ. $P(0.5V) = R(\Delta T)$에서 $\Delta T = \frac{PV}{2R}$이다.

따라서 A와 B의 온도는 $T + \frac{PV}{2R}$이다.

071. 기본 PLUS　　　정답 ③

| 정답해설 |

등적 과정이므로 열역학 제1법칙은 $Q=\Delta U$이다.
저항에 공급되는 전기 에너지는 저항에 비례하고
($E=I^2Rt$) A와 B의 저항 값의 비는 1:2이므로
$\Delta U_A : \Delta U_B = 1:2$이다.

$\frac{3}{2} \times 1 \times R \times (T_A - T) : \frac{3}{2} \times 2 \times R \times (T_B - T) = 1:2$

$\therefore T_A = T_B$ 등적 과정에서 엔트로피 변화량은

$\Delta S = \frac{3}{2}nR\ln\frac{T_f}{T_i}$이다. 온도가 상승하는 동안 A와 B의 온도는 같고 몰수의 비는 1:2이다.
따라서 엔트로피 증가량의 비는 1:2이다.

072. 기본　　　정답 ③

| 정답해설 |

ㄱ. 기체의 압력은 온도와 분자 수가 같기 때문에 부피에 반비례한다. 따라서 기체의 압력은 A가 B보다 크다.

ㄴ. 기체분자 1개의 평균 운동 에너지는 $\frac{3}{2}kT$이다. 두 기체의 온도가 같기 때문에 기체분자 1개의 평균 운동 에너지는 A와 B가 같다.

| 오답해설 |

ㄷ. $v \propto \sqrt{\frac{E_k}{m}}$ 인데 $m_A : m_B = 1:2$이다.
따라서 $v_A : v_B = \sqrt{2} : 1$이다.

073. 기본 정답 ⑤

| 정답해설 |

ㄴ. A의 온도 변화는 100℃ − 30℃ = 70℃이고 물의 온도 변화는 30℃ − 16℃ = 14℃이다. 외부에서 열출입이 없기 때문에 (다)에서 A가 잃은 열량은 열량계 속의 물이 얻은 열량과 같다. 따라서 열용량은 온도 변화에 반비례하고 A의 열용량은 열량계 속의 물의 열용량보다 작다.

ㄷ. A와 물의 질량이 300g으로 같기 때문에 비열은 열용량에 비례한다. 따라서 비열은 A가 물보다 작다.

| 오답해설 |

ㄱ. ㄴ 참조

074. 기본 정답 ③

| 정답해설 |

ㄱ. (가)→(나)는 등압 과정이므로 온도는 부피에 비례한다. 온도는 (가)에서가 (나)에서의 $\frac{2}{3}$배이다. 기체분자의 평균 운동 에너지는 온도에 비례하기 때문에 (가)에서가 (나)에서의 $\frac{2}{3}$배이다.

ㄷ. (나)→(다) 과정은 등온 과정이고 부피가 증가하기 때문에 기체는 외부에 일을 한다.

| 오답해설 |

ㄴ. (가)→(나)는 등압 과정이므로 (가)에서의 압력을 P_0라고 하면 (나)에서의 압력도 P_0이다. 이상기체 상태 방정식에 의해 $P_0(\frac{3}{2}V_0) = P_{(다)}(2V_0)$이므로 $P_0 = \frac{4}{3}P_{(다)}$이다.

075. 연습   정답 ③

| 정답해설 |

ㄱ. t_0일 때, A의 온도가 B의 온도보다 크다. 따라서 내부 에너지는 A가 B보다 크다.

ㄷ. A에 열을 공급하기 때문에 A의 부피는 증가한다. 연결되어 있기 때문에 B의 부피는 감소하고 외부로부터 일을 받는다. 그런데 B의 온도가 일정해서 내부에너지 변화가 없기 때문에 B는 열을 외부로 방출한다.

| 오답해설 |

ㄴ. 처음 A와 B의 부피는 같고 ㄷ에서 A의 부피는 증가하고 B의 부피는 감소하기 때문에 t_0일 때, 부피는 B가 A보다 작다.

076. 연습   정답 ②

| 정답해설 |

ㄴ. (가)에서 열평형 상태를 이루고 있고 압력과 부피가 같기 때문에 A와 B의 몰수는 같다. (나)에서도 A와 B가 열평형을 이루고 있기 때문에 온도가 같다. 이상기체 상태 방정식에서 부피는 B가 A보다 작기 때문에 압력은 A가 B보다 작다.

| 오답해설 |

ㄱ. B는 외부에서 일을 받아서 부피가 감소하기 때문에 B의 내부 에너지는 증가하였다. 따라서 B이 온도가 상승하기 때문에 A와 B의 온도는 (가)에서가 (나)에서보다 낮다.

ㄷ. (가)에서 (나)로 변하는 과정에서 B가 외부로부터 일을 받아서 A와 B 모두 온도가 증가하였기 때문에 B가 받은 일은 A와 B의 내부에너지 증가량의 합과 같다.

077. 연습   정답 ①

| 정답해설 |

(가)에서 열평형 상태에서 $m_w c_w (30-20) = m c_A (80-30)$이고, (나)에서도 마찬가지로
$m_w c_w (50-20) = 2m c_B (100-50)$이다. 두 식을 나누면
$\frac{1}{3} = \frac{c_A}{2c_B}$이므로 $c_A : c_B = 2 : 3$이다.

078. 연습   정답 ④

| 정답해설 |

용수철 상수를 k, 용수철의 원래 길이를 L (가)와 (나)에서 용수철의 늘어난 길이를 L_1, L_2라고 하며 (가)에서 기체의 압력, 부피, 온도, 몰수를 각각 P_0, V_0, T_0, n이라 하고 (나)에서 기체의 압력, 부피, 온도를 각각 P, V, T라고 하자. 피스톤의 단면적을 S라고 하면 (가)에서
$P_0 V_0 = \frac{kL_1}{S} \times S(L+L_1) = kL_1(L+L_1)$이고 (나)에서도
$PV = kL_2(L+L_2)$이다. (가)에서 내부에너지는
$E = \frac{3}{2}nRT_0 = \frac{3}{2}kL_1(L+L_1)$이고 용수철에 저장된 탄성에너지는 $\frac{E}{9} = \frac{1}{2}kL_1^2$이다. 두 식을 나누면 $9 = \frac{3(L+L_1)}{L_1}$에서 $L = 2L_1$이다. (가)에서 (나)로 변하는 동안 기체가 피스톤에 한 일은 용수철의 퍼텐셜 에너지 증가량 $\frac{1}{2}k(L_2^2 - L_1^2)$과 같다. (가)에서 (나)로 변하는 동안 기체의 내부에너지 변화량은 $\frac{3}{2}nR(T-T_0) = \frac{3}{2}(PV - P_0V_0)$이고,
이것은 $\frac{8}{9}E - W = \frac{9}{2}kL_1^2 - \frac{1}{2}kL_2^2$과 같다. 따라서
$\frac{3}{2}(PV - P_0V_0) = \frac{9}{2}kL_1^2 - \frac{1}{2}kL_2^2$에 $P_0V_0 = kL_1(L+L_1)$, $PV = kL_2(L+L_2)$를 대입하여 정리하면
$\frac{9}{2}kL_1^2 - \frac{1}{2}kL_2^2 = 3kL_1L_2 + \frac{3}{2}kL_2^2 - \frac{9}{2}kL_1^2$이다.
$9L_1^2 - 3L_1L_2 - 2L_2^2 = 0$이므로 $L_2 = \frac{3}{2}L_1$이다. 기체의 내부에너지 변화는 $\frac{8}{9}E - W = \frac{9}{2}kL_1^2 - \frac{1}{2}kL_2^2 = E - \frac{E}{4} = \frac{3}{4}E$이다.
따라서 (나)에서 기체의 내부에너지는 $E + \frac{3}{4}E = \frac{7}{4}E$이다.

079. (연습) 정답 ③

| 정답해설 |

ㄱ. (나)에서 피스톤이 모두 정지하였으므로 A, B, C는 모두 압력이 같다.

ㄴ. A, B, C를 전체 계로 보면 (가)에서 (나)로 변하는 동안 기체가 외부에 한 일은 0이다. 따라서 기체의 내부 에너지 변화량은 기체에 가해진 열량 $2Q$와 같다.

| 오답해설 |

ㄷ. ㄴ에서 $2Q = \frac{3}{2}nR\Delta T = \frac{3}{2}(P_2 - P_1)V$이다. 따라서 $P_2 - P_1 = \frac{4Q}{3V}$이다.

080. (연습) 정답 ①

| 정답해설 |

(가)와 (나)에서 B의 압력을 각각 P_B, $P_B{'}$ (나)에서 온도를 T라고 하면 (가)에서 $P_B V_0 = RT_0$이고, (나)에서는 $P_B{'}(2V_0) = RT$이다. 용수철에 저장된 탄성력에 위한 퍼텐셜 에너지가 동일하기 때문에 (가)에서 늘어난 길이는 (나)에서 압축된 길이와 같다. 따라서 $Q_0 = \frac{1}{2}kl^2$이다. (가)와 (나)는 평형 상태를 유지하고 있기 때문에 피스톤의 단면적을 S라고 하면 $kl = (P_0 - P_B)S = (P_B{'} - P_0)S$이므로 $P_B + P_B{'} = 2P_0$이다. (가)에서 (나)로 변화하는 과정에서 $2lS = 2V_0 - V_0$이므로 $S = \frac{V_0}{2l}$이다.

$Q_0 = \frac{1}{2}kl^2 = \frac{V_0}{4}(P_0 - P_B) = \frac{V_0}{4}(P_B{'} - P_0) = \frac{1}{4}RT_0$,

$P_B{'} - P_B = \frac{2RT_0}{V_0} = \frac{2P_B V_0}{V_0} = 2P_B$에서 $P_B{'} = 3P_B$이고

$P_B + P_B{'} = 2P_0$에 대입하여 정리하면 $P_B = \frac{1}{2}P_0$,

$P_B{'} = \frac{3}{2}P_0$, $T = 6T_0$이다. 부피가 V_0에서 $2V_0$로 증가하는 동안 압력은 용수철 때문에 부피 변화에 비례한다. 따라서 그 동안 기체가 외부에 하는 일은

$\frac{1}{2}(P_B + P_{B'}) \times (2V_0 - V_0) = P_0 V_0 = 2RT_0$이다.

따라서 $Q = \frac{3}{2}R(T - T_0) \times 2 + 2RT_0 = 17RT_0$이다.

081. 연습 정답 ④

| 정답해설 |

대기압을 P_0, 피스톤의 단면적을 S라고 하면 (가)의 압력은 물체의 무게가 F이고, 수평면이 A에 작용하는 힘이 $\frac{1}{4}F$이며 용수철이 작용하는 힘은 $\frac{3}{4}F$이므로 $P_0 - \frac{3F}{4S}$이고, 마찬가지 방법으로 (나)의 압력은 $P_0 - \frac{2F}{3S}$이다. (가)의 내부 에너지는 $\frac{3}{2}(P_0 - \frac{3F}{4S})(SL) = 2FL$에서 $P_0 = \frac{25}{12}\frac{F}{S}$이다.

(나)에서 기체의 내부 에너지는 $\frac{3}{2}(P_0 - \frac{2F}{3S})(\frac{4}{3}SL)$이고, $P_0 = \frac{25}{12}\frac{F}{S}$를 대입하여 정리하면 $\frac{17}{6}FL$이다.

082. 연습 PLUS 정답 ①

| 정답해설 |

ㄱ. 기체분자 한 개가 한번 충돌할 때 충격량의 크기는 $F\Delta t = 2mv$이고, $\Delta t = \frac{2l}{v}$이므로 기체분자 한 개의 평균 충격력은 $2mv\frac{v}{2l} = \frac{mv^2}{l}$이다. 따라서 N개의 기체분자에 의한 평균 충격력은 $\frac{Nmv^2}{l}$이다.

| 오답해설 |

ㄴ. $P = \frac{F}{A} = \frac{Nmv^2}{Al}$이 된다.

ㄷ. 따라서 최종 결과는 $P = \frac{NkT}{V} = \frac{Nmv^2}{Al}$에 의해 $\frac{1}{2}mv^2 = \frac{1}{2}kT$가 된다. 따라서 $v = \sqrt{\frac{kT}{m}}$이다.

10. 열역학 법칙

083. 기본   정답 ②

| 정답해설 |

ㄴ. A와 C에서 압력이 일정하기 때문에 부피가 클수록 온도가 높다. 따라서 기체의 온도는 C에서가 A에서보다 높다.

| 오답해설 |

ㄱ. 기체가 한 일은 A → B 과정에서는 PV이고 B → C 과정에서는 $2PV$이다. 따라서 기체가 한 일은 A → B 과정에서와 B → C 과정에서가 같지 않다.

ㄷ. A → B 과정에서 기체에 공급한 열량은 Q이므로 A → B 과정에서 기체의 내부 에너지 변화량은 $\frac{3}{5}Q$와 같다.

084. 기본   정답 ③

| 정답해설 |

ㄱ. A → B 과정은 등압 과정이므로 기체가 흡수한 열량은 $PV + \frac{3}{2}PV = \frac{5}{2}PV$이다.

ㄴ. 단열 과정보다 등온 과정에서 압력이 더 크기 때문에 B → C 과정은 등온 과정이다. 따라서 엔트로피 변화량은 $\int_{2V}^{3V} \frac{PdV}{T} = \int_{2V}^{3V} \frac{nR}{V} dV = nR \ln \frac{3}{2} > 0$이다.

| 오답해설 |

ㄷ. B → C 과정은 등온 과정이므로 이상기체 상태 방정식에 의해 $P(2V) = P_C(3V)$이다. 따라서 $P_C = \frac{2}{3}P$이므로 D에서 기체의 압력은 $\frac{2}{3}P$보다 작다.

III. 열역학

085. 기본   정답 ②

| 정답해설 |

A의 온도를 T_A, B의 온도를 T_B라고 하면 내부 에너지 변화량은 (가)와 (나) 모두 $\frac{3}{2}R(T_B - T_A)$로 같다. 그래프의 면적이 한 일이기 때문에 기체가 한 일은 (가)에서가 (나)에서보다 크다. 따라서 내부 에너지 변화량은 같기 때문에 기체가 외부에서 받은 열량은 (가)에서가 (나)에서보다 크다.

086. 기본   정답 ⑤

| 자료해석 |

이상기체가 등온 과정으로 변할 때 기체에 가해지는 열량은 모두 외부의 일로 쓰이게 된다.

| 정답해설 |

ㄱ. A → B 과정은 등온 과정이므로 기체가 한 일은 기체가 흡수한 열량과 같다.

ㄴ. B → C 과정은 등적 과정이므로 기체가 방출한 열량은 내부 에너지 변화와 같다. 이상기체 상태 방정식과 등온 과정으로부터 $2P_0V_0 = nRT_B$이고, $P_0V_0 = nRT_C$이다. 따라서 B → C 과정에서 기체가 방출한 열량은 $\frac{3}{2}R(T_B - T_C) = \frac{3}{2}P_0V_0$이다.

ㄷ. 이상기체 상태 방정식으로부터 온도는 A가 D의 2배이다. 따라서 A → B에서 기체가 흡수한 열량($\int_{V_0}^{V} \frac{RT_A}{V} dV$)이 $2P_0V_0$이므로 C → D 과정에서 기체가 받은 일($\int_{V_0}^{V} \frac{RT_D}{V} dV$)은 P_0V_0이다.

087. 기본   정답 ⑤

| 자료해석 |

압력과 절대온도 그래프를 통해 부피의 변화를 추론하여 해결할 수 있다.

| 정답해설 |

ㄱ. 이상기체 상태 방정식에서 $V=\dfrac{nRT}{P}$라 할 수 있고 A → B 과정에서 온도는 일정하고 압력이 증가하므로 기체의 부피는 감소한다.

ㄴ. B → C 과정은 등압 과정이므로 기체가 하는 일은 $P\Delta V = nR(2T_0 - T_0) = RT_0$이고, 내부 에너지 변화는 $\dfrac{3}{2}RT_0$이므로 기체가 흡수한 열량은 $\dfrac{5}{2}RT_0$이다.

ㄷ. C → D 과정은 등온 과정이고 압력이 감소하므로 부피가 증가한다. 따라서 열량이 공급되어 기체가 외부에 일을 하는 과정이므로 기체의 엔트로피는 증가한다.

088. 기본   정답 ④

| 자료해석 |

압력과 부피의 그래프에서 기체가 한 일은 부피축과 그래프 사이의 면적과 같다.

| 정답해설 |

열량을 가하기 전 용수철이 원래 상태에서 변화된 길이를 x라고 하면 용수철에 저장된 탄성력에 의한 퍼텐셜 에너지는 $Q=\dfrac{1}{2}kx^2$이다. 그런데 열량을 가하기전 압력이 P_0이고, 열량을 가한 후 압력이 $2P_0$이므로 평형을 이루기 위해 탄성력은 2배가 되어야 한다. 따라서 용수철에 저장된 퍼텐셜 에너지는 열량을 가한 뒤 $4Q$가 되어야 하므로 기체가 용수철에 해주는 일은 $3Q$이다. 그런데 열량 $15Q$를 가하게 되면 그림 (나)에서 내부 에너지는 처음 내부 에너지의

$\Delta E = \dfrac{3}{2}(2P_0 V_A - P_0 V_0)$만큼 변화하고 기체가 하는 일은

$W = \dfrac{1}{2}(P_0 + 2P_0)(V_A - V_0)$이다.

따라서 $\dfrac{3}{2}(2P_0 V_A - P_0 V_0) : \dfrac{3}{2}P_0(V_A - V_0) = 12Q : 3Q$이므로 식을 정리하면 $V_A = \dfrac{3}{2}V_0$이다.

089. 기본   정답 ⑤

| 자료해석 |

이상기체의 $V-T$ 그래프에서 내부에너지 변화는 온도 변화로 계산하고 기체가 하거나 받는 일은 부피에 따른 압력의 변화로 해결할 수 있다.

| 정답해설 |

ㄴ. A→B와 C→D과정은 등적 과정이다. 따라서 기체가 외부에 하거나 받는 일은 없고 내부 에너지 변화만이 존재한다. 즉 A→B 과정에서 기체가 흡수한 열량은 내부 에너지 변화량인 $\frac{3}{2}nR(2T_0 - T_0)$이고 C→D 과정에서 기체가 방출한 열량은 내부 에너지 변화량의 절댓값과 같으므로 $\left|\frac{3}{2}nR(T_0 - 2T_0)\right|$이다. 따라서 A→B 과정에서 기체가 흡수한 열량과 C→D과정에서 기체가 방출한 열량은 같다.

ㄷ. D→A과정은 등온 압축 과정이므로 외부에서 일을 받은 만큼 열을 방출한다. 등온 과정일 때 엔트로피의 변화 $\Delta S = \frac{\Delta Q}{T}$이므로 $\Delta Q < 0$이므로 엔트로피로 감소한다.

보충설명

D→A 과정은 등온 과정이므로 기체의 열량은 기체가 한 일의 양과 같다.

$W = \int_{2V_0}^{V_0} \frac{nRT_0}{V} dV = -nRT_0 \ln 2 < 0$ 이므로 $Q < 0$

따라서 기체의 엔트로피는 감소한다.

| 오답해설 |

ㄱ. C의 압력을 P_C라고 하면 이상기체 상태 방정식으로부터 $\frac{P_0 V_0}{T_0} = \frac{P_C (2V_0)}{2T_0}$에서 $P_C = P_0$이다. 따라서 기체의 압력은 A와 C가 같다.

090. 기본   정답 ②

| 자료해석 |

$P-V$ 그래프에서 이상기체 상태 방정식을 이용하면 기체의 온도를 구할 수 있고, 기체의 열량은 기체의 일과 내부 에너지 변화로 구할 수 있다.

| 정답해설 |

ㄴ. B→C 과정에서 기체가 외부에 한 일은 $P-V$ 그래프에서 $\int P \cdot dV = \int_{V_0}^{3V_0} 2P_0 \cdot dV = 4P_0 V_0$이다.

| 오답해설 |

ㄱ. 이상기체 상태 방정식을 이용하면 $\frac{P_0 V_0}{T_0} = \frac{2P_0 V_0}{T_B} = nR$이므로 식을 정리하면 $T_B = 2T_0$이다.

ㄷ. A→B 과정에서 기체가 흡수한 열량은 $Q_1 = \Delta U = \frac{3}{2}(\Delta P)V = \frac{3}{2}P_0 V_0$이고, B→C 과정에서 흡수한 열량은 $Q_2 = W + \Delta U = 5P\Delta V = 10P_0 V_0$이다. 따라서 기체가 흡수한 열량은 B→C과정에서가 A→B 과정에서의 $\frac{20}{3}$ 배이다.

091. 기본   정답 ⑤

| 정답해설 |

ㄱ. 열기관은 고온에서 열을 공급받아서 저온으로 열을 방출한다. 그림에서 고온은 T_1이고, 저온은 T_2이다. 따라서 $T_1 > T_2$이다.

ㄴ. 고온에서 $3Q$의 열량을 받아 Q의 일을 하였다. 따라서 열효율은 $\dfrac{Q}{3Q} = \dfrac{1}{3}$이다.

ㄷ. 열역학 보존의 법칙에 따라 저온으로 방출한 열은 $3Q - Q = 2Q$이다.

092. 기본 PLUS   정답 ①

| 정답해설 |

ㄱ. B → C 과정은 등압 과정이므로 온도는 증가하고 따라서 부피도 증가하게 된다.

| 오답해설 |

ㄴ. C → D 과정은 등온과정이므로 압력과 부피는 반비례한다. 따라서 압력이 감소하므로 부피가 증가하여 엔트로피 변화량 $\Delta S = nR\ln\dfrac{V_D}{V_C}$는 (+)이 되고 엔트로피는 증가하게 된다.

ㄷ. 단원자 이상기체라 가정하면

$Q_{B \to C} = \dfrac{5}{2}nR(3T_0 - T_0) = 5nRT_0$

$Q_{D \to A} = \dfrac{5}{2}nR(T_0 - 3T_0) = -5nRT_0$이다.

따라서 B → C 과정에서 흡수한 열량은 D → A 과정에서 방출한 열량과 같다.

093. 정답 ②

| 자료해석 |

카르노 기관의 열효율은 $1 - \dfrac{T_C}{T_H}$로 계산할 수 있다.

| 정답해설 |

ㄴ. 고온과 저온이 각각 $5T_0$, $3T_0$이고, 카르노 기관이므로 이 기관의 열효율은 $1 - \dfrac{T_C}{T_H} = 1 - \dfrac{3T_0}{5T_0} = 40\%$이다. 그리고 열효율은 $\dfrac{W}{Q_H}$이므로 $W = 0.4 \times (5Q) = 2Q$이다.

| 오답해설 |

ㄱ. ㄴ 참조
ㄷ. 열역학 제2법칙은 열을 일로 전부 전환할 수 없다는 내용이다. 즉, 열효율은 1보다 작기 때문에 열기관의 종류를 바꾸어도 $W = 5Q$가 될 수 없다.

094. 정답 ④

| 자료해석 |

$P-V$ 그래프에서 기체가 하는 일은 그래프의 면적으로 계산할 수 있다. 만일 등압 과정이면 기체는 내부 에너지 변화와 일이 동시에 변하지만 등적 과정인 경우 기체의 내부 에너지만 변하게 된다.

| 정답해설 |

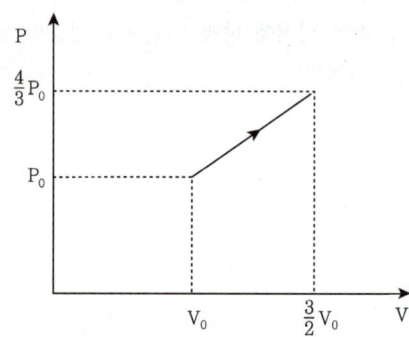

(가)에서 (나)로 변하는 동안 기체가 그리는 $P-V$ 그래프는 위와 같다. 단열된 피스톤이 내부 압력이 증가함에 따라 용수철을 압축시키면서 위로 움직이는데 이 때 외부 압력과 내부 압력의 차이에 해당하는 힘과 용수철이 평형을 이룬다. 용수철은 늘어난 길이에 비례하여 탄성력을 갖게 되고 피스톤의 면적이 일정하므로 늘어난 길이와 부피의 변화가 서로 비례하게 된다. 따라서 이상기체가 일정한 부피만큼 늘어나면 내부 압력도 비례하여 늘어나기 때문에 위의 그림처럼 직선 형태로 그래프가 그려진다. 그리고 $\dfrac{P_0 V_0}{T_0} = \dfrac{P' \dfrac{3}{2} V_0}{2T_0}$에서 $P' = \dfrac{4}{3} P_0$이다. 따라서 외부와 내부 압력 차이 만큼의 힘이 용수철에 작용하여 일정하게 늘어나므로 용수철의 탄성력에 의한 위치 에너지 증가량은 $\dfrac{1}{2}(\dfrac{4}{3} P_0 - P_0) \times (\dfrac{3}{2} V_0 - V_0) = \dfrac{1}{12} P_0 V_0$이다.

095. 연습   정답 ②

| 자료해석 |

실린더 내에 열을 공급하여 기체를 일정한 압력으로 팽창시키는 등압 팽창 과정을 문제화하였다.
본 문제의 경우 공급되는 열에너지가 축전기에 저장된 전기 에너지로 주어져 있다. 기본적인 풀이 과정은 등압 과정에서 $W=P\Delta V$, $Q=\Delta U+W$를 계산하여야 한다.

| 정답해설 |

축전기의 전기 에너지는 축전기 양단의 전하량 Q, 양단의 전압 V, 전기용량 C로 주어질 경우 $U=\frac{1}{2}CV^2=\frac{Q^2}{2C}$가 된다. 또한, 저항에서 단위 시간당 소모되는 전기 에너지 값은 $P=I^2R=\frac{V^2}{R}$이다. 피스톤이 ΔV만큼 팽창할 경우 투입된 열량은 $Q=\Delta U+W$에 의해

$$Q=\frac{1}{2}\alpha nR\Delta T+nR\Delta T$$

(α값은 기체의 에너지 자유도 값이다.)

ㄴ. 온도 변화 ΔT가 클수록 더 큰 열량 Q가 필요하다. 보다 큰 열량을 위해서는 축전기에 충전된 전기 에너지 $U=\frac{1}{2}CV^2=\frac{Q^2}{2C}$가 커야 한다. 따라서 정답이다.

| 오답해설 |

ㄱ. ΔV가 크다는 것은 이상기체가 더 많은 일을 해야 한다는 것으로 더 많은 열량 Q가 필요하다. 열량 Q를 결정하는 것은 축전기에 저장된 전기 에너지이다. 전기 에너지는 실린더 내의 저항과 관계하지 않고, 실린더에 투입되는 열량은 $U=\frac{1}{2}CV^2=\frac{Q^2}{2C}$와 관계한다.

ㄷ. 실린더 내 이상기체가 한 일 W와 내부 에너지 변화 ΔU의 합이 이상기체가 흡수한 열량으로 축전기에 저장된 전기 에너지와 같다.

096. 연습   정답 ④

| 자료해석 |

단열 압축 과정에 대한 문제이다. 열역학 제 1법칙에 의해 $\Delta U=-W$가 되므로 기체가 외부에 일을 하면($W>0$) 내부 에너지는 감소하고, 기체가 외부에서 일을 당하면($W<0$) 내부 에너지는 증가한다. 기체의 내부 에너지는 온도와 관계되므로 본 문제의 경우 압축을 통해 $W<0$이 되므로 온도는 증가한다. 또한 피스톤 P_1의 정지 위치는 A와 B의 압력이 같아지는 순간의 위치이다.

| 정답해설 |

ㄱ. 단열압축 되었으므로 $\Delta U=-W$에서 $W<0$이 되므로 $\Delta U>0$이다. 즉, 온도가 올라간다.

ㄴ. B 부분도 부피가 줄어드는 단열 압축 과정이다.
   $\Delta U=-W$에서 $W<0$이 되므로 $\Delta U>0$이다.

| 오답해설 |

ㄷ. 계의 외부에서 한 일 W는 추가 피스톤 P_2를 밀어내는 것이다. 이 양은 계의 전체 내부 에너지 증가를 가져온다. 즉, A의 내부 에너지 증가와 B의 내부 에너지 증가의 합이 W와 같다.

Ⅲ. 열역학

097. 연습   정답 ②

| 자료해석 |

$P-V$ 그래프 해석 능력을 묻는 문제이다. B는 단열 압축되는 과정임을 확인해야 한다. 또한 A와 B의 매순간 압력이 같고, 부피 변화가 같으므로 A 기체가 B에 한 일은 B 기체가 당한 일과 그 크기가 같다는 것을 확인하는 것이 중요하다.

| 정답해설 |

ㄷ. B는 단열 압축되므로 열역학 제 1법칙은 $Q_B = \Delta U_B + W_B$에서 $Q_B = 0$이 되고 내부 에너지 변화량은 $\Delta U_B = -W_B$이다. 따라서, B 기체가 당한 일의 크기를 확인하면 된다. A와 B는 시간에 따라 압력이 같고 부피 변화가 같으므로 A 기체가 한 일과 B 기체가 당한 일의 양이 같다 ($W_A = -W_B$). 따라서, A 기체의 일의 양(W_A)을 구하면 되는데, 그래프에서 $\frac{3}{2}P_0V_0$보다 작으므로 B의 내부 에너지 변화량도 $\frac{3}{2}P_0V_0$보다 작다.

| 오답해설 |

ㄱ. 열역학 제 1법칙에 의해 $Q_A = \Delta U_A + W_A$에서 부피가 팽창하므로 $W_A > 0$이다. 따라서, 내부 에너지 변화량은 A가 받는 열량보다 작다.

ㄴ. $P-V$그래프에서 온도는 이상기체 방정식에 의해 $PV = nRT$에 의해 PV값이다. 따라서, 매순간 B의 온도가 A보다 높다.

098. 연습 PLUS   정답 ⑦

| 자료해석 |

$T-S$ 그래프 해석에 대한 문제이다. 엔트로피는 상태 함수이므로 열역학적 과정에서 처음과 나중 상태만 중요하다. 또한 그래프의 밑면적이 열량 Q에 해당되는 것을 이해하는 것이 중요하다.

| 정답해설 |

ㄱ. 내부 에너지는 $\Delta U = \frac{3}{2}R\Delta T$이므로

$\Delta U = -\frac{3}{2}RT_0$이다.

ㄴ. 엔트로피 변화량은 $\Delta S = \int \frac{dQ}{T}$이므로 $T-S$ 그래프에서 열량 변화는 그래프의 밑면적을 나타낸다. 따라서 계산하면 $1.5T_0 \times 3S_0$이다.

ㄷ. 열역학 제 1 법칙은 $Q = \Delta U + W$에서 $W = Q - \Delta U$이므로 $W > 0$이다.

099. 정답 ④

| 정답해설 |

ㄱ. A → B과정은 등압 과정이고 이 과정에서 기체가 한 일은 $P\Delta V = nR\Delta T = RT_0$이다.

ㄴ. 등온 과정에서 기체가 흡수한 열량은 $Q = T\Delta S$이다.
  B → C : $Q = 2T_0 S_0$
  D → A : $Q = T_0 \times (-2S_0)$
따라서 B → C 과정에서 기체가 흡수한 열량과 D → A 과정에서 기체가 방출한 열량은 같다.

| 오답해설 |

ㄷ. $\Delta S_{B \to C} = R\ln \dfrac{V_C}{V_B} = S_0$

$\Delta S_{D \to A} = R\ln \dfrac{V_A}{V_D} = -2S_0$

$\therefore \left(\dfrac{V_C}{V_B}\right)^2 = \dfrac{V_D}{V_A}$

$V_A = V_0$, $V_B = 2V_0$ (등압)
$V_C = V_D$ (등적)
$\therefore V_C = 4V_0$

100. 정답 ②

| 정답해설 |

ㄴ. B → C 과정은 등적 과정이므로
$Q = \Delta U = \dfrac{3}{2} R\Delta T = \dfrac{9}{2} RT_0$이다.

| 오답해설 |

ㄱ. 단열 과정이므로 $P_A V_0^{\frac{5}{3}} = P_B (8V_0)^{\frac{5}{3}}$이 성립한다. 따라서 A의 압력은 B보다 32배 크다.

ㄷ. A → B → C 과정에서 엔트로피 변화량은 ΔS가 상태 함수이므로 A → C 과정의 변화량과 같다. A → C 과정은 등온 과정이므로

$\Delta S = \dfrac{nRT\ln \dfrac{V_f}{V_i}}{T} = R\ln 8 = 3R\ln 2$이다.

101. 기본 정답 ②

| 정답해설 |

ㄴ. 그림에서 주기는 P가 Q의 $\frac{1}{3}$배이다. 따라서 진동수는 P가 Q의 3배이다.

| 오답해설 |

ㄱ. 그림에서 P의 진폭은 A이다.

ㄷ. 속력이 동일하기 때문에 파장은 주기에 비례한다. 따라서 파장은 P가 Q의 $\frac{1}{3}$배이다.

102. 기본 정답 ④

| 정답해설 |

ㄱ. 파장, 진폭, 진동수가 각각 같은 두 파동이 서로 반대 방향으로 진행하므로 정상파를 형성한다.

ㄴ. 중첩된 파동의 파장은 (가)에서 2m이다.

| 오답해설 |

ㄷ. (나)에서 주기가 $4(s)$이다. 따라서 진동수는 $\frac{1}{4}$Hz이다.

103. 정답 ①

| 정답해설 |

음원 A에서 C가 관측하는 진동수는 $\dfrac{V}{V-v}f_0$이고 B에서 C가 관측하는 진동수는 $\dfrac{V}{V-2v}(\dfrac{8}{9}f_0)$이다.

$\dfrac{V}{V-v}f_0 = \dfrac{V}{V-2v}(\dfrac{8}{9}f_0)$를 정리하면 $v = \dfrac{1}{10}V$이다.

104. 정답 ⑤

| 정답해설 |

ㄱ. $f_B = \dfrac{v_0+v}{v_0+v}f_0 = f_0$ 이다.

ㄴ. $f_A = \dfrac{v_0-v}{v_0+v}f_0$ 이므로 $f_A < f_B$이다.

ㄷ. ㄴ에서 $f_A = \dfrac{v_0-v}{v_0+v}f_0$이므로 $v = \dfrac{f_0-f_A}{f_0+f_A}v_0$이다.

IV. 파동과 빛

105. 기본 정답 ②

| 정답해설 |

도플러 효과에 의해서 $f_1 = \dfrac{v-0.4v}{v}f_0 = 0.6f_0$ 이고, 마찬가지로 $f_2 = \dfrac{v-0.8v}{v-0.4v}f_0 = \dfrac{1}{3}f_0$ 이다. 따라서 $f_1 - f_2 = \dfrac{18}{30}f_0 - \dfrac{10}{30}f_0 = \dfrac{4}{15}f_0$ 이다.

106. 기본 정답 ②

| 자료해석 |

파동의 진폭 주기 파장이 같은 두 파동이 서로 반대 방향으로 이동하여 간섭현상을 일으키면 정상파를 형성한다.

| 정답해설 |

(가)에서 (나)의 상태로 이후 (가)와 반대 모습이 나타나고 다시 (나)의 모습이 나타난 후 원래 (가)의 모습이 될 때까지가 한 주기이므로 주기는 $4t_0$이다. 그리고 (가)에서 파장은 $\dfrac{2}{3}L$ 이므로 파동의 전달 속력은 $v_0 = \dfrac{2/3L}{4t_0} = \dfrac{L}{6t_0}$ 이다.

107. 기본　　　　　정답 ④

| 자료해석 |

현에서 파동의 전달 속력은 줄 장력의 제곱근에 비례하고 줄 선밀도의 제곱근에 반비례한다.

| 정답해설 |

ㄱ. A의 정상파 파장은 $2L$이고, B의 정상파 파장은 L이다. 따라서 줄에서 정상파의 파장은 A가 B의 2배이다.

ㄷ. B와 C의 파동의 전달 속력은 같고, 파장은 C가 B의 2배 이므로 $f = \dfrac{v}{\lambda}$에서 C의 진동수는 $\dfrac{f_0}{2}$이다. 진동수의 비가 $4:1$이므로 A는 C보다 두 옥타브 높은 음을 발생시킨다.

| 오답해설 |

ㄴ. $v_1 = 2L(2f_0) = 4Lf_0$이고, $v_2 = Lf_0$이므로 $v_1 = 4v_2$이다.

108. 기본　　　　　정답 ③

| 자료해석 |

파동의 전달 속력 파장 진폭이 모두 같고 방향만 반대인 두 파동이 만나 간섭 현상을 하면 정상파가 형성된다.

| 정답해설 |

ㄱ. (가)에서 파장이 $4\,\text{cm}$이고 전달 속력이 $1\,\text{cm/s}$이므로 $v = \lambda f$에서 진동수는 $0.25\,\text{Hz}$이다.

ㄴ. 2초 후 $x = 0$에서 두 파동은 보강 간섭을 하여 배가 형성된다. 따라서 다음 배가 형성되는 위치는 파장의 절반인 $-2\,\text{cm}$이므로 배와 배 사이의 중간인 $x = -1\,\text{cm}$는 정상파의 마디가 형성된다.

| 오답해설 |

ㄷ. $t = 4$초일 때 $x = 2$에서 두 파동은 ㄴ과 마찬가지로 보강 간섭을 하여 배가 형성되기 때문에 (나)와 같은 모습이 관찰되지 않는다.

IV. 파동과 빛

109. 기본   정답 ④

| 자료해석 |

변위와 시간의 그래프에서 한 패턴이 나타나는 시간이 주기이다.

| 정답해설 |

ㄱ. (가)에서 진동 방향과 파동의 진행 방향이 서로 수직이기 때문에 횡파이다.

ㄷ. P 점의 변위가 0초부터 1초까지 변위가 양(+)의 부호를 나타내므로 P점의 오른편에 있는 부분이 P 쪽으로 이동하였다. 따라서 파동의 진행 방향은 $-x$ 방향이다.

| 오답해설 |

ㄴ. (나)에서 한 패턴이 나타나는 시간이 2초이므로 주기가 2초이고 진동수는 주기의 역수인 $\frac{1}{2}$ Hz이다.

110. 기본   정답 ①

| 정답해설 |

ㄱ. 관 안에서 공명이 일어나기 때문에 소리의 세기가 갑자기 커진다.

| 오답해설 |

ㄴ. 진동수가 f_2일 때 $\frac{\lambda_2}{2}=12\text{cm}-4\text{cm}=8\text{cm}$ 이므로 ㉠은 $12\text{cm}+8\text{cm}=20\text{cm}$ 이다.

ㄷ. 진동수가 f_1 일 때 $\frac{\lambda_1}{2}=11\text{cm}-5\text{cm}=6\text{cm}$ 이고 진동수는 파장에 반비례하므로 $f_1 : f_2 = \frac{1}{12} : \frac{1}{16} = 4 : 3$이다.

111. 기본   정답 ④

| 정답해설 |

ㄱ. S_1과 S_2에서 P까지의 길이는 모두 2.5λ이다. 따라서 S_1, S_2에서 P까지의 두 수면파의 경로차는 "0"이다.

ㄷ. $t=0$일 때 P는 두 수면파는 모두 골의 위치이므로 진폭을 A라고 하면 높이는 $-2A$이다. $t=\dfrac{T}{2}$일 때 P는 두 수면파는 모두 마루의 위치가 되므로 높이는 $2A$이다. 따라서 P에서 수면의 높이는 $t=\dfrac{T}{2}$초일 때가 $t=0$일 때보다 높다.

| 오답해설 |

ㄴ. ㄷ에서 $t=0$일 때 P에서 수면의 높이는 $-2A$이고, Q는 상쇄 간섭이 일어나므로 수면의 높이는 "0"이다. 따라서 $t=0$일 때 수면의 높이는 P에서가 Q에서보다 낮다.

112. 기본   정답 ①

| 정답해설 |

ㄱ. P는 상쇄 간섭이 일어나는 지점이므로 시간에 따라 변위의 변화가 생기는 (나)는 Q의 변위를 나타낸 것이다.

| 오답해설 |

ㄴ. (나)에서 주기는 4초이고 S_1과 S_2 사이의 거리는 2λ이므로 $\lambda=0.5\,\mathrm{m}$이다.

따라서 수면파의 속력은 $\dfrac{0.5}{4}=0.125\,\mathrm{m/s}$이다.

ㄷ. S_1, S_2로부터의 경로차는 P에서는 $2\lambda-2\lambda=0$이고, Q에서는 $3\lambda-1.5\lambda=1.5\lambda$이므로 P에서가 Q에서보다 작다.

IV. 파동과 빛

113. 기본 　　　　　　　　　　정답 ①

| 정답해설 |

ㄱ. 정상파의 진폭은 두 파동이 보강 간섭을 할 때이므로 $2A$이다.

| 오답해설 |

ㄴ. P점에서 주기(T)의 절반이 지난 후 두 파동은 만나기 시작한다. 이때 두 파동의 간섭에 의한 변위는 0이다. 만난 뒤 $\frac{T}{4}$만큼의 시간이 지나면 왼편의 파동의 변위는 $+A$이고, 오른편의 파동은 $-A$가 된다. 따라서 점 P에서 상쇄 간섭이 일어난다.

ㄷ. 이 파동의 파장은 그림에서 $4d$이므로 주기는 $\frac{4d}{v}$이다. 한 주기 만큼 시간이 지난 뒤 R에서의 왼편의 파동의 변위는 $-A$이고, 오른편의 파동의 변위는 $-A$이다. 따라서 점 R에서 정상파의 변위는 $-2A$이다.

114. 기본 　　　　　　　　　　정답 ②

| 정답해설 |

음원의 수평면에서의 속력을 v라고 하면 측정된 음파의 진동수가 $\frac{17}{16}f_0$이므로 $\frac{17}{16}f_0 = \frac{340}{340-v}f_0$에서 $v = 20\,\mathrm{m/s}$이다.

역학적 에너지 보존의 법칙에 따라 $\frac{1}{2}mv^2 = mgh$에서 $h = \frac{v^2}{2g} = 20\,\mathrm{m}$이다.

115. 기본 정답 ②

| 정답해설 |

ㄴ. A의 파장은 $\lambda_A = 2L$이고, B의 파장은 L이므로 $v_A = 2L(2f_0) = 4f_0 L$이고, $v_B = L(3f_0) = 3Lf_0$이다. 따라서 $\dfrac{v_A}{v_B} = \dfrac{4}{3}$이다.

| 오답해설 |

ㄱ. ㄴ 참조

ㄷ. 줄에서의 진동은 횡파이므로 줄을 따라 진행하는 파동의 진행 방향은 줄의 진동 방향과 직각이다.

116. 연습 정답 ⑤

| 정답해설 |

ㄱ. a는 S_1과 S_2에서 경로차가 0인 위치에서 가장 가까운 보강 간섭위치이다. 따라서 S_1에서 a까지 거리는 S_1에서 b까지 거리보다 λ만큼 짧다.

ㄴ. S_2의 오른쪽에 위치한 보강간섭은 ㄱ과 유사하게 경로차가 4λ이다. 따라서 이곳의 경로차는 $\dfrac{3}{2}L - \dfrac{1}{2}L = L$이므로 $L = 4\lambda$이다.

ㄷ. c는 S_1과 S_2에서 경로차가 0인 위치에서 세번째로 가까운 보강 간섭위치이다. 따라서 S_1, S_2에서 c까지 경로차는 3λ이다.

117. 연습   정답 ④

| 정답해설 |

ㄴ. B의 주기는 (나)에서 $10^{-3}(s)$이다. 따라서 진동수는 1000 Hz이다.

ㄷ. A의 주기는 (나)에서 $\frac{3}{2} \times 10^{-3}(s)$이다. 따라서 진동수는 $\frac{2}{3} \times 1000$ Hz이므로 B가 A보다 높은 소리를 발생시킨다.

| 오답해설 |

ㄱ. (가)에서 정상파의 모습에서 A의 파장은 60 cm이다.

118. 연습   정답 ④

| 정답해설 |

음속을 v_0, A의 속력을 v_A라고 하면 $\frac{1}{T} = \frac{v_0}{v_0 - v_A}(\frac{v_0}{\lambda_0})$이고, $v_A = \frac{\lambda_0}{4T}$이다.

따라서 식을 정리하면 $\frac{\lambda_0}{4v_A}v_0^2 = (v_0 - v_A)\lambda_0$이므로 $v_0^2 = 4v_0 v_A - 4v_A^2$이고 $4v_A^2 - 4v_A v_0 + v_0^2 = (2v_A - v_0)^2 = 0$

에서 $v_A = \frac{v_0}{2}$이다. A가 측정한 B의 진동수는

$\frac{n_1}{t} = \frac{v_0 + \frac{1}{2}v_0}{v_0}(\frac{v_0}{\lambda_0}) = \frac{3}{2}(\frac{v_0}{\lambda_0})$이고, B가 측정한 A의 진동수는 $\frac{n_2}{t} = \frac{v_0}{v_0 - \frac{1}{2}v_0}(\frac{v_0}{\lambda_0}) = 2(\frac{v_0}{\lambda_0})$이다.

따라서 $n_1 : n_2 = \frac{3}{2} : 2 = 3 : 4$이다.

119. 정답 ④

| 자료해석 |

스넬의 법칙에 따르면 굴절률과 파장, 속력은 반비례한다.

| 정답해설 |

ㄱ. 굴절하는 동안 진동수가 일정하기 때문에 $v = \lambda f$이다. 따라서 파장은 매질 I이 크기 때문에 속력은 I에서가 II에서 보다 크다.

ㄷ. 스넬에 법칙에 따라서 I에 대한 II의 굴절률은 $n_{12} = \dfrac{n_2}{n_1} = \dfrac{\lambda_1}{\lambda_2}$이다.

| 오답해설 |

ㄴ. 파동이 굴절률이 다른 매질의 경계면에서 굴절하는 경우 입사 전과 굴절 후 진동수의 변화는 없다.

120. 정답 ①

| 자료해석 |

음원이 관찰자를 향해 움직이는 경우 음파의 속도는 변함이 없으나 파장이 짧아진다. 따라서 관찰자는 높은 진동수의 음원이 관측된다.

| 정답해설 |

관찰자가 듣는 파장은 원래 음원의 파장 $\lambda' = vT$보다 같은 시간 음원이 이동하는 거리 $v_s T$만큼 짧은 파장을 관측하게 된다. 따라서 $\lambda = vT - v_s T$이고, 소리의 진동수는 $v = \lambda f$에서 $f = \dfrac{v}{\lambda} = \dfrac{v}{vT - v_s T} = \dfrac{1}{T}\left(\dfrac{v}{v - v_s}\right)$이다.

따라서 정답은 ①이다.

121. 정답 ③

| 자료해석 |

공기분자의 변위가 최소인 마디 부분에서 압력의 변화는 배가 된다.

| 정답해설 |

ㄷ. f가 증가하면 V가 일정하므로 λ가 짧아진 정상파가 만들어 진다. 따라서 관 내의 공기 진동이 최소가 되는 점(마디)의 수가 증가한다.

| 오답해설 |

ㄱ. 공기분자가 진동하는 점이 정상파의 배가 되고 이웃하는 배 사이의 거리가 반파장이므로 $\lambda = L$이다.

ㄴ. 공기분자가 진동하는 배 부분에서는 압력 진동의 마디가 된다. 따라서 압력은 일정하게 유지된다.

122. 정답 ②

| 정답해설 |

오른쪽 귀와 왼쪽 귀를 연결한 선과 파면이 이루는 각도가 θ이므로 왼쪽 귀에 도달하는 음파는 오른쪽 귀에 도달하는 음파보다 $D\sin\theta$의 거리를 더 진행한다. 공기 중에서 음파의 속력을 v라고 하면 이때 걸리는 시간은 $t_0 = \dfrac{D\sin\theta}{v}$라고 할 수 있다. 마찬가지 방법으로 물속에서 왼쪽 귀에 도달하는 음파는 오른쪽 귀에 도달하는 음파보다 D의 거리를 더 진행한다. 물속에서 음파의 속력은 $4v$이므로 $t_0 = \dfrac{D}{4v}$라고 할 수 있다. 따라서 $\dfrac{D\sin\theta}{v} = \dfrac{D}{4v}$라고 할 수 있으므로 $\sin\theta = \dfrac{1}{4}$이다.

123. 정답 ③

| 정답해설 |

ㄷ. 시간 T 동안 처음 발사된 파면이 vT의 거리를 움직이면 그 사이 음원은 $v_s T$의 거리만큼 관측기로부터 멀어진다. 따라서 D에서 관측되는 파동의 파장(λ')은 $vT+v_s T$이다. D에서 관측되는 파동의 속력은 매질의 상태가 변하지 않았으므로 정지했을 때 파동의 속력 v와 같다. 따라서 D에서 관측되는 파동의 진동수는 $\lambda' f' = v$에서 $f' = \dfrac{v}{(v+v_s)T}$이다.

| 오답해설 |

ㄱ. ㄷ에서 관측기로부터 멀어지기 때문에 D에서 관측되는 파동의 파장은 $vT+v_s T$이다.

ㄴ. ㄷ 참조

124. 정답 ②

| 정답해설 |

움직이는 박쥐에 의해서 벽에서 관측되는 진동수는 $\dfrac{v}{v-v_0}f_0$이다. 다시 반사되어 박쥐가 관찰하는 진동수는 벽이 $\dfrac{v}{v-v_0}f_0$의 진동수를 생성하는 음원이 되고 박쥐가 관측기로 생각할 수 있기 때문에 $\dfrac{v+v_0}{v}\times(\dfrac{v}{v-v_0}f_0)=f$이다.

따라서 $\dfrac{f}{f_0}=\dfrac{v+v_0}{v-v_0}$이다.

IV. 파동과 빛

125. 연습
정답 ⑤

| 정답해설 |

ㄱ. 유리판을 넣어 물의 깊이가 달라진 영역에서 속력이 달라지므로 물결파의 굴절이 일어난다.

ㄴ. B에서가 파장이 크므로 속력이 A보다 빠르다. 따라서 스넬의 법칙에 따라 $\theta_B > \theta_A$이다.

ㄷ. f_0일 때 $\dfrac{\sin\theta_A}{\sin\theta_B} = \dfrac{\lambda_0}{3\lambda_0/2}$이고, $2f_0$일 때 $\dfrac{\sin\theta_A}{\sin\theta_B} = \dfrac{\lambda_0/2}{㉠}$

이므로 두 식을 정리하면 ㉠은 $\dfrac{3}{4}\lambda_0$이다.

12. 빛

126. 기본
정답 ②

| 정답해설 |

ㄴ. 굴절률은 입사각이 동일할 때 굴절각의 사인값에 반비례하기 때문에 굴절률은 B가 A보다 크다. P의 파장은 굴절률에 반비례한다. 따라서 P의 파장은 A에서가 B에서보다 크다.

| 오답해설 |

ㄱ. ㄴ 참조

ㄷ. P의 진동수는 매질에 따라 달라지지 않는다. 따라서 P의 진동수는 A와 B에서 같다.

127. 기본 정답 ⑤

| 정답해설 |

(가)에서 입사각이 굴절각 보다 작기 때문에 $n_{\mathrm{I}} > n_{\mathrm{II}}$ 이다.
(나)에서도 입사각이 굴절각 보다 작기 때문에 $n_{\mathrm{II}} > n_{\mathrm{III}}$ 이다.
따라서 $n_{\mathrm{I}} > n_{\mathrm{II}} > n_{\mathrm{III}}$ 이다.

128. 기본 정답 ③

| 정답해설 |

ㄱ. 렌즈의 초점 거리를 f 라고 하면 $\dfrac{1}{20} + \dfrac{1}{(L-20)} = \dfrac{1}{f}$ 이고, $\dfrac{1}{80} + \dfrac{1}{(L-80)} = \dfrac{1}{f}$ 이다.
$\dfrac{L}{(80)(L-80)} = \dfrac{L}{(20)(L-20)}$ 에서 $L = 100$ 이다. 따라서 $\dfrac{1}{20} + \dfrac{1}{80} = \dfrac{1}{f}$ 에서 $f = 16\text{ cm}$ 이다.

ㄴ. $x = 20$ 일 때 상까지의 거리가 양수값이다. 따라서 ㉠은 도립상이다.

| 오답해설 |

ㄷ. $x = 80$ 일 때 배율은 $\dfrac{20}{80} = \dfrac{1}{4}$ 배이다.

IV. 파동과 빛

129. 기본 PLUS 정답 ①

| 정답해설 |

반사광이 편광되기 때문에 Brewster 각으로 입사하고 굴절각과 반사광은 수직하다.
따라서 $\theta + 60° = 90°$이다. 정리하면 $\theta = 30°$이다.
유리의 굴절률을 n이라고 하면 스넬의 법칙에 따라
$\dfrac{\sin 60°}{\sin 30°} = \dfrac{n}{1}$이다. 따라서 $n = \sqrt{3}$이다.

130. 기본 PLUS 정답 ③

| 정답해설 |

반사광의 반사각은 입사각과 같기 때문에 θ_B이다. 따라서 $\theta_r = 90° - \theta_B$로 나타낼 수 있다. 여기서 스넬의 법칙을 적용하면 공기의 굴절률은 1이고, 물질의 굴절률은 $\sqrt{3}$이기 때문에 $\dfrac{1}{\sqrt{3}} = \dfrac{\sin \theta_r}{\sin \theta_B} = \dfrac{\sin(90° - \theta_B)}{\sin \theta_B}$이다.
식을 정리하면 $\theta_B = 60°$이다.
$\theta_r = 90° - \theta_B$이고, $\theta_B = 60°$이므로 $\theta_r = 30°$이다.
따라서 $\theta_B - \theta_r$는 $30°$이다.

131. 기본   정답 ①

| 자료해석 |

파동이 다른 매질로 진행하면 굴절 현상이 일어난다. 이때 파동의 속도와 파장은 매질의 굴절률에 반비례하고 진동수는 변함이 없다.

| 정답해설 |

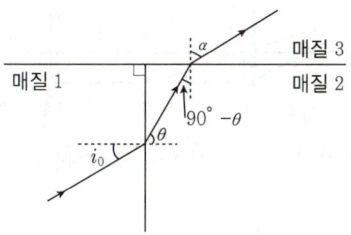

ㄴ. 매질 1과 매질 2에서 스넬의 법칙을 적용하면 굴절각이 입사각보다 크기 때문에 $\dfrac{n_2}{n_1} = \dfrac{\sin i_0}{\sin \theta} < 1$이다. 따라서 $n_2 < n_1$이다. 매질 2와 매질 3에 스넬의 법칙을 적용하면 굴절각이 입사각보다 크기 때문에 $\dfrac{n_3}{n_2} = \dfrac{\sin(90° - \theta)}{\sin \alpha} < 1$이다. 따라서 $n_3 < n_2$이다. 따라서 $n_3 < n_2 < n_1$이라고 할 수 있으므로 $n_3 < n_1$이다.

| 오답해설 |

ㄱ. ㄴ에서 $\dfrac{n_2}{n_1} = \dfrac{\sin i_0}{\sin \theta} = \dfrac{v_1}{v_2} < 1$이므로 $v_1 < v_2$이다.

ㄷ. i_0가 커지면 θ가 커진다. 그렇게 되면 $90° - \theta$는 작아지게 된다. 그러므로 i_0의 각도에서 전반사가 일어나지 않았으므로 매질 3로 굴절할 때의 입사각($90° - \theta$)이 임계각보다 작음을 알 수 있다. 따라서 i_0가 커지면 임계각보다 작은 각도로 입사하기 때문에 전반사가 일어날 수 없다.

132. 기본   정답 ③

| 자료해석 |

내부 전반사에 대한 문제이다. 유리봉의 기하학적 구조에서 내부 전반사 임계각 i_c를 결정하는 것이 문제의 핵심 내용이다. 내부 전반사는 의료계에 널리 쓰이는 광섬유에 적용되는 물리 개념으로 출제 가능성이 높은 영역이다. 내부 전반사에서 임계각, 파장에 따른 굴절률 변화로 내부 전반사 조건을 만족하는 파장의 빛 찾기 등이 주로 출제될 수 있는 영역이다.

지면과의 높이 h가 높아질수록 유리봉에서 반사될 때, 입사각 i는 점점 커지게 된다. 내부 전반사의 임계각 i_c가 결정되면 입사각은 $i > i_c$를 만족해야 내부 전반사가 일어난다.

| 정답해설 |

스넬의 법칙에 의해 내부 전반사의 임계각은 굴절각이 90°가 될 때의 입사각이다. 유리의 굴절률을 n_2라 하고, 공기 중의 굴절률을 n_1이라 하면 $\dfrac{\sin 90°}{\sin i_c} = \dfrac{n_2}{n_1}$을 만족해야 한다.

따라서 $\sin i_c = \dfrac{n_1}{n_2}$이다. 공기의 굴절률 $n_1 = 1$이므로 $\sin i_c = \dfrac{1}{n}$이 내부 전반사를 일으키는 임계각 조건이다. 유리봉에서 입사각 i는 $\sin i = \dfrac{h}{R}$이다. 내부 전반사가 일어나기 위해서 입사각 i는 임계각 i_c보다 커야 하므로 $\sin i > \sin i_c = \dfrac{1}{n}$이므로 $h > \dfrac{R}{n}$가 된다.

IV. 파동과 빛

133. 기본 — 정답 ②

| 자료해석 |

단색광이 굴절률이 높은 곳에서 굴절률이 낮은 곳으로 진행할 때 전반사가 일어날 수 있다. 이 때 임계각보다 큰 각도로 입사할 때 전반사가 일어난다.

| 정답해설 |

ㄴ. 스넬의 법칙에 따르면 $\dfrac{n_A}{n_B} = \dfrac{\sin\theta_B}{\sin\theta_A}$ 이다.

(나)에서 $\theta_A < \theta_B$ 이므로 $n_A > n_B$ 이다. 따라서 굴절률은 A가 B보다 크다.

| 오답해설 |

ㄱ. 전반사가 일어나기 위해서 입사하는 각도는 임계각보다 크게 입사하여야 한다. 따라서 θ는 클래딩과 코어 사이의 임계각보다 크다.

ㄷ. 전반사가 일어나기 위해서 굴절률이 큰 곳에서 굴절률이 작은 곳으로 진행하여야 한다. 그런데 ㄴ에서 $n_A > n_B$ 라고 하였고 같은 방법으로 $n_B > n_C$ 이다. 따라서 클래딩을 B로 만들었을 때 코어는 클래딩보다 굴절률이 높은 물질로 구성되어야 한다. 따라서 코어는 A로 만들어야 한다.

134. 기본 — 정답 ④

| 자료해석 |

기하 광학에서 렌즈에 평행하게 굴절하는 빛은 초점을 통과한 빛이고 평행한 광선은 초점을 경유하는 경로로 굴절된다.

| 정답해설 |

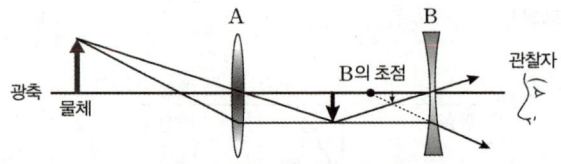

ㄱ. 그림에서 B의 초점 오른쪽에 도립허상이 관찰된다.

ㄷ. ㄱ 참조

| 오답해설 |

ㄴ. ㄱ 참조

135. 기본   정답 ①

| 자료해석 |

오목 거울과 볼록 거울 모두 물체의 위치가 초점에 가까워질수록 상의 크기는 증가한다.

| 정답해설 |

ㄱ. (나)에서 물체의 크기 h보다 상의 크기가 커질 때가 존재하므로 A는 오목 거울이다.

| 오답해설 |

ㄴ. 거리가 $2L$일 때 상의 크기가 h이므로 이때 상까지의 거리는 $2L$이다. 초점 거리를 f라고 하면 $\frac{1}{2L} + \frac{1}{2L} = \frac{1}{f}$에서 $f = L$이다.

ㄷ. 물체와 A 사이의 거리가 $3L$이면 ㄴ에서 $f = L$이므로 $\frac{1}{3L} + \frac{1}{b} = \frac{1}{L}$이므로 $b = \frac{3}{2}L$이다.

136. 기본   정답 ④

| 정답해설 |

ㄴ. 오목 거울에서 상의 종류가 도립이므로 물체의 상은 실상이다.

ㄷ. P에서 ㉠을 지나는 선은 다시 되돌아왔기 때문에 구심이고, 광축과 나란한 선은 ㉡을 지나기 때문에 ㉡은 초점이다. 그림에서 상은 ㉠과 ㉡사이에 형성된다.

| 오답해설 |

ㄱ. ㄷ 참조

IV. 파동과 빛

137. 기본   정답 ⑤

| 정답해설 |

ㄴ. 경로차 $d\sin\theta \approx d\dfrac{\Delta y}{L} = \lambda$에서 λ가 감소하면 Δy는 감소한다.

ㄷ. 경로차 $d\sin\theta \approx d\dfrac{\Delta y}{L} = \lambda$에서 L이 감소하면 Δy는 감소한다.

| 오답해설 |

ㄱ. 경로차 $d\sin\theta \approx d\dfrac{\Delta y}{L} = \lambda$에서 d가 감소하면 Δy는 증가한다.

138. 기본   정답 ④

| 정답해설 |

ㄱ. 스크린에 생성된 간섭 무늬의 밝은 부분은 경로차가 파장의 정수배만큼이 형성된 보강 간섭 때문이다.

ㄷ. 이웃한 밝은 무늬 간격을 Δx라 하면 (다)에서 $d\sin\theta \approx d\tan\theta \approx d\dfrac{\Delta x}{L} = \lambda$이므로 $\Delta x \propto \lambda$이다. 따라서 간격이 λ_1에서가 λ_2보다 크기 때문에 $\lambda_1 > \lambda_2$이다.

| 오답해설 |

ㄴ. $d\sin\theta \approx d\tan\theta \approx d\dfrac{\Delta x}{L} = \lambda$에서 $d \propto \dfrac{1}{\Delta x}$이다. 따라서 간격이 P가 Q보다 크기 때문에 슬릿의 간격은 Q가 P보다 넓다.

139. 정답 ③

| 정답해설 |

이중 슬릿 간섭 현상에서 $d\sin\theta \approx d\tan\theta \approx d\dfrac{\Delta x}{L} = \lambda$ 에서 $\lambda_a = d\dfrac{x_0}{L_0}$ 이고, $\lambda_b = d\dfrac{3x_0}{2L_0}$ 이며, $\lambda_c = d\dfrac{4x_0}{3L_0}$ 이다.

따라서 $\lambda_b > \lambda_c > \lambda_a$ 이다.

140. 정답 ①

| 정답해설 |

ㄱ. 법선과 광선이 이루는 각의 사인값에 굴절률은 반비례한다. 따라서 굴절률은 진공, A, B, C 순서로 증가한다. 굴절률은 C가 A보다 크다.

| 오답해설 |

ㄴ. 매질 1에서 매질 2로 진행할 때 임계각(θ_C)은 $\sin\theta_C = \dfrac{n_2}{n_1}$ 이다. B의 굴절률이 C의 굴절률보다 작다. 따라서 $\theta_1 > \theta_2$ 이다.

ㄷ. (나)에서 공기의 굴절률은 1이라고 가정하면 $\dfrac{\sin(i)}{\sin(90°-\theta)} = \dfrac{n}{1}$ 에서 i가 클수록 θ가 작다. 따라서 $\theta_1 > \theta_2$ 이므로 $i_1 < i_2$ 이다.

IV. 파동과 빛

141. 연습   정답 ③

| 정답해설 |

ㄱ. I에서 굴절각은 30°이다. 따라서 스넬의 법칙에 따라 $\frac{1}{n} = \frac{\sin 30°}{\sin 60°}$에서 $n = \sqrt{3}$이다.

ㄴ. II에서 입사각은 30°이다. 따라서 $\frac{1}{\sqrt{2}} = \frac{\sin 30°}{\sin \theta}$에서 $\sin \theta = \frac{\sqrt{2}}{2}$이다. 따라서 $\theta = 45°$이다.

| 오답해설 |

ㄷ. 단색광의 속력은 굴절률에 반비례한다. 따라서 단색광의 속력은 I에서가 II에서보다 작다.

142. 연습   정답 ④

| 정답해설 |

ㄱ. 매질 I에서 매질 II로 전반사하였기 때문에 굴절률은 매질 I이 매질 II보다 크다. 속력은 매질에 반비례하기 때문에 매질에서 A의 속력은 I에서가 II에서보다 작다.

ㄷ. ㄱ에서 굴절률은 매질 I이 매질 II보다 크고 III의 굴절률은 II의 굴절률보다 작다. 따라서 굴절률은 매질 I이 매질 III보다 크기 때문에 (나)에서 A는 I과 III의 경계에서 전반사한다.

| 오답해설 |

ㄴ. (가)에서 0보다 크고 θ_i보다 작은 입사각으로 A를 입사시키면 굴절한 뒤 I과 II의 경계에서 입사하는 각은 전반사가 일어날 때보다 크다. 따라서 I과 II의 경계에서 전반사가 일어난다.

143. 연습   정답 ①

| 정답해설 |

ㄱ. 그림에서 A의 입사각은 굴절각보다 작고 단색광의 속력은 매질의 입사각이나 굴절각에 비례한다. 따라서 A의 속력은 Ⅱ에서가 Ⅰ에서보다 작다.

| 오답해설 |

ㄴ. 그림에서 B의 입사각은 굴절각보다 작고 단색광의 파장은 매질의 입사각이나 굴절각에 비례한다. 따라서 B의 파장은 Ⅱ에서가 Ⅰ에서보다 짧다.

ㄷ. 굴절각은 서로 같지만 입사각이 A가 B보다 크기 때문에 Ⅱ에 대한 Ⅰ의 상대 굴절률은 A가 B보다 크다. 따라서 Ⅰ에 대한 Ⅱ의 굴절률은 A가 B보다 작다.

144. 연습   정답 ③

| 정답해설 |

ㄱ. 그림에서 입사각이 굴절각보다 크다. 굴절률은 입사각 또는 굴절각의 사인값에 반비례한다. 따라서 굴절률은 A가 B보다 작다.

ㄴ. 단색광의 파장은 굴절률에 반비례한다. 따라서 단색광의 파장은 A에서가 B에서보다 크다.

| 오답해설 |

ㄷ. B에서 A로 나올 때 역시 θ_0의 각을 갖는다. 따라서 θ_0이 감소하면 점점 단색광은 직선에 가까운 경로로 움직이고 이때 θ_1은 0에 가까운 값이 된다. 따라서 θ_0이 감소하면 θ_1도 감소한다.

IV. 파동과 빛

145. 연습   정답 ①

| 정답해설 |

ㄱ. 그림에서 공기에서 A로 굴절할 때 입사각이 굴절각보다 크다. 따라서 빛의 속력은 입사각 혹은 굴절각의 사인값에 비례하기 때문에 공기 중에서가 A에서보다 크다.

| 오답해설 |

ㄴ. A에서 굴절할 때 굴절각을 θ라고 하면 스넬의 법칙에 따라 $\dfrac{\sin\theta_1}{\sin\theta} = \dfrac{n_A}{n_{공}}$ 이고, B에서 입사각이 θ이므로 A와 마찬가지로 $\dfrac{\sin\theta}{\sin\theta_2} = \dfrac{n_{공}}{n_B}$ 이다. 따라서 두 식을 정리하면 $\dfrac{\sin\theta_1}{\sin\theta_2} = \dfrac{n_A}{n_B}$ 이다. 또한 직사각형의 가로 변과 두 개의 광선이 A와 B에서 진행하는 경로가 평행사변형을 이루므로 A에서 굴절하는 두 개의 점과 B에서 굴절하는 두 점 사이의 거리는 서로 같다. 이 거리를 x라고 하면 $\cos\theta_1 = \dfrac{d_1}{x}$ 이고, $\cos\theta_2 = \dfrac{d_2}{x}$ 이다. $d_1 < d_2$이므로 $\cos\theta_1 < \cos\theta_2$이다. 따라서 $\theta_1 > \theta_2$이므로 $\dfrac{\sin\theta_1}{\sin\theta_2} = \dfrac{n_A}{n_B}$에서 $\dfrac{n_A}{n_B} > 1$이고, $n_A > n_B$이다.

ㄷ. ㄴ 참조

146. 연습   정답 ③

| 정답해설 |

ㄱ. (가)에서 전반사가 일어났기 때문에 굴절률은 B가 C보다 크다. 빛의 속력은 굴절률에 반비례하기 때문에 a의 속력은 B에서가 C에서보다 작다.

ㄴ. (가)에서 전반사가 일어나고 (나)에서는 전반사가 일어나지 않았기 때문에 B와 C 사이에서 입사각은 (가)에서가 (나)에서보다 크다. 따라서 A 또는 D에서 굴절각은 (가)에서가 (나)에서 보다 작다.

스넬의 법칙에 따라 $\dfrac{\sin\theta}{\sin\theta_{(가)}} = \dfrac{n_B}{n_A}$ 이고 $\dfrac{\sin\theta}{\sin\theta_{(나)}} = \dfrac{n_B}{n_D}$ 이므로 $n_A < n_D$이다.

| 오답해설 |

ㄷ. (가)에서 0보다 크고 θ보다 작은 입사각으로 a를 B에 입사시키면 B의 굴절각이 감소한다. B의 굴절각이 감소하므로 B와 C사이에서 입사각이 증가한다. 따라서 임계각보다 큰 각도로 입사하기 때문에 경계면에서 전반사가 일어난다.

147. 정답 ④

| 자료해석 |

공기에서 프리즘으로 광선이 굴절할 때 입사각보다 굴절각이 작아지고, 속도와 파장 또한 공기에서보다 프리즘에서 작아진다. 하지만 진동수는 공기에서와 프리즘에서 변하지 않는다.

| 정답해설 |

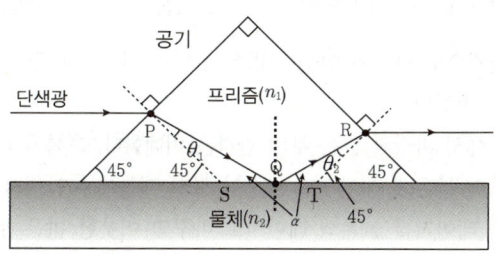

ㄱ. 단색광의 속력은 굴절률에 반비례한다. 그런데 단색광의 입사각보다 굴절각이 더 작으므로 프리즘의 굴절률이 공기보다 크다. 따라서 단색광의 속력은 굴절률이 큰 프리즘 속에서가 공기 중에서보다 작다.

ㄷ. Q에서 전반사하기 때문에 입사각과 반사각은 같다. 따라서 $\angle PQS = \alpha$라고 하면 $\angle RQT = \alpha$이다. $\triangle PSQ$에서 둔각의 크기는 $135°$이기 때문에 $\theta_1 + \alpha + 135° = 180°$이기 때문에 $\theta_1 = 45° - \alpha$이다. 같은 방법으로 $\triangle RQT$에서 $\theta_2 + \alpha + 135° = 180°$이기 때문에 $\theta_2 = 45° - \alpha$ 이다. 따라서 $\theta_1 = \theta_2$이다.

| 오답해설 |

ㄴ. 프리즘에서 물체로 전반사가 일어나기 위해서 입사각보다 굴절각이 커야 한다. 따라서 입사각과 굴절각의 sin값이 각 매질의 굴절률에 반비례하므로 $n_2 < n_1$이다.

148. 정답 ⑤

| 정답해설 |

ㄱ. $2a\dfrac{\Delta x}{L} = \lambda$에서 슬릿 폭은 회절무늬 간격에 반비례한다. 따라서 λ_1일 때 회절무늬 간격은 A가 B보다 작기 때문에 슬릿 폭은 A가 B보다 크다.

ㄴ. ㄱ에서 파장은 회절무늬 간격에 비례한다. A에서 회절 무늬 간격은 λ_1일 때가 λ_2일 때보다 작기 때문에 $\lambda_1 < \lambda_2$이다.

ㄷ. ㄴ에서처럼 A와 마찬가지로 $\lambda_1 < \lambda_2$이기 때문에 이웃한 밝은 무늬 간격은 ㉠이 ㉡보다 작다.

IV. 파동과 빛

149. 연습 정답 ③

| 정답해설 |

P에는 R로부터 두 번째 어두운 무늬이기 때문에 $d\sin\theta = \frac{3}{2}\lambda$이다. 따라서 $\sin\theta = \frac{3\lambda}{2d}$이다.

150. 연습 정답 ⑤

| 정답해설 |

ㄱ. 회절 무늬 Ⅱ는 상하 좌우로 회절된 모습을 보인다. 따라서 회절 무늬 Ⅱ는 (다)의 결과이다.

ㄴ. $d\sin\theta \approx d\frac{\Delta x}{L} = \lambda$에서 무늬 간격과 슬릿의 지름은 반비례한다. 따라서 (가)에서 원형 슬릿을 지름이 $\frac{1}{2}$배인 원형 슬릿으로 바꾸면 이웃한 밝은 무늬의 간격은 바꾸기 전보다 커진다.

ㄷ. ㄴ에서 파장과 밝은 무늬 간격은 비례한다. 초록색 레이저보다 붉은색 레이저가 파장이 길기 때문에 (가)에서 초록색 레이저를 붉은색 레이저로 바꾸면 이웃한 밝은 무늬의 간격은 바꾸기 전보다 커진다.

MEMO

151. 기본   정답 ③

| 정답해설 |

ㄱ. A에 가까워질수록 전위가 감소한다. 따라서 A는 음(−) 전하이다.

ㄷ. q와 r은 등전위면이다. 따라서 양(+)의 점전하를 등전위선을 따라 q에서 r로 이동시킬 때 전기력이 점전하에 한 일은 0이다.

| 오답해설 |

ㄴ. 주변 등전위면의 간격이 p에서가 q에서보다 크다. 따라서 전기장의 세기는 p에서가 q에서보다 크다.

152. 기본   정답 ①

| 정답해설 |

ㄱ. F_2가 가장 크기 때문에 A와 B는 서로 다른 종류의 전하이여만 A와 B사이에서 전기장이 가장 크다. 따라서 B는 양(+) 전하이다. $F_3 > F_1$이므로 전하량의 크기는 B가 A보다 크다.

| 오답해설 |

ㄴ. A와 B는 서로 다른 종류의 전하이므로 $x=d$와 $x=2d$ 사이에서 A와 B에 의해 X에 작용하는 전기력의 방향이 같다. 따라서 $x=d$와 $x=2d$ 사이에 X에 작용하는 전기력이 0이 되는 지점이 존재하지 않는다.

ㄷ. A의 전하량을 $-q_0$, B의 전하량을 q라고 하면 $F_2 > F_3$이므로

$$\frac{1}{4\pi\epsilon_0}\frac{q_0}{d^2} + \frac{1}{4\pi\epsilon_0}\frac{q}{(2d)^2} > \frac{1}{4\pi\epsilon_0}\frac{q}{(d)^2} - \frac{1}{4\pi\epsilon_0}\frac{q_0}{(4d)^2}$$

와 ㄱ에 의해서 $q_0 < q < \frac{17}{12}q_0$이다. $x=-d$에서 전기장이 0일 때를 구하면 $\frac{1}{4\pi\epsilon_0}\frac{q_0}{d^2} = \frac{1}{4\pi\epsilon_0}\frac{q}{(4d)^2}$에서 $q=16q_0$이다. 따라서 $q > 16q_0$이면 $x=-d$에서 X에 작용하는 전기력의 방향은 $-x$방향이고 $q < 16q_0$이면 전기력의 방향은 $+x$방향이다. 그런데 $q_0 < q < \frac{17}{12}q_0$이므로 $x=-d$에서 X에 작용하는 전기력의 방향은 $+x$방향이다.

153. 기본   정답 ①

| 정답해설 |

ㄱ. 전기장이 $-x$방향인데 정지한 B가 $+x$방향으로 가속되었다. 따라서 B는 음($-$)전하이다.

| 오답해설 |

ㄴ. 균일한 전기장에서 d를 이동한 A와 $3d$를 이동한 B의 운동에너지가 같다. 따라서 전하량의 크기는 A가 B보다 크다. 그러므로 (가)와 (나)에서 A, B에 작용하는 전기력의 크기는 A가 B보다 크다.

ㄷ. A의 전하량은 $+q$이고, $x=-d$에서 A의 운동 에너지와 $x=3d$에서 B의 운동 에너지는 같기 때문에 B의 전기 퍼텐셜 에너지는 $x=3d$에서가 $x=0$에서보다 qEd만큼 작다.

154. 기본   정답 ⑤

| 정답해설 |

ㄱ. 만일 A가 양($+$)전하이면 A와 C의 전하량의 크기가 같기 때문에 원점에서 A와 C에 의한 전기장의 합은 0이다. 따라서 원점에서 전기장은 0이 될 수 없다. 그러므로 A는 음($-$)전하이다.

ㄴ. A와 C의 전하량의 크기를 Q_0, B의 전하량의 크기를 Q라고 하면 $\dfrac{1}{4\pi\epsilon_0}\dfrac{2Q_0}{(3d)^2}=\dfrac{1}{4\pi\epsilon_0}\dfrac{Q}{d^2}$ 에서 $Q=\dfrac{2}{9}Q_0$이다. 따라서 전하량은 B가 C보다 작다.

ㄷ. A를 $x=d$로 옮겨 고정시켰을 때 전기장의 크기는 $+x$방향을 양($+$)으로 하면
$+\dfrac{1}{4\pi\epsilon_0}\dfrac{Q_0}{d^2}+\dfrac{1}{4\pi\epsilon_0}\dfrac{2/9Q_0}{d^2}-\dfrac{1}{4\pi\epsilon_0}\dfrac{Q_0}{(3d)^2}>0$이므로 $x=0$에서 전기장의 방향은 $+x$ 방향이다.

155. 기본　　정답 ④

| 정답해설 |

ㄴ. q에서 전기장이 0이기 때문에 A와 B는 서로 반대 부호의 전하이고 전하량의 크기는 거리가 먼 A가 B보다 크다.

ㄷ. q에서 전기장이 0이기 때문에 r에서는 A의 전기장 방향에 따른다. 따라서 r에서 전기장의 방향은 $+x$ 방향이다.

| 오답해설 |

ㄱ. p에서 전기장의 방향이 $-x$ 방향이기 때문에 이것은 A에 의한 전기장의 방향과 같다. 따라서 A는 양(+)전하이고 B는 음(-)전하이다.

156. 기본　　정답 ②

| 정답해설 |

ㄷ. B에 음(-)의 점전하를 놓으면 전기적 인력이 작용하고 점전하는 A쪽으로 전기력을 받는다.

| 오답해설 |

ㄱ. 전위는 거리에 반비례한다. 따라서 전위는 A에서가 C에서보다 높다.

ㄴ. B와 C의 전위는 중심으로부터 떨어진 거리가 같기 때문에 같다. 따라서 음(-)의 점전하의 전기적 위치 에너지 변화량은 A에서 B로 이동할 때와 A에서 C로 이동할 때가 같다.

157. 기본 정답 ①

| 정답해설 |

ㄱ. D에서 B에 의한 전기장의 방향은 아랫방향이므로 전기력의 합력이 0이 되기 위해서 C에 의한 전기장의 방향은 오른쪽이며 A에 의한 전기장의 방향이 B와 C에 의한 전기장의 합성 벡터와 반대가 되어야 한다. 따라서 A는 음(−)전하이므로 A가 B에 작용하는 전기력은 인력이다.

| 오답해설 |

ㄴ. D에서 C에 의한 전기장의 방향이 오른쪽이 되기 위해 C는 양(+)전하이다.

ㄷ. D에서 A에 의한 전기장의 오른쪽 성분이 아래쪽 성분보다 크다. 따라서 C에 의한 전기장이 B에 의한 전기장보다 크고 거리는 C가 더 멀리 떨어져 있기 때문에 전하량은 C가 B보다 크다.

158. 연습 PLUS 정답 ④

| 정답해설 |

ㄱ. 가우스 법칙에 따라 관모양의 대전체 바깥쪽으로 가우스 면을 그리면 내부의 알짜 전하는 0이다. 따라서 $r > R$에서 전기장의 크기는 0이다.

ㄴ. $0 < r < R$ 에서 가우스면을 그리면 선의 길이를 h라고 할 때 내부의 알짜 전하의 크기는 λh이다. 따라서 가우스법칙에 따라 $E \times 2\pi r h = \dfrac{\lambda h}{\epsilon_0}$ 이다.

따라서 $E = \dfrac{\lambda}{2\pi \epsilon_0 r}$ 이다.

| 오답해설 |

ㄷ. B의 전하밀도가 2λ로 바뀌어도 내부의 알짜 전하의 크기는 λ로 일정하다. 따라서 ㄴ의 가우스면 내의 알짜 전하의 크기가 그대로이므로 전기장의 크기도 $E = \dfrac{\lambda}{2\pi \epsilon_0 r}$로 일정하다.

159. 정답 ④

| 정답해설 |

ㄱ. 가우스 법칙을 적용하면 부도체 구 내부에서 전기장의 세기는 거리가 r인 점에서 가우스 표면을 잡으면 $E4\pi r^2 = \dfrac{Q'}{\epsilon_0} = \dfrac{1}{\epsilon_0}(\dfrac{4\pi r^3/3}{4\pi R^3/3})Q$로 계산될 수 있다. Q'은 거리 r인 가우스 표면 내부에 있는 전하량이다. 따라서 전기장 E는 거리 r에 비례한다.

ㄴ. 도체 내부에서는 전기장이 무조건 0이다. 따라서 도체 껍질인 $r=2R$과 $r=3R$에서의 전위는 같다. 전위의 차이가 생기면 전기장이 생기기 때문에 전기장이 0이라는 정보로 전위가 같다는 것을 추론할 수 있다.

| 오답해설 |

ㄷ. 아래 그림에서 도체 내부에서 전기장이 0이므로 도체 껍질 내부의 임의의 점에서 가우스 표면을 잡았을 때 가우스 표면에 알짜 전하가 0이어야 도체 내부에서 전기장이 0이다. 따라서 $r=2R$인 지점에 전하량 $-Q$가 모두 유도되어야 하므로 $r=3R$인 지점에는 유도되는 전하량은 0이다.

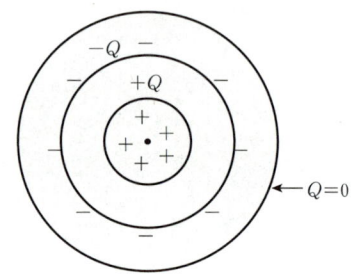

160. 정답 ③

| 자료해석 |

전기장은 물리적으로 벡터량이기 때문에 두 전기장을 더할 때 방향을 고려해야하지만 전위는 스칼라량이기 때문에 더할 때 단순히 크기만 산술적으로 더한다.

| 정답해설 |

ㄷ. 무한 평면 판에서 생기는 전기장은 $\dfrac{\sigma}{2\epsilon_0}$이고, 거리와 상관없이 항상 같은 값이다. 전기장이 같을 경우 두 점 사이(d)의 전위차는 $V=Ed$가 된다. 문제의 경우 두 판에 의한 전위를 합해야 각 점에서 전위가 된다. 따라서 판에서 가장 가까운 b의 전위가 가장 크고, a와 c에서의 전위는 각 판에서 떨어진 거리가 같으므로 같은 값을 갖는다.

| 오답해설 |

ㄱ. 판 하나가 주는 전기장의 세기는 $\dfrac{\sigma}{2\epsilon_0}$이고, 방향은 판에서 수직하게 멀어지는 방향이다. 따라서 a, b, c에서 전기장의 세기는 모두 $\dfrac{\sigma}{2\epsilon_0}\sqrt{2}$이다. x 방향, y 방향의 전위가 더해진 결과이다.

ㄴ. a에서 전기장의 방향은 $+x$ 방향과 $+y$ 방향이 더해진 x 축으로부터 $45°$의 각으로 원점에서 멀어지는 방향이다.

161.
정답 ④

| 정답해설 |

ㄴ. 전기장의 방향을 고려하면 A는 음(−)전하이고 B는 양(+)전하이다. 따라서 O에서 전기장의 방향은 $-x$방향이다.

ㄷ. O에서 A와 B에 의한 전기장의 방향이 나란하고, 각각 P에서 전기장 세기보다 크다. 따라서 전기장의 세기는 O에서가 P에서보다 크다.

| 오답해설 |

ㄱ. $(0,4d)$에서 전위는 O에서 전위와 같다. 따라서 전위는 P에서가 O에서보다 크다.

162. 연습
정답 ③

| 정답해설 |

ㄱ. (가)와 (나)에서 전기장의 방향은 전기 쌍극자이기 때문에 모두 $-x$나 $+x$로 같다.

ㄴ. (나)에서 O에서 전위는 "0"이다. P에서의 전위 역시 전기 쌍극자로부터 거리가 같고 전하량의 합이 0이므로 전위가 "0"이다. 따라서 (나)에서 O와 p 사이의 전위차는 0이다.

| 오답해설 |

ㄷ. O에서 전기장의 세기는 벡터의 합이 같은 방향으로 A 전기장의 세기의 2배이다. 따라서 O에서 전기장의 세기는 (가)에서가 (나)에서보다 크다.

V. 전자기학

163. 연습   정답 ②

| 정답해설 |

균일한 전기장 영역에서 질량과 전하량이 B가 A의 2배이므로 가속도는 A와 B가 같다. A의 I에서의 속력은 $\sqrt{\dfrac{2K_A}{m}}$ 이고 II에서의 속력은 $\sqrt{\dfrac{2(K_A-qV)}{m}}$ 이다. B의 II에서의 속력은 $\sqrt{\dfrac{2K_B}{2m}}$ 이고 I에서의 속력은 $\sqrt{\dfrac{2(K_B+2qV)}{2m}}$ 이다. 따라서 이동 시간이 같기 때문에

$$\sqrt{\dfrac{2K_A}{m}} - \sqrt{\dfrac{2(K_A-qV)}{m}} = \left(\sqrt{\dfrac{2(K_B+2qV)}{2m}} - \sqrt{\dfrac{2K_B}{2m}}\right)$$

이다. 식을 정리하면

$\sqrt{2K_A} - \sqrt{2(K_A-qV)} = \sqrt{(K_B+2qV)} - \sqrt{K_B}$ 이다.

만일 $2K_A = K_B + 2qV$ 이고 $2(K_A-qV) = K_B$ 이면 식이 성립한다. 두 경우 모두 $V = \dfrac{2K_A - K_B}{2q}$ 이므로 정답은

$V = \dfrac{2K_A - K_B}{2q}$ 이다.

164. 연습   정답 ②

| 정답해설 |

입자의 질량을 m이라고 하면 입자가 입사하는 순간 속력(v)은 $K = \dfrac{1}{2}mv^2$에서 $v = \sqrt{\dfrac{2K}{m}}$ 이다. 전기장을 빠져나오는 순간 x축과 이루는 각도가 30°이기 때문에 y방향 속력은 $\dfrac{v}{\sqrt{3}}$ 이다. 따라서 입자가 전기장을 나오는 속력은 $\dfrac{2v}{\sqrt{3}}$ 이므로 점전하의 운동에너지는 $\dfrac{4}{3}K$이다. 전기장 내에서 운동하는 시간을 t라고 하면 전기장 내에서 x축 방향으로 $vt = L$만큼 y축 방향으로 $\dfrac{1}{2}\dfrac{v}{\sqrt{3}}t = \dfrac{L}{2\sqrt{3}}$ 만큼 움직인다. 따라서 전기장 내에서 점전하가 한 일은 $qE \times \left(\dfrac{L}{2\sqrt{3}}\right) = \dfrac{4}{3}K - K$이므로 $E = \dfrac{2\sqrt{3}K}{3qL}$ 이다.

165. 연습 정답 ③

| 정답해설 |

A와 B의 전하량은 $+q$로 같지만 질량이 A가 B의 2배이므로 가속도의 크기는 B가 A의 2배이다. A의 속력은 감소하고 B의 속력은 증가하며 걸린 시간동안 A의 속력 변화량은 v이므로 B의 Ⅱ에서 속력은 $3v$이다. A에서 $qV_0 = \frac{1}{2}(2m)v^2$이고, B에서 $qV = \frac{1}{2}m(9v^2 - v^2)$에서 $qV = 4mv^2$이므로 $qV_0 = \frac{1}{2}(2m)v^2$으로 양변을 나누면 $\frac{V}{V_0} = \frac{4}{1}$에서 $V = 4V_0$이다.

166. 연습 정답 ④

| 정답해설 |

ㄱ. 입자에 작용하는 구심력은 $\frac{mv^2}{r}$이다. 질량과 속력이 A와 B에서 같고 반지름이 B가 A의 2배이므로 구심력의 크기는 A가 B의 2배이다.

ㄷ. A에 작용하는 전기력의 크기를 F_E, 자기력의 크기를 F_B라고 하면 B에 작용하는 전기력은 $\frac{F_E}{4}$, 자기력의 크기는 F_B이다. ㄱ에서 구심력의 크기는 A가 B의 2배이므로 $F_E - F_B = 2 \times (\frac{1}{4}F_E + F_B)$이다. 정리하면 $F_E = 6F_B$이다.

| 오답해설 |

ㄴ. B의 전기력이 A보다 작기 때문에 같은 속력으로 원운동하기 위해서 A의 자기력은 전기력과 반대 방향이어야 한다.

167. 정답 ②

| 정답해설 |

축전기의 전기 용량을 C라고 하면 $\dfrac{1}{C_{(가)}} = \dfrac{1}{C} + \dfrac{1}{C}$에서 $C_{(가)} = \dfrac{C}{2}$이다. (나)에서는 $C_{(나)} = C + C$에서 $C_{(나)} = 2C$이다. (다)에서는 $C_{(다)} = \dfrac{C}{2} + \dfrac{C}{2}$에서 $C_{(다)} = C$이다. 따라서 $C_{(가)} < C_{(다)} < C_{(나)}$ 이다.

168. 정답 ①

| 정답해설 |

ㄱ. (가)는 직렬로 연결되었기 때문에 (가)에서 축전기에 충전된 전하량은 A와 B가 같다.

| 오답해설 |

ㄴ. (나)는 병렬연결이므로 (나)에서 축전기 양단의 전위차는 A와 B가 같다.

ㄷ. (가)에서 A에 걸리는 전압은 전기용량에 반비례하므로 $\dfrac{3}{4}V$이다. 따라서 저장된 전기 에너지는 $\dfrac{9}{32}CV^2$이다. (나)에서 A에 걸리는 전압은 V이므로 전기 에너지는 $\dfrac{1}{2}CV^2$이다. 따라서 A에 저장된 전기 에너지는 (가)에서가 (나)에서보다 작다.

169. 기본   정답 ①

| 정답해설 |

(나)에서 A에 걸린 전압은 V이고, 전기용량은 κC이므로 A에 저장된 전기에너지는 $U_A = \frac{1}{2}\kappa C V^2$이다. (나)에서 B에 저장된 전하량은 CV이고 전기용량은 κC이므로 B에 저장된 전기에너지는 $U_B = \frac{1}{2}\frac{(CV)^2}{\kappa C} = \frac{CV^2}{2\kappa}$이다. 따라서 $\frac{U_B}{U_A} = \frac{1}{\kappa^2}$이다.

170. 기본   정답 ⑤

| 정답해설 |

ㄱ. (가)는 직렬연결이므로 양단의 전위차는 전기용량에 반비례한다. 따라서 (가)에서 Ⅰ 양단의 전위차는 $\frac{2}{3}V$이다.

ㄴ. (가)에서 Ⅱ에 저장된 전하량은 $2C(\frac{1}{3}V) = \frac{2}{3}CV$이다. (나)에서 저장된 전하량은 Ⅱ가 Ⅲ의 2배이므로 (나)에서 Ⅱ에 저장된 전하량은 $\frac{4}{9}CV$이다.

ㄷ. Ⅲ의 전기용량을 $C_Ⅲ$라고 하면 (나)에서 축전기 양단에 걸린 전압이 같다. 따라서 축전기 Ⅱ 양단에 걸린 전압은 $\frac{4}{9}CV/2C = \frac{2}{9}V$이고, $\frac{2}{9}CV = C_Ⅲ(\frac{2}{9}V)$에서 $C_Ⅲ = C$이다. (나)에서 Ⅲ에 저장된 전기 에너지는 $\frac{2}{81}CV^2$이다.

V. 전자기학

171. 기본   정답 ①

| 정답해설 |

축전기 직렬연결에서 축전기에 걸리는 전압은 축전기의 전기용량에 반비례한다. 따라서 전기용량이 C인 축전기에 걸리는 전압이 $\frac{2}{3}V$이므로 a의 전위는 $\frac{1}{3}V$이다. 마찬가지로 전기용량이 $6C$인 축전기에 걸리는 전압이 $\frac{1}{3}V$이므로 b의 전위는 $\frac{2}{3}V$이다. 따라서 a와 b의 전위차는 $\frac{2}{3}V - \frac{1}{3}V = \frac{1}{3}V$이다.

172. 기본   정답 ⑤

| 정답해설 |

ㄱ. (가)에서 A 양단의 전위차는 전원장치의 전압 V와 같다.

ㄴ. (나)는 (가)에서 스위치를 열고 유전체를 넣었기 때문에 전하량이 보존된다. 따라서 A에 충전된 전하량은 (가)와 (나)에서 같다.

ㄷ. (가)에서 전기용량을 C라고 하면 충전된 전하량은 CV이다. (나)에서 전기용량은 κC이므로 $CV = \kappa CV'$에서 $V' = \frac{V}{\kappa}$이다.

173. 기본   정답 ③

| 자료해석 |

복잡한 저항 회로에 축전기가 추가된 회로 문제이다. 축전기가 있는 회로는 전원에 연결되어 일정 시간이 흐르면 축전기에 전하가 충전되고 더 이상 충전되지 않으면 축전기가 있는 회로에는 전류가 흐르지 않는다는 것이 중요하다. 회로에서 축전기 부분을 제거하고 문제를 풀어도 상관없다.
축전기가 있는 회로에 전류가 흐르지 않으므로 직렬연결된 두 개의 저항이 각각 병렬 연결된 것으로 생각할 수 있다. 휘트스톤브릿지에서 처럼 가변 저항 값이 R이 되면 a와 b 사이의 전위차가 없다.

| 정답해설 |

ㄱ. 가변 저항 값이 R보다 작으면 가변 저항에 걸린 전압이 $\frac{V}{2}$보다 작다. a 왼쪽 저항에 걸린 전압은 $\frac{V}{2}$이므로 a의 전위가 b보다 낮다.

ㄷ. 가변 저항 값이 0이면, a와 b의 전위차는 $\frac{V}{2}$가 된다. 따라서, 축전기에 저장된 전기 에너지는 $U=\frac{1}{2}C(\frac{V}{2})^2$가 된다.

| 오답해설 |

ㄴ. 가변 저항이 R이면, a와 b 사이의 전위차는 0이 된다. 따라서, 충전되는 전하가 없다.

174. 기본 PLUS   정답 ③

| 자료해석 |

키르히호프의 법칙에 의하면 처음위치와 나중위치의 전위차는 0이고, 병렬 연결에서 전류는 나뉘기 전과 나뉜 후의 합이 같다.

| 정답해설 |

ㄷ. 축전기 양단의 전위차는 회로의 저항값이 대칭적이기 때문에 0이다. 따라서 오랜 시간이 지난 뒤 축전기에 대전된 전하량은 0이다.

| 오답해설 |

ㄱ. ㄷ에서 축전기 양단에 걸리는 전압이 0이므로 전체 합성 저항은 $\frac{1}{R_{합성}}=\frac{1}{2R}+\frac{1}{2R}=\frac{1}{R}$이다. 따라서 회로에 흐르는 전체 전류는 $\frac{V}{R}$이고 각각 저항에 흐르는 전류는 $\frac{V}{2R}$이다. 따라서 각각 저항의 양단에 걸리는 전위차는 $\frac{V}{2}$이다.

ㄴ. ㄱ 참조

V. 전자기학

175. 기본   정답 ⑤

| 자료해석 |

축전기에 저장되는 전기 에너지는 $E=\frac{1}{2}QV=\frac{1}{2}CV^2$으로 계산할 수 있다. 저항과 축전기가 병렬로 연결되면 저항에 걸리는 전위차만큼 축전기에 대전된 이후 전류는 저항으로만 흐르게 된다.

| 정답해설 |

스위치가 열린 상태에서 B에 걸리는 전압은 전체 전압을 전기용량에 반비례하게 나누어 갖기 때문에 $\frac{2}{3}V$이다. 따라서 스위치가 열린 상태에서 B에 저장된 에너지는 $U=\frac{1}{2}C(\frac{2}{3}V)^2$으로 표현할 수 있다. S를 닫은 후 A에 걸리는 전압은 전체 전압 V이므로 A에 저장된 에너지는 $U'=\frac{1}{2}\times(2C)\times(V)^2$이기 때문에 $U'=\frac{9}{2}U$이다.

176. 연습   정답 ②

| 정답해설 |

ㄴ. (나)에서 유전체로 축전기를 채웠기 때문에 전기용량이 증가한다. 축전기의 직렬 연결에서 전위차는 전기용량에 반비례하기 때문에 A의 전위차가 B의 전위차 보다 크다. (가)는 A와 B의 전위차가 같기 때문에 B 양단의 전위차는 (나)에서가 (가)에서보다 작다.

내부의 전기장 세기는 $E=\frac{V}{d}$이기 때문에 B 내부의 전기장 세기는 전위차가 작은 (나)에서가 (가)에서보다 작다.

| 오답해설 |

ㄱ. ㄴ에서 (가)는 A와 B의 전위차가 같기 때문에 A 양단의 전위차는 (나)에서가 (가)에서보다 크다.

ㄷ. 두 축전기에 저장된 총 전기 에너지는 전기용량을 C라고 하면 (가)에서는 $\frac{1}{2}(\frac{C}{2})V^2=\frac{1}{4}CV^2$이다. (나)에서 합성 전기용량은 $1/\frac{1}{C}+\frac{1}{kC}=\frac{k}{(k+1)}C$이므로 두 축전기에 저장된 총 전기 에너지는 $\frac{1}{2}(\frac{k}{k+1})CV^2$이다. 따라서 두 축전기에 저장된 총 전기 에너지는 (나)에서가 (가)에서의 $\frac{2k}{k+1}$배이다.

177. 정답 ④

| 정답해설 |

전원에 연결되었을 때 합성 전기용량은 $\frac{1}{C'}=\frac{1}{3C}+\frac{1}{6C}$에서 $C'=2C$이다. 스위치를 a에 연결하였을 때 합성 전기용량 $2C$와 $4C$에 걸리는 전압은 같고 전체 전하량은 Q_0이므로 I의 전하량을 Q라고 하면 $\frac{Q}{2C}=\frac{Q_0-Q}{4C}$이다.

따라서 $Q=\frac{1}{3}Q_0$이다.

178. 정답 ⑤

| 자료해석 |

Kirchhoff의 접합점 법칙은 한 접합점에 들어오는 전류의 합은 그 접합점을 나가는 전류의 합과 같다. 따라서 복잡한 회로를 푸는 기본적인 도구인 폐회로 법칙은 에너지 보존 법칙에 근거를 두고 있고, 접합점 법칙은 전하 보존의 법칙에 근거를 두고 있다.

| 정답해설 |

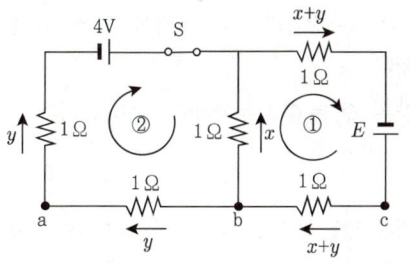

ㄱ. 스위치 S가 열려 있을 때, 점 b와 c 사이의 전위차가 $4V$이므로 ①경로에 있는 1Ω의 저항에 걸리는 전압은 모두 $4V$이다. 따라서 $E=12V$이다.

ㄴ. b와 c사이에 흐르는 전류를 $(x+y)$라하고, ① 경로에서 c위치로부터 폐회로 법칙을 적용하면 $-(x+y)-x-(x+y)+12=0$이다. 정리하면 $3x+2y=12$이고, ② 경로에서 b위치로부터 폐회로 법칙을 적용하면 $-y-y+4+x=0$이다. $x-2y=-4$이다. 두 식을 연립하면 $x=2A$이고, $y=3A$이다. 따라서 a에 흐르는 전류는 $3A$이다.

ㄷ. b와 c사이의 전위차는 $1\Omega\times(2A+3A)=5V$이다.

V. 전자기학

179. 연습 PLUS 정답 ②

| 자료해석 |

축전기가 전원장치에 직렬로 연결되어 있는 경우 스위치를 닫는 순간에는 대전판에 전하가 증가하기 때문에 전류가 흐르지만 오랜 시간이 지나면 대전판의 전위차와 전원장치의 전위차가 같아져서 더이상 전류가 흐르지 않는다.

| 정답해설 |

ㄴ. C_1에 걸리는 전위차는 전류가 R_1, R_2를 각각 통과하므로 R_2에 걸리는 전압과 같다. 따라서 C_1에 걸리는 전위차는 6V이다.
전하량은 $Q_1 = C_1 V = 10\mu 6V = 60\mu C$이다.

| 오답해설 |

ㄱ. 전류계가 있는 곳에는 축전기가 위치하여 스위치를 닫고 오랜 시간이 흐르면 축전기에 전하가 완전 충전되어 더이상 전류가 흐르지 않는다.

ㄷ. $U = \dfrac{1}{2}CV^2$이다. $U_1 : U_2 = C_1 V_1^2 : C_2 V_2^2$이다.
$V_1 : V_2 = 1 : 4$이고, $C_1 : C_2 = 2 : 1$이므로 C_1과 C_2의 전기 에너지 비는 $1 : 8$이다.

180. 연습 PLUS 정답 ④

| 자료해석 |

대전된 물체가 접촉하면 전체 전하량은 대전되기 전의 전체 전하량과 같고 축전기를 병렬로 연결하면 전압은 같고 대전되는 전하량은 전기용량에 비례한다.

| 정답해설 |

ㄱ. 스위치를 닫기 전에 전압이 100V이므로 $Q = CV$에 의해서 C에 대전되는 전하량은 $10^{-4}C$이다.

ㄴ. ㄱ에서처럼 스위치를 닫기 전 C_2에 대전되는 전하량은 $3 \times 10^{-4}C$이고 축전기의 대전된 부호가 반대이므로 닫은 후에 축전기의 전체 전하량은 $2 \times 10^{-4}C$인데 병렬 연결에서 대전되는 전하량은 전기용량에 비례하므로 C_1에 대전되는 전하량은 $0.5 \times 10^{-4}C$이고, C_2에 대전되는 전하량은 $1.5 \times 10^{-4}C$이므로 $V_2 = \dfrac{Q_2}{C_2}$에서 50V이다.

| 오답해설 |

ㄷ. ㄴ 참조

181. 연습 정답 ④

| 정답해설 |

ㄱ. A의 전류 방향 때문에 Y가 포함된 반도체는 역방향으로 연결되어있고 X가 포함된 반도체는 순방향으로 연결되어 있다. 따라서 X에서는 주로 양공이 전류를 흐르게 한다.

ㄷ. 동일한 저항이 연결되어 있으므로 A와 C가 직렬로 연결된 저항보다 B로 전류가 더 흐른다. 따라서 전류의 세기는 B에서가 C에서보다 크다.

| 오답해설 |

ㄴ. Y가 포함된 반도체는 역방향으로 연결되어 있기 때문에 Y는 n형 반도체이다.

182. 연습 정답 ①

| 정답해설 |

ㄱ. p-n접합면에서 전류의 방향은 아래 방향이다. 따라서 전자의 이동방향은 전류와 반대 방향이므로 ⓐ이다.

| 오답해설 |

ㄴ. 전자의 이동방향이 ⓐ이므로 x는 n형 반도체이다.

ㄷ. 전자의 이동방향이 일정하므로 전류의 방향도 일정하다. 따라서 태양 전지는 직류 전류를 발생시킨다.

183. 정답 ⑤

| 정답해설 |

ㄱ. $I=0$이면 B의 방향은 a와 b의 전류 방향이 반대이기 때문에 원점에 가까이 있는 전류에 의한 자기장의 방향과 같다. 따라서 $I=0$일 때, B의 방향은 xy평면에서 수직으로 나오는 방향이다.

ㄴ. ㄱ에서 a와 b에 의한 B의 방향은 xy평면에서 수직으로 나오는 방향이므로 $B=0$이 되기 위해서 C에 의한 자기장의 방향은 xy평면에서 수직으로 들어가는 방향이다. 따라서 $B=0$일 때, I의 방향은 $-y$ 방향이다.

ㄷ. ㄱ에서 a와 b에 의한 B의 크기는
$\dfrac{\mu_0 I_0}{2\pi d} - \dfrac{\mu_0 I_0}{2\pi (2d)} = \dfrac{\mu_0 I_0}{2\pi (2d)}$이다. 따라서 $B=0$이기 위해서 $\dfrac{\mu_0 I_0}{2\pi (2d)} = \dfrac{\mu_0 I}{2\pi (2d)}$에서 $I=I_0$이다.

184. 정답 ②

| 정답해설 |

ㄴ. Q에 흐르는 전류가 형성하는 자기장의 세기는 $\dfrac{3}{2}B_0$이다. 따라서 R에 흐르는 전류가 형성하는 자기장의 방향은 P와 Q에 흐르는 전류가 형성하는 자기장의 방향과 반대이므로 O에서 R에 흐르는 전류에 의한 자기장의 세기는 $\dfrac{5}{2}B_0$이다.

| 오답해설 |

ㄱ. P와 Q에 의한 자기 모멘트의 방향은 xy평면에 수직으로 들어가는 방향이다. O에서 P, Q, R에 흐르는 전류에 의한 자기장의 세기는 0이기 때문에 R의 자기 모멘트의 방향은 xy평면에 수직으로 나오는 방향이다.

ㄷ. P가 Q에 작용하는 자기장의 방향은 xy평면에 수직으로 들어가는 방향이고 Q에 흐르는 전류의 방향이 $-y$방향이므로 P가 Q에 작용하는 자기력의 방향은 $+x$방향이다.

185. 기본   정답 ④

| 정답해설 |

ㄴ. (나)의 결과는 (다)의 결과보다 나침반의 자침이 북극에서 반시계방향으로 덜 회전하였다. 따라서 직선 도선에 흐르는 전류의 세기는 (나)에서가 (다)에서보다 작다.

ㄷ. (라)의 결과는 (나)와 (다)의 결과와 다르게 나침반의 자침이 북극에서 시계방향으로 회전하였다. 따라서 '전원 장치의 (+), (−) 단자에 연결된 집게를 서로 바꿔 연결한 후'는 ㉠으로 적절하다.

| 오답해설 |

ㄱ. (나)의 결과는 나침반의 자침이 북극에서 반시계방향으로 회전하였다. 따라서 (나)에서 직선 도선에 흐르는 전류의 방향은 b → a 방향이다.

186. 기본   정답 ④

| 자료해석 |

직선 도선에 전류가 흐르게 되면 암페어 법칙($\int B \cdot ds = \mu_0 i$)에 의해서 $B = \dfrac{\mu_0 i}{2\pi R}$로 계산되기 때문에 전류의 크기가 크고 떨어진 거리가 작을수록 전기장의 크기는 증가한다.

| 정답해설 |

A의 전류에 의해서 P위치에서 형성하는 전기장을 $+B$라고 하면 B의 전류가 P점에서 형성하는 자기장은 거리는 $\dfrac{1}{2}$배이고 전류는 $\dfrac{3}{2}$배이므로 $+3B$이다.

따라서 $B_0 = -4B$이다. B에 흐르는 전류의 방향만을 반대로 하면, P점에서의 자기장은 $+B - 3B - 4B = -6B$이므로 P점에서의 자기장의 세기는
$-6B = \dfrac{3}{2} \times (-4B) = \dfrac{3}{2} B_0$이다.

V. 전자기학

187. 기본 정답 ①

| 정답해설 |

ㄱ. p점에서 A와 B에 흐르는 전류에 의한 자기장이 0이고, 서로 떨어진 거리가 같기 때문에 전류의 세기는 A와 B가 같다.

| 오답해설 |

ㄴ. 도선 B는 p점에서 A와 B에 흐르는 전류에 의한 자기장이 0이기 때문에 지면으로 들어가는 방향이다. q에서 A와 B에 흐르는 전류에 의한 자기장의 방향이 $-y$방향이다. 점 q에서 A, B, C에 흐르는 전류에 의한 자기장이 0이 되기 위해서 도선 C에 의한 자기장 방향은 $+y$방향이므로 도선 C의 전류 방향은 지면에서 나오는 방향이다. 따라서 전류의 방향은 B와 C가 반대이다.

ㄷ. p에서 A와 C에 흐르는 전류에 의한 자기장 방향은 A와 C 모두 $-y$방향이므로 $-y$방향이다. q에서 A, B, C에 흐르는 전류에 의한 자기장이 0이 되기 때문에 q에서 A와 C에 흐르는 전류에 의한 자기장 방향은 B에 의한 자기장 방향과 반대인 $+y$방향이다. 따라서 A와 C에 흐르는 전류에 의한 자기장 방향은 p와 q에서 서로 반대이다.

188. 기본 정답 ②

| 정답해설 |

$x=-d$에 위치한 도선에 의한 자기장 방향이 $+y$축과 45°의 동경을 이루고 $x=d$에 위치한 도선에 의한 자기장 방향이 $-x$축과 45°의 동경을 이룰 때 그림처럼 자기장의 방향이 나타날 수 있다. 이때 두 도선은 모두 지면에서 나오는 방향이고, $x=-d$에 위치한 도선에 의한 자기장이 $x=d$에 위치한 도선에 의한 자기장보다 크다. 따라서 자기장의 세기가 0인 위치는 $0<x<d$에 존재하고 $x=-d$ 근방에서 자기장의 방향은 $+y$이고 $x=d$ 근방에서 자기장의 방향은 $-y$이다. 따라서 이것을 가장 적절하게 나타낸 그래프는 ②이다.

189. 기본   정답 ①

| 정답해설 |

A와 B의 속력을 각각 v_A, v_B라 하면 A에서 $B(4q)v_A = \dfrac{2mv_A^2}{r}$이고, $2mv_A = 4Bqr$이다.

따라서 $\lambda_A = \dfrac{h}{2mv_A} = \dfrac{h}{4Bqr}$이다.

마찬가지로 B에서 $B(q)v_B = \dfrac{mv_B^2}{2r}$이고, $mv_B = 2Bqr$이다.

따라서 $\lambda_B = \dfrac{h}{mv_B} = \dfrac{h}{2Bqr}$이다. 정리하면 $\dfrac{\lambda_A}{\lambda_B} = \dfrac{1}{2}$이다.

190. 기본   정답 ④

| 정답해설 |

ㄴ. P와 R사이의 거리를 l이라고 하면 A의 궤도 반지름은 $\dfrac{l}{2}$이고, B의 궤도 반지름은 R과 B 궤도의 중심과 연결한 선분이 x축과 30°의 각도를 이루기 때문에 $\dfrac{l}{\sqrt{3}}$이다.

$Bqv = \dfrac{mv^2}{r}$에서 $v \propto r$이다. 따라서 $v_A : v_B = \dfrac{l}{2} : \dfrac{l}{\sqrt{3}}$

이므로 $v_A = \dfrac{\sqrt{3}}{2}v_B$이다.

ㄷ. $Bqv = \dfrac{mv^2}{r}$에서 $\dfrac{Bqr}{m} = \dfrac{2\pi r}{T}$이므로 $T = \dfrac{2\pi m}{Bq}$이다.

따라서 주기는 A와 B가 같다. A가 자기장 영역을 통과하는 시간은 $\dfrac{T}{2}$이고, B가 자기장 영역을 통과하는 시간은 $\dfrac{2}{3}T$이다. 따라서 자기장 영역을 통과하는 데 걸리는 시간은 B가 A의 $\dfrac{4}{3}$배이다.

| 오답해설 |

ㄱ. 양(+)전하인 A가 시계 방향으로 원운동하고 있기 때문에 자기장의 방향은 xy평면에서 수직으로 나오는 방향이다.

191. 정답 ④

| 정답해설 |

ㄴ. 입자가 Ⅳ 영역을 움직일 때 주기는 $Bqv_Q = \dfrac{mv_Q^2}{r}$에서 $Bq = \dfrac{m}{r}\left(\dfrac{2\pi r}{T}\right)$에서 $T = \dfrac{2\pi m}{Bq}$이다. 따라서 $t_2 - t_1$은 주기의 절반이므로 $t_2 - t_1 = \dfrac{\pi m}{qB}$이다.

ㄷ. 전기장이 한 일은 입자가 Ⅳ 영역에서 움직이는 운동에너지와 같다. 따라서 $qE(2d) = \dfrac{1}{2}mv_Q^2$이므로 $v_Q = \sqrt{\dfrac{4qEd}{m}}$이다.

| 오답해설 |

ㄱ. Ⅰ와 Ⅲ에서 입자의 속력은 증가하였으나 운동 방향이 반대이므로 전기장의 방향은 Ⅰ와 Ⅲ에서 반대이다.

192. 정답 ③

| 정답해설 |

ㄱ. 영역 Ⅰ에 입사하는 순간 아랫방향의 자기력을 받기 때문에 흐르는 전류의 방향은 입자의 운동 방향과 반대 방향이다. 따라서 입자는 음(−)전하이다.

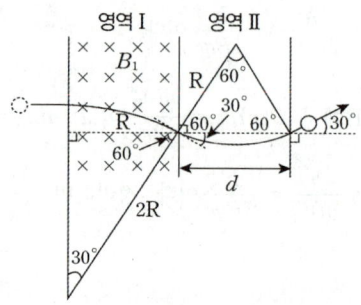

ㄷ. 그림에서 영역 Ⅰ에서 원궤도의 반지름은 $2R$이고, 영역 Ⅱ에서 반지름은 R이다. $Bqv = \dfrac{mv^2}{r}$에서 $B = \dfrac{mv}{qr}$에서 자기장의 세기는 반지름에 반비례한다. 따라서 $B_2 = 2B_1$이다.

| 오답해설 |

ㄴ. 영역 Ⅰ에서 영역 Ⅱ로 들어가기 직전과 직후 자기력의 방향이 반대이기 때문에 영역 Ⅰ, Ⅱ의 자기장 방향은 서로 반대이다.

193. 연습 정답 ①

| 정답해설 |

ㄱ. p에서 A와 B에 흐르는 전류에 의한 자기장의 방향은 $-y$ 방향이 되기 위해서 도선 A에 의한 p에서 자기장 방향은 y축과 오른쪽 아래 방향으로 $45°$가 되어야 한다. 따라서 도선 A에 흐르는 전류의 방향은 지면으로 들어가는 방향이다. 마찬가지로 도선 B에 의한 p에서 자기장 방향은 y축과 왼쪽 아래 방향으로 $45°$가 되어야 한다. 따라서 도선 B에 흐르는 전류의 방향은 지면에서 나오는 방향이다. 따라서 전류의 방향은 A에서와 B에서가 서로 반대이다.

| 오답해설 |

ㄴ. q에서 A에 의한 자기장의 방향은 y축과 왼쪽 아래 방향으로 $45°$이고 B에 의한 자기장의 방향은 y축과 오른쪽 아래 방향으로 $45°$이다. 따라서 q에서 A와 B에 흐르는 전류에 의한 자기장의 방향은 $-y$ 방향이다.

ㄷ. A가 B위치에 작용하는 자기장의 방향은 $-y$방향이고 B의 전류 방향은 지면에서 나오는 방향이다. 따라서 A가 B에 작용하는 자기력의 방향은 $+x$ 방향이다.

194. 연습 정답 ⑤

| 정답해설 |

ㄱ. 반시계방향의 전류에 의한 자기장이므로 ㉠은 '⊙'이다.

ㄴ. A에 의한 자기장의 방향과 반대 방향의 자기장이 형성된다. 따라서 실험 Ⅱ에서 B에 흐르는 전류의 방향은 시계방향이다.

ㄷ. C에 의한 자기장으로 실험 Ⅱ의 결과에서 자기장의 방향이 반대로 바뀌었다. 중심에서 거리는 C에서가 B에서보다 크다. 그러므로 $I_B < I_C$이다.

195. 연습   정답 ④

| 정답해설 |

ㄴ. C가 B에 작용하는 자기력의 방향은 $+x$축에서 시계 방향으로 $45°$를 이루고 있다. 이때 이 자기력을 F라고 하면 D가 B에 작용하는 자기력의 방향은 $-x$축에서 반시계 방향으로 $45°$를 이루고 있다. B와 전기력의 크기는 같기 때문에 이 두 힘의 합력은 $-y$방향이고 크기는 $\sqrt{2}F$이다. A는 C보다 $\sqrt{2}$배 멀리 떨어져 있고 흐르는 전류가 2배이기 때문에 A가 B에 작용하는 자기력의 크기는 $\sqrt{2}F$이고 방향은 $+y$방향이다. 따라서 A, C, D가 B에 작용하는 자기력의 합력은 0이다.

ㄷ. O에서 C와 D에 의한 자기장의 합은 0이다. 따라서 A에 흐르는 전류가 크기 때문에 자기장의 방향은 A의 방향과 같다. 그러므로 O에서 A, B, C, D에 의한 자기장의 방향은 $+x$ 방향이다.

| 오답해설 |

ㄱ. B가 A에 작용하는 자기장의 방향은 $-x$이다. 따라서 B가 A에 작용하는 자기력의 방향은 $-y$ 방향이다.

196. 연습   정답 ③

| 정답해설 |

ㄱ. 전기장 영역에 입사하는 순간의 입자의 속력을 v라고 하면 $v\cos\theta = \dfrac{2d}{t_E}$이고, $\dfrac{v\sin\theta}{2} = \dfrac{d}{t_E}$이므로 두 식을 나누면 $\tan\theta = 1$에서 $\theta = 45°$이다.

ㄴ. 입자의 질량을 m이라고 하면 전기장 영역에서 입자의 가속도의 크기는 $\dfrac{v\sin 45°}{t_E}$이고, $F_E = \dfrac{mv}{\sqrt{2}\,t_E}$이다. 자기장 영역에 입사하는 속력은 $\dfrac{v}{\sqrt{2}}$이므로 $F_B = \dfrac{m(v/\sqrt{2})^2}{d}$인데 $d = \dfrac{vt_E}{2\sqrt{2}}$이므로 $F_B = \dfrac{\sqrt{2}\,mv}{t_E}$이다. 따라서 $F_B = 2F_E$이다.

| 오답해설 |

ㄷ. $t_E = \dfrac{2d}{v/\sqrt{2}}$이고, 대전 입자가 자기장 영역에서 이동한 거리는 $\dfrac{\pi d}{2}$이고, 대전 입자의 속력은 $\dfrac{v}{\sqrt{2}}$로 일정하므로 $t_B = \dfrac{\pi d}{\sqrt{2}\,v}$이다. 따라서 $t_B = \dfrac{\pi}{4}t_E$이다.

197. 연습 정답 ⑤

| 정답해설 |

(가)에서 힘의 평형을 이루고 있기 때문에 용수철 상수를 k라고 하면 $mg = ks$이다. (나)에서 도선이 받는 자기력은 BId이고 평형을 이루고 있기 때문에 $mg + BId = k(3s)$이다. 따라서 $BId = 2mg$이기 때문에 $I = \dfrac{2mg}{Bd}$이다.

198. 연습 정답 ②

| 정답해설 |

입자의 질량을 m, 전하량을 q, Ⅱ에서 운동한 거리를 d라고 하면 $Bqv = \dfrac{mv^2}{r}$에서 $v = \dfrac{Bqr}{m}$이다. 따라서 Ⅰ에서 속력을 $v_0 = \dfrac{BqR}{m}$라고 하면 Ⅲ에서 속력은 $2v_0$이다.

$qEd = \dfrac{1}{2}m(2v_0)^2 - \dfrac{1}{2}mv_0^2 = \dfrac{3}{2}mv_0^2$이다. Ⅱ에서 평균 속력은 $\dfrac{v_0 + 2v_0}{2}$이므로 Ⅱ를 통과하는데 걸린 시간은 $d/(\dfrac{3}{2}v_0) = \dfrac{BR}{E}$이다.

199. 정답 ⑤

| 정답해설 |

ㄴ. (가)와 (나)에서 모두 자기력의 방향은 운동 방향과 반대이다. 따라서 자석이 q를 지날 때 자석에 작용하는 자기력의 방향은 (가)에서와 (나)에서가 서로 같다.

ㄷ. 자석이 q를 지날 때 금속 고리에 유도되는 전류의 방향은 (가)에서는 경사면을 따라 내려가는 방향의 자기장이 형성되는 유도 전류가 흐르고 (나)에서는 경사면을 따라 올라가는 방향의 자기장이 형성되는 유도 전류가 흐른다. 따라서 자석이 q를 지날 때 금속 고리에 유도되는 전류의 방향은 (가)에서와 (나)에서가 서로 반대이다.

| 오답해설 |

ㄱ. (가)에서 자석은 내려오는 동안 자기력의 크기가 변한다. 따라서 (가)에서 자석은 p에서 q까지 등가속도 운동을 하지 않는다.

200. 정답 ③

| 정답해설 |

ㄱ. 1초일 때, 영역 I에서 나오는 방향의 자기장이 감소하므로 유도 전류의 방향은 q → 저항 → p이다.

ㄴ. (나)에서 $B_\mathrm{I} = \dfrac{\phi}{S}$이고, $B_\mathrm{II} = \dfrac{2\phi}{S}$이므로 $B_\mathrm{I} < B_\mathrm{II}$이다.

| 오답해설 |

ㄷ. 4초 일 때, 자속의 시간적 변화율은 0이므로 유도 전류도 0이다. 따라서 저항에 흐르는 유도 전류의 세기는 4초일 때가 7초일 때 보다 작다.

201. 기본 정답 ②

| 정답해설 |

ㄷ. 자기장의 시간적 변화율은 t_2일 때가 t_4일 때보다 작다. 따라서 유도 전류의 세기는 t_2일 때가 t_4일 때보다 작다.

| 오답해설 |

ㄱ. t_1일 때와 t_2일 때 자기장의 시간적 변화율은 반대방향이다. 따라서 t_2일 때, 유도 전류의 방향은 반시계 방향이다.

ㄴ. t_1일 때 유도 전류의 방향이 시계 방향이므로 이 때 자기장의 방향은 종이면에서 수직으로 나오는 방향이다. t_3일 때 자기장의 부호가 음($-$)의 값이므로 이 때 자기장의 방향은 종이면에 수직으로 들어가는 방향이다.

202. 기본 정답 ④

| 정답해설 |

Ⅰ에서 축전기와 전압에 걸리는 전압의 위상을 고려한 합은 교류전원의 전압과 같다. 따라서 Ⅰ는 C이다. 축전기에서 진동수가 증가하면 용량리액턴스가 감소하므로 축전기에 걸리는 전압이 감소한다. 따라서 저항의 전압인 Ⅱ는 A이고 축전기의 전압인 Ⅲ는 B이다.

203. 정답 ⑤

| 정답해설 |

ㄱ. 저항에 흐르는 전류의 위상과 전압의 위상은 같다. 따라서 저항에 흐르는 전류의 세기는 최대이다.

ㄴ. 코일양단에 걸리는 전압과 저항양단에 걸리는 전압의 위상차는 90°이다. 따라서 코일 양단에 걸리는 전압은 0이다.

ㄷ. 축전기 양단에 걸리는 전압과 저항양단에 걸리는 전압의 위상차는 90°이므로 축전기 양단에 걸리는 전압은 0이다. 따라서 축전기에 저장된 전하량도 0이다.

204. 정답 ②

| 정답해설 |

ㄴ. ㉠ 양단에 걸리는 전압이 진동수가 증가하면서 감소하기 때문에 ㉠은 축전기이고 ㉡은 저항이다. 따라서 ㉡ 양단에 걸리는 전압은 진동수가 커질수록 증가한다.

| 오답해설 |

ㄱ. ㄴ 참조

ㄷ. 진동수가 커지면 회로의 임피던스는 감소한다. 따라서 회로에 흐르는 전류의 세기는 진동수가 커질수록 증가한다.

205. 기본　　정답 ⑤

| 정답해설 |

ㄱ. 진동수가 f일 때 축전기에 걸리는 전압의 최댓값을 $3V_x$라고 하면 진동수가 $3f$일 때 축전기에 걸리는 전압의 최댓값은 V_x이다. 전원장치 전압의 최댓값은 진동수와 관계없이 일정하기 때문에
$\sqrt{V^2+(V-3V_x)^2} = \sqrt{V^2+(3V-V_x)^2}$에서 위상을 고려하면 $3V_x - V = 3V - V_x$에서 $V_x = V$이다. 따라서 진동수가 f일 때 축전기에 걸리는 전압의 최댓값은 $3V$이다.

ㄴ. $V_x = V$이므로 교류 전원의 전압의 최댓값은
$\sqrt{V^2+(V-3V)^2} = \sqrt{5}\,V$이다.

ㄷ. 진동수가 f일 때 코일의 유도리액턴스는 축전기의 용량리액턴스의 $\frac{1}{3}$배이다. 따라서 $2\pi fL \times 3 = \frac{1}{2\pi fC}$이다.

회로의 고유 진동수는 $\frac{1}{2\pi\sqrt{LC}}$이므로

$2\pi fL \times 3 = \frac{1}{2\pi fC}$을 정리하면 $\frac{1}{2\pi\sqrt{LC}} = \sqrt{3}\,f$이다.

206. 기본　　정답 ⑤

| 자료해석 |

변압기의 경우 공급하거나 형성되는 전압은 감은 수에 비례한다.

| 정답해설 |

1차 코일과 2차 코일의 감은 수의 비가 $1:3$이므로 전압의 비도 $1:3$이다. 1차 코일에 공급되는 전압이 V이므로 2차 코일에 유도되는 전압은 $3V$이다. 2차 코일에 연결된 저항의 크기가 R이므로 2차 코일에 흐르는 전류의 크기는 $\frac{3V}{R}$이다. 2차 코일의 전력은 $\frac{9V}{R}$이고 1차 코일에 흐르는 전류를 I라고 하면 $\frac{9V}{R} \times V = VI$에서 $I = \frac{9V}{R}$이다.

V. 전자기학

207. 기본   정답 ①

| 정답해설 |

진동수가 $\frac{1}{2\pi\sqrt{LC}}$ 이면 각 진동수는 $\frac{1}{\sqrt{LC}}$ 이다. 따라서 $X_L = \omega L = \sqrt{\frac{L}{C}}$ 이고, $X_C = \frac{1}{\omega C} = \sqrt{\frac{L}{C}}$ 이므로 $X_L = X_C$ 이다.

스위치를 a 연결하였을 때 회로의 임피던스는 $\sqrt{R^2 + X_L^2} = 2R$ 이므로 스위치를 b에 연결하였을 때 회로의 임피던스는 $\sqrt{R^2 + X_C^2} = 2R$ 이다.

208. 기본   정답 ③

| 정답해설 |

ㄱ. 코일의 유도 리액턴스는 진동수에 비례하고 축전기의 용량 리액턴스는 진동수에 반비례한다. A는 진동수가 증가하면서 전압이 감소하였으므로 리액턴스 값도 감소한다. 따라서 A는 ㉠이 축전기일 때의 결과이다.

ㄷ. B는 코일이므로 진동수가 증가할수록 유도 리액턴스가 증가하고 임피던스도 증가한다. 따라서 회로에 흐르는 전류는 감소하기 때문에 저항 양단에 걸리는 전압은 진동수가 커질수록 감소한다.

| 오답해설 |

ㄴ. A는 축전기이므로 진동수가 증가하면 용량 리액턴스가 감소한다. 따라서 임피던스는 감소하기 때문에 ㉠에 흐르는 전류의 세기는 진동수가 커질수록 증가한다.

209. 기본 정답 ③

| 정답해설 |

ㄱ. 1차 코일의 중심에서의 자기장은 전류가 증가할수록 증가한다. 따라서 I_1의 세기를 증가시키면 B_1의 세기는 증가한다.

ㄴ. B_1에 의한 2차 코일의 자기선속은 단면적과 B_1의 곱으로 나타낼 수 있다. 따라서 I_1의 세기를 증가시키면 Φ는 증가한다.

| 오답해설 |

ㄷ. 오른쪽 방향의 자기선속이 증가하기 때문에 상호 유도에 의해 2차 코일에 흐르는 전류의 방향은 a → ⓒ → b이다.

210. 연습 정답 ③

| 정답해설 |

ㄱ. P가 움직이는 동안 단위시간당 자속변화는 "0"이다. 따라서 P에는 유도 전류가 흐르지 않는다.

ㄷ. 영역 I에서 자기장은 B_0이고 영역 Ⅱ에서 자기장은 $2B_0$이다. 속력이 동일하기 때문에 유도 전류의 세기는 Q에서가 R에서보다 작다.

| 오답해설 |

ㄴ. R에서는 종이면에서 나오는 방향의 자속이 감소한다. 따라서 R에 흐르는 유도 전류의 방향은 반시계 방향이다.

211. 연습 　　　　　　　　　정답 ②

| 정답해설 |

ㄴ. $t=0$일 때부터 $t=t_1$일 때까지 반원형 도선과 저항이 이루는 면적이 감소한다. 따라서 이 때는 전체 폐회로에 시계 방향의 전류가 흐른다. $t=t_1$일 때부터 $t=t_3$일 때까지는 반대로 반원형 도선과 저항이 이루는 면적이 증가한다. 따라서 이 때는 전체 폐회로에 반시계방향의 전류가 흐르기 때문에 t_2일 때, R에 흐르는 전류의 방향은 a → R → b이다.

| 오답해설 |

ㄱ. (나)에서 주기가 t_3이다. 따라서 $\omega = \dfrac{2\pi}{t_3}$이다.

ㄷ. t_3일 때, 기전력이 0이다. 따라서 R에 흐르는 전류의 세기도 0이다.

212. 연습 　　　　　　　　　정답 ④

| 정답해설 |

a에 흐르는 전류를 I_a, b에 흐르는 전류를 I_b라고 하면 흐르는 전류는 감은 수에 반비례하므로 $I_a : I_b = 1 : 10$이다. a에서 손실된 전력은 $I_a^2 R_a = \dfrac{1}{6}P$이고, b에서 손실된 전력은 $I_b^2 R_b = \dfrac{1}{12}P$이다. 따라서 $R_a : R_b = 200 : 1$이다.

$V_A I_a : V_B I_b = P : \dfrac{5}{6}P$에서 $I_a : I_b = 1 : 10$이므로 $V_A = 12 V_B$이다. 따라서 $V_A : V_B = 12 : 1$이다.

213. 연습   정답 ②

| 정답해설 |

ㄷ. 전압이 V_0으로 일정한 교류 전원이므로 저항에 걸리는 전압의 제곱과 코일에 걸리는 전압의 제곱의 합은 일정하다. 따라서 코일의 양단에 걸리는 전압은 f_1일 때가 f_3일 때보다 크기 때문에 저항의 양단에 걸리는 전압은 f_1일 때가 f_3일 때보다 작다.

| 오답해설 |

ㄱ. 코일의 유도리액턴스(X_L)는 교류 전원의 진동수에 비례한다. 따라서 진동수가 커질수록 코일에 걸리는 전압이 커진다. $f_1 > f_2 > f_3$이다.

ㄴ. 교류 전원의 진동수가 커질수록 회로의 임피던스는 증가한다. 따라서 교류 전원의 진동수가 커질수록 회로에 흐르는 전류의 세기는 작아진다.

214. 연습   정답 ④

| 정답해설 |

ㄱ. (가)에서 회로에 흐르는 전류의 최댓값은 $\dfrac{V_0}{R}$이므로 f_0는 공명 진동수이다. $2\pi f_0 L = \dfrac{1}{2\pi f_0 C}$에서 $C = \dfrac{1}{4\pi^2 f_0^2 L}$이다.

ㄷ. $t = \dfrac{T}{2}$일 때와 $t = 0$일 때 축전기 양단에 걸리는 전위차는 $\dfrac{V_0}{2}$로 같다. 따라서 $t = \dfrac{T}{2}$일 때 축전기에 저장된 전기 에너지는 $t = 0$일 때와 같다.

| 오답해설 |

ㄴ. (나)에서 주기는 T이다. 교류전원의 주기와 같기 때문에 $T = \dfrac{1}{f_0}$이다.

V. 전자기학

215. 연습 정답 ⑤

| 정답해설 |

ㄱ. 스위치를 a에 연결했을 때와 b에 연결했을 때 회로에 흐르는 전류의 최댓값은 I로 같기 때문에 이 때 임피던스는 같다. 진동수가 f일 때 코일의 유도 리액턴스와 축전기의 용량 리액턴스를 각각 X_L, X_C라고 하면 $R^2+(X_L-X_C)^2=R^2+X_C^2$ 이므로 $X_L=2X_C$이다.

ㄴ. $X_L=2X_C$이므로 $2\pi fL=2\dfrac{1}{2\pi fC}$이므로 $f=\dfrac{1}{\sqrt{2}\pi\sqrt{LC}}=\sqrt{2}f_0$이다. 따라서 $f_0=\dfrac{f}{\sqrt{2}}$이다.

ㄷ. 회로의 임피던스는 $\sqrt{R^2+X_C^2}$인데 진동수가 $\dfrac{f}{2}$가 되면 $X_C{'}=\dfrac{1}{\pi fC}=2X_C$이고, $X_L{'}=\pi fL=X_C$이므로 임피던스는 $\sqrt{R^2+X_C^2}$로 되어 변하지 않는다. 따라서 회로에 흐르는 전류의 최댓값은 I이다.

216. 연습 정답 ④

| 정답해설 |

ㄱ. t_0일 때 축전기의 전기 에너지는 최대이다. 따라서 전압이 최대이고 축전기에서 전압과 전류의 위상차는 $-90°$이므로 전류는 0이다.

ㄷ. A의 주기는 $2t_0$이고 B의 주기는 t_0이다. 따라서 $2\pi\sqrt{L_AC}=4\pi\sqrt{L_BC}$이므로 $L_A=4L_B$이다.

| 오답해설 |

ㄴ. $2t_0$일 때 축전기에 저장된 전기에너지는 A가 B의 2배이다. 전기에너지는 $\dfrac{Q^2}{2C}$이므로 $2t_0$일 때 축전기에 저장된 전하량은 A가 B의 $\sqrt{2}$ 배이다.

217. 연습   정답 ⑤

| 정답해설 |

ㄱ. 축전기의 최대 전압은 (나)에서 $6V$이고 저항의 최대 전압은 $4V$이므로 코일의 최대 전압을 V_L이라고 하면 $5^2 = 4^2 + (V_L - 6)^2$에서 $V_L = 3V$ or $9V$이다. 이때 축전기의 용량 리액턴스가 코일의 유도 리액턴스보다 크기 때문에 축전기에 걸리는 전압이 코일에 걸리는 전압보다 크다. 따라서 $V_L = 3V$이다. 따라서 $\omega L : \dfrac{1}{\omega C} = 3 : 6$이다. 여기서 진동수를 $2f_0$로 바꾸면 리액턴스의 비가 $2\omega L : \dfrac{1}{2\omega C} = 2 : 1$이 되므로 유도 리액턴스와 용량 리액턴스의 차이는 f_0일 때와 같다. 따라서 회로에 흐르는 전류의 최댓값은 S를 a에 연결하였을 때와 b에 연결하였을 때가 같다.

ㄴ. 축전기에 충전되는 전하량의 최댓값은 걸리는 전압에 비례한다. S를 a에 연결하였을 때가 b에 연결하였을 때보다 용량 리액턴스값이 2배이므로 충전되는 전하량의 최댓값도 S를 a에 연결하였을 때가 b에 연결하였을 때의 2배이다.

ㄷ. $\omega L : \dfrac{1}{\omega C} = 3 : 6$ 에서 $2\omega L = \dfrac{1}{\omega C}$이므로 $\dfrac{1}{\sqrt{LC}} = \sqrt{2}\,\omega$이다. 회로의 공명 진동수(고유 진동수는) $\dfrac{1}{2\pi\sqrt{LC}} = \dfrac{\sqrt{2}\,\omega}{2\pi} = \dfrac{\sqrt{2}\,(2\pi f_0)}{2\pi} = \sqrt{2}\,f_0$이다.

218. 연습   정답 ③

| 정답해설 |

ㄱ. 진동수가 f일 때 용량 리액턴스를 X_C라고 하면 $(3\sqrt{2}\,R)^2 = (3R)^2 + (R - X_C)^2$에서 $X_C = -2R$ or $4R$에서 $X_C > 0$이므로 $X_C = 4R$이다. 진동수가 $2f$이면 용량 리액턴스는 $\dfrac{1}{2}$배가 되므로 진동수가 $2f$일 때 회로의 임피던스는 $\sqrt{(3R)^2 + (2R - 2R)^2} = 3R$이다.

ㄴ. 스위치를 a에 연결할 때 회로의 공명 진동수는 $\dfrac{1}{2\pi\sqrt{LC}}$이고, b에 연결할 때는 $\dfrac{1}{2\pi\sqrt{4LC}}$이다. 따라서 회로의 공명 진동수(고유 진동수)는 스위치를 a에 연결할 때가 b에 연결할 때의 2배이다.

| 오답해설 |

ㄷ. 스위치를 a에 연결 하였을 때 코일에 걸리는 전압의 최댓값은 유도 리액턴스와 전류의 곱으로 계산할 수 있다. 회로의 임피던스는 교류 전원의 진동수가 $2f$일 때가 f일 때의 $\dfrac{1}{\sqrt{2}}$배이고, 유도 리액턴스는 교류 전원의 진동수가 $2f$일 때가 f일 때의 2배이다. 따라서 스위치를 a에 연결하였을 때 코일에 걸리는 전압의 최댓값은 교류 전원의 진동수가 $2f$일 때가 f일 때의 $2\sqrt{2}$배이다.

V. 전자기학

219. 연습   정답 ③

| 자료해석 |

RLC 회로에서 교류전원의 진동수가 변하여도 저항값은 변하지 않는다.

| 정답해설 |

ㄱ. 진동수가 f_2일 때 유도 리액턴스와 용량 리액턴스는 R로 같다. 따라서 임피던스는 저항값과 같은 $3R$이다.

ㄷ. 진동수가 f_1일 때 용량 리액턴스는 $3R$이고, f_2일 때 R이므로 $f_2 = 3f_1$이다. 진동수가 f_3일 때 유도 리액턴스는 $3R$이고, f_2일 때 R이므로 $f_3 = 3f_2$이다. 따라서 $f_3 = 3f_2 = 9f_1$이므로 f_3일 때 용량 리액턴스는 $\frac{R}{3}$이다. 또한 f_1일 때 유도 리액턴스는 $\frac{R}{3}$이다. 따라서 회로에 흐르는 전류의 최댓값은 진동수가 f_1일 때와 f_3일 때가 같다.

| 오답해설 |

ㄴ. ㄷ 참조

220. 연습 PLUS   정답 ②

| 자료해석 |

교류 전원장치가 연결된 RLC 회로에서 전압의 크기는 산술적인 합이 아니라 위상차를 고려하여 계산한다.

| 정답해설 |

ㄴ. 저항의 전압이 실선으로 표시되어 있으므로 코일의 전압은 저항의 전압보다 $90°$만큼 빠르다. 따라서 그래프에서 전압의 최댓값이 $4V$인 점선이 코일의 전압을 나타낸 그래프이므로 코일의 양단에 걸리는 최대 전압은 $4V$이다.

| 오답해설 |

ㄱ. 교류 전원장치의 최대 전압은 각 전기 부품의 위상차를 고려하여 $V = \sqrt{3^2 + (4-8)^2} = 5V$이다.

ㄷ. 교류 전원장치의 각진동수는 $\omega = \frac{2\pi}{T}$인데 모든 전기 부품의 전압 변화의 주기가 4초이므로 $\omega = \frac{2\pi}{4} = \frac{\pi}{2}$이다.

MEMO

221. 기본   정답 ⑤

| 정답해설 |

전자는 입자와 파동적 성질을 모두 갖고 있으며, 파동함수의 제곱($|\psi(x)|^2$)은 확률밀도함수이기 때문에 $x = \dfrac{L}{2}$에서 확률밀도는 0이다. 따라서 학생 A, B, C 모두 옳다.

222. 기본   정답 ③

| 정답해설 |

ㄱ. $n_A = 1$이므로 A는 바닥상태에 있다.

ㄴ. (가)에서 $E_1 = \dfrac{h^2}{8mL^2}$이고, (나)에서 $E_2 = \dfrac{2^2 h^2}{8m(2L)^2}$이다. 따라서 A와 B의 에너지는 같다.

| 오답해설 |

ㄷ. (가)에서 $x = \dfrac{L}{2}$에서 전자를 발견할 확률 밀도는 파동함수의 제곱과 같다. 따라서 높이가 다르기 때문에 확률 밀도는 A와 B가 다르다.

223. 기본 정답 ①

| 정답해설 |

ㄱ. 입자가 장벽을 투과할 확률은 A가 B보다 크기 때문에 $E_A > E_B$이다.

| 오답해설 |

ㄴ. $x < 0$인 영역에서 입자의 운동에너지는 A가 B보다 크다. 운동량도 A가 B보다 크다. 따라서 $x < 0$인 영역에서 입자의 드브로이 파장은 A가 B보다 짧다.

ㄷ. U가 커질수록 $|U-E|$가 증가하기 때문에 A가 장벽을 투과할 확률은 작아진다.

224. 기본 정답 ④

| 정답해설 |

ㄴ. 탐침과 시료사이의 거리는 퍼텐셜 장벽의 폭 L과 같다. 따라서 장벽의 폭이 작을수록 터널링이 일어날 확률이 증가한다. 그러므로 (나)에서 탐침과 시료 사이의 거리가 가까울수록 터널링 전류의 세기가 커진다.

ㄷ. 고전 역학적으로 장벽보다 에너지가 작은 입자는 투과할 수 없다. 하지만 (가)에서 입자가 $x > L$인 영역에서 발견되는 것과 (나)에서 터널링 전류는 양자 터널 효과에 의한 것이다.

| 오답해설 |

ㄱ. 퍼텐셜 장벽의 높이가 높을수록 입자가 투과될 확률은 감소한다.

VI. 현대물리학

225. 기본   정답 ④

| 정답해설 |

ㄴ. $Bqv = qE$에서 $v = \dfrac{E}{B}$이다. 따라서 $v_1 = \dfrac{E_0}{B_0}$이고, $v_2 = \dfrac{4E_0}{B_0}$이다. 드브로이 파장은 속력에 반비례한다. 따라서 $\lambda_1 : \lambda_2 = 1 : \dfrac{1}{4}$에서 $\lambda_1 = 4\lambda_2$이다.

ㄷ. 슬릿과 형광판 사이의 거리를 L 슬릿 간격을 d라고 하면 $d\dfrac{\Delta y}{L} = \lambda$에서 $\Delta y \propto \lambda$이다. 따라서 $\lambda_1 = 4\lambda_2$이므로 $\Delta y_1 > \Delta y_2$이다.

| 오답해설 |

ㄱ. ㄴ 참조

226. 기본   정답 ⑤

| 정답해설 |

ㄱ. 드브로이의 물질파는 입자의 운동량에 반비례한다. 따라서 입자의 운동량의 크기가 클수록 드브로이 파장이 짧아진다.

ㄴ. A의 운동량은 $\dfrac{h}{3\lambda_0}$이고 $2m_A E_0 = (\dfrac{h}{3\lambda_0})^2$이다. 마찬가지로 B의 운동량은 $\dfrac{h}{\lambda_0}$이고, $2m_B(2E_0) = (\dfrac{h}{\lambda_0})^2$이다. 두 식을 나누면 $\dfrac{m_A}{m_B} = \dfrac{2}{9}$이다. 따라서 $m_A : m_B = 2 : 9$이다.

ㄷ. B의 운동 에너지가 E_0일 때 드브로이 파장을 λ라고 하면 $2m_B(E_0) = (\dfrac{h}{\lambda})^2$이고 $2m_B(2E_0) = (\dfrac{h}{\lambda_0})^2$과 연립하면 $\lambda = \sqrt{2}\lambda_0$이다.

227. 기본   정답 ①

| 정답해설 |

ㄱ. A에서 광전자의 최대운동에너지는 X에서가 Y에서보다 크기 때문에 일함수는 Y가 X보다 크다. 따라서 B에서 $W_X + 7E_0 = W_Y + ㉠$이고 $W_X < W_Y$이므로 ㉠ $< 7E_0$이다.

| 오답해설 |

ㄴ. ㄱ에서 일함수는 X가 Y보다 작기 때문에 광전 효과가 일어나는 빛의 최소 진동수는 X가 Y보다 작다.

ㄷ. A와 B를 X에 함께 비추었을 때 방출되는 광전자의 최대 운동 에너지는 진동수가 가장 큰 빛의 영향만을 받기 때문에 $7E_0$이다.

228. 기본   정답 ①

| 정답해설 |

ㄱ. t_1일 때 단색광 A는 존재하지만 단색광 B는 존재하지 않는 상태에서 광전자는 방출되지 않았고 t_2일 때 단색광 B가 비추어 지면서 광전자가 방출되었으므로 A는 한계 진동수보다 작고 B는 한계 진동수보다 크다. 따라서 진동수는 A가 B보다 작다.

| 오답해설 |

ㄴ. 방출되는 광전자의 최대 운동 에너지는 단색광의 세기와 관계가 없다. 따라서 광전자의 최대 운동 에너지는 t_2일 때와 t_3일 때 같다.

ㄷ. t_4일 때 한계 진동수보다 작은 단색광 A만 존재하기 때문에 광전자는 방출되지 않는다.

VI. 현대물리학

229. 기본   정답 ②

| 정답해설 |

ㄴ. 일함수가 클수록 정지 전압은 작다. p와 r에서 정지 전압이 작은 r은 일함수가 큰 A의 실험 결과이다. p와 q는 단색광의 진동수가 다르기 때문에 같은 금속판이 아니다 따라서 q는 A에서 측정한 실험 결과이다.

| 오답해설 |

ㄱ. ㄴ 참조

ㄷ. A의 실험 결과는 r과 q이다. 따라서
$h(2f_0) = W_A + e(V_0)$, $h(3f_0) = W_A + e(3V_0)$에서 두 식의 연립하면 $hf_0 = 2eV_0$이다. 마찬가지로 B의 실험 결과는 p이다. 따라서 $h(2f_0) = W_B + e(3V_0)$이므로 $W_B = 4eV_0 - 3eV_0 = eV_0$이다.

230. 연습   정답 ①

| 정답해설 |

ㄱ. 빈의 변위 법칙에 따라 $\lambda_{max} \propto \dfrac{1}{T}$이다. 따라서 A와 B의 λ_{max}의 비가 $1:2$이므로 $T_A : T_B = 1 : \dfrac{1}{2} = 2 : 1$이다.

| 오답해설 |

ㄴ. 슈테판·볼츠만 법칙에 따라 흑체에서 단위 시간당, 단위 면적당 방출하는 에너지(E)는 절대 온도(T)의 네제곱에 비례한다. ($E \propto T^4$) 흑체 표면의 온도는 A가 B의 2배이다. 따라서 E는 A가 B의 16배이다. A와 B에서 단위 시간당 복사하는 에너지를 각각 E_A, E_B라고 하면
$\dfrac{E_A}{4\pi R^2} = 16 \dfrac{E_B}{4\pi(2R)^2}$이므로 $E_A = 4E_B$이다.

ㄷ. ㄴ 참조

231. 연습   정답 ②

| 정답해설 |

ㄷ. 흑체 표면 전체에서 단위 시간당 복사하는 에너지는 단면적에 비례하고 절대온도의 네제곱에 비례한다. 따라서 $E_A : E_B = 4 \times 1 : 1 \times 1$이므로 흑체 표면 전체에서 단위 시간당 복사하는 에너지는 A가 B보다 크다.

| 오답해설 |

ㄱ. $\lambda_{\max} \propto \dfrac{1}{T}$이다. 따라서 $\lambda_B \neq \lambda_C$이다.

ㄴ. 흑체 표면에서 단위 시간당, 단위 면적당 복사하는 에너지는 절대온도의 네제곱에 비례한다. 따라서 흑체 표면에서 단위 시간당, 단위 면적당 복사하는 에너지는 A가 C보다 작다.

232. 연습   정답 ③

| 정답해설 |

ㄱ. $x = \dfrac{L}{2}$에서 입자를 발견할 확률 밀도는 A에서는 0이고 B에서는 0보다 크다. 따라서 확률 밀도는 B가 A보다 크다.

ㄴ. 주양자수가 n일 때 파장은 $\dfrac{2L}{n}$이고 운동량은 $\dfrac{nh}{2L}$이므로 에너지는 $\dfrac{n^2 h^2}{8mL^2}$이다. 따라서 입자의 에너지가 같기 때문에 질량은 주양자수 제곱에 비례한다. 그러므로 질량은 A가 B보다 작다.

| 오답해설 |

ㄷ. $0 < x < \dfrac{L}{2}$ 영역에서 입자를 발견할 확률은 파동함수의 대칭성 때문에 A와 B 모두 $\dfrac{1}{2}$이다.

233. 연습   정답 ①

| 정답해설 |

터널링 효과에 따르면 입자의 에너지가 퍼텐셜 장벽보다 낮아도 입자는 장벽을 투과할 수 있는 확률이 존재한다. 이때 퍼텐셜과 입자의 에너지 차이가 작을수록 폭이 좁을수록 투과할 수 있는 확률은 증가한다. 장벽 너머에서 입자를 발견할 확률 밀도는 (가)에서가 (나)에서보다 크기 때문에 퍼텐셜 장벽의 높이가 같다면 장벽의 폭은 A가 B보다 작다. 따라서 A는 ㄱ이고, B는 ㄴ이다.

234. 연습   정답 ③

| 정답해설 |

ㄱ. 산란 전 광자의 운동량은 산란 후 광자의 운동량보다 크다. 따라서 $\dfrac{h}{\lambda_0} > \dfrac{h}{\lambda_1}$이므로 $\lambda_1 > \lambda_0$이다.

ㄴ. 광자의 산란각이 클수록 산란 후 운동량이 작으므로 $\dfrac{h}{\lambda_1} > \dfrac{h}{\lambda_2}$이다. 따라서 $\lambda_1 < \lambda_2$이다.

| 오답해설 |

ㄷ. 광자와 전자의 산란 전과 후 운동량과 에너지는 보존된다. 따라서 광자의 산란각이 클수록 산란된 광자의 에너지는 작게 된다. 이때 전자의 에너지는 증가한다. 따라서 전자의 에너지는 산란각이 90°일 때가 45°일 때보다 크다.

235. 정답 ⑤

| 정답해설 |

$x < 0$에서 운동 에너지는 $2U_0$이고, $x > 0$에서 운동 에너지는 U_0이므로 운동 에너지가 $E_k = \dfrac{h^2}{2m\lambda^2}$임을 이용하면 $x < 0$에서 파장이 작다. 또, 운동 에너지가 크면 속도가 빨라 입자를 발견할 확률이 적으므로 진폭이 작다. 따라서 파동함수는 아래의 그림처럼 그려진다.

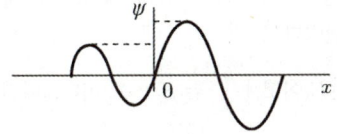

236. 정답 ④

| 정답해설 |

ㄴ. 질량수가 작은 두 원자가 결합하여 질량수가 무거운 원자가 생성되므로 (가)는 핵융합 반응이다.

ㄷ. (가)와 (나)는 모두 반응 후 에너지를 방출하고 있다. 따라서 이 과정에서 질량 결손이 일어난다고 할 수 있으므로 (가), (나)는 질량 결손에 의해 에너지가 방출되는 핵반응이다.

| 오답해설 |

ㄱ. (가)에서 ㉠의 질량수를 x, 원자번호를 y라고 하면 $3 + 3 = 4 + x$에서 $x = 2$이다.
같은 방법으로 $1 + 1 = 2 + y$에서 $y = 0$이다. $_0^1 \text{n}$은 질량수의 합이 3이므로 정답이 아니다.

237. 정답 ①

| 정답해설 |

A에 해당하는 빛의 진동수가 $\frac{5E_0}{h}$이므로 A는 $n=2$에서 $n=3$으로 전이하는 전자에서 발견되는 선 스펙트럼이다. B는 A로부터 오른쪽으로 두 번째에 나타나는 선 스펙트럼이다. 따라서 B와 진동수가 같은 빛은 $n=2$에서 $n=5$로 전이할 때 흡수하는 빛이다.

238. 정답 ②

| 정답해설 |

ㄴ. 방출되는 빛의 에너지는 a에서가 b에서보다 크다. 따라서 광자의 에너지는 진동수에 비례하기 때문에 방출되는 빛의 진동수는 a에서가 b에서보다 크다.

| 오답해설 |

ㄱ. (나)의 ㉠은 파장이 가장 길기 때문에 방출되는 빛의 에너지가 가장 작다. 따라서 (나)의 ㉠은 c에 의해 나타난 스펙트럼선이다.

ㄷ. $\frac{hc}{\lambda_b} = E_4 - E_2$이고, $\frac{hc}{\lambda_c} = E_5 - E_2$이다. 따라서 $E_4 - E_3 = \frac{hc}{\lambda} = \frac{hc}{\lambda_b} - \frac{hc}{\lambda_c}$이므로 $\lambda = \left|\frac{\lambda_b \lambda_c}{\lambda_c - \lambda_b}\right|$이다.

239. 기본   정답 ④

| 자료해석 |

원자는 원자핵과 전자로 이루어져 있으며, 양성자와 중성자는 두 종류의 쿼크(up/down)가 결합되어 만들어져 있다.

| 정답해설 |

ㄱ. 원자는 원자핵과 전자로 이루어져 있다. A는 전자이다. 원자핵은 전하를 띠는 양성자와 전하를 띠지 않는 중성자로 구성되어 있다. B는 양성자이다. 양성자(B)와 전자(A)는 전하량의 크기가 1.602×10^{-19}C으로 같다.

ㄷ. 표준 모형에 의하면 양성자와 중성자는 위(u)쿼크와 아래(d) 쿼크로 구성되어 있으며, 쿼크(C)는 기본 입자이다.

| 오답해설 |

ㄴ. 중성자는 전자(A)와 전자 중성미자 반입자를 방출하며 양성자(B)로 붕괴한다.

240. 기본   정답 ⑤

| 자료해석 |

보어의 수소 원자 모형에서 궤도 반지름은 양자화 되어 있으며 궤도의 원주 길이는 물질파 파장에 주양자수 곱과 같다.

| 정답해설 |

ㄱ. 에너지 준위가 높은 $n=4$에서 에너지 준위가 낮은 $n=3$인 상태로 변하기 위해 전자는 진동수 f_b인 빛을 방출한다. 따라서 반대의 과정이 되기 위해서는 $n=3$인 상태에 있는 전자가 진동수 f_b인 빛을 흡수하면 $n=4$인 상태로 전이한다.

ㄴ. 빛을 방출하는 과정에서 $E_4 - E_2 = hf_a$이고, $E_4 - E_3 = hf_b$이므로 $\dfrac{E_4 - E_2}{f_a} = \dfrac{E_4 - E_3}{f_b} = h$이다.

ㄷ. ㄴ에서 $E_4 - E_2 = hf_a$이고, $E_4 - E_3 = hf_b$이므로 두 식을 빼면 $E_3 - E_2 = h(f_a - f_b)$이다. 따라서 $n=3$인 상태에 있는 전자가 진동수 $f_a - f_b$인 빛을 방출하면 $n=2$인 상태로 전이한다.

VI. 현대물리학

241. 기본 정답 ⑤

| 자료해석 |

보어의 수소원자 모형에서 원자 반지름, 전자의 속력, 물질파 파장, 에너지 등의 관계를 파악해야 한다. $n=1$일 때, 전자 반지름이 a_0, 물질파 파장을 λ_0, 전자의 속력을 v_0, 에너지를 $-E_0$라 하면 n번째 전자 궤도 반지름은 $r_n = a_0 n^2$, 물질파 파장은 $\lambda_n = n\lambda_0$, 속력은 $v_n = v_0/n$, 에너지는 $E_n = -E_0/n^2$이다.

| 정답해설 |

ㄱ. $n=3$에서 궤도 반지름은 $n=1$에서보다 9배 크다.
ㄴ. (나)의 전자는 물질파 파장의 모양에서 $n=4$인 것을 알 수 있다.
ㄷ. 정상 상태에 있으므로 (나)의 전자는 전자기파를 방출하지 않는다.

242. 기본 정답 ⑤

| 자료해석 |

프랑크-헤르츠 실험은 수은 원자에 불연속적인 에너지 준위가 있다는 사실을 증명한 중요한 실험이다. 실험 장치에 대해 정확하게 이해하고 있어야 하고, 실험 결과로 주어진 그래프에서 의미 있는 물리적 상황을 추론할 수 있어야 한다. 특히 그래프에서 구간별 수은 원자와 전자의 물리적인 상황을 비교 분석할 수 있어야 한다.

| 정답해설 |

필라멘트의 열에 의해 방출된 전자는 음극에서 그리드까지 속력이 증가한다. 이 과정에서 수은 원자와 충돌하여 전자는 에너지를 잃는 경우가 있다. 그리드에서 양극은 역전압이 걸려 있어 전자의 속력은 감소된다. 전자의 에너지가 작으면 양극에 도달하지 못하여 전류가 흐르지 않게 된다. 만약 수은 원자의 에너지 준위가 연속적이면 그래프에서 전류의 전압에 대한 값은 계속 증가되어야 한다. 그러나 일정한 전압 V_0에서 전류가 급격히 감소하고, 그 경향은 $2V_0$, $3V_0$에서 반복된다. 이것은 전자가 수은 원자에게 에너지를 주고, 수은 원자가 들뜬 상태로 되기 때문인데 그 에너지 값이 특정한 부분에서 이루어지고 있다는 것을 말해 준다. 즉, 수은 원자의 에너지 준위가 불연속적으로 양자화되어 있고, 그에 따라 전자의 에너지가 특정한 값 eV_0일 때, 수은 원자를 들뜨게 할 수 있는 것이다.

ㄱ. 그래프의 급격한 하락 패턴이 일정한 전압 간격으로 반복되고 있으므로 수은 원자의 에너지는 양자화되어 있다.
ㄴ. 구간 A에서 전자의 에너지는 수은 원자를 들뜨게 하지 못한다. 즉 충돌해서 에너지를 잃지 않으므로 양극에 도달하는 전자는 전압이 증가하면서 많아지게 된다.
ㄷ. B 구간에서 전류가 급격히 줄어든 것은 전자가 수은 원자와 충돌하여 수은 원자를 바닥 상태에서 들뜬 상태로 만들었기 때문이다. 급격히 하락하는 전류 구간은 충돌이 일어나 수은 원자가 에너지를 흡수하는 구간으로 첫 번째 하락 지점은 1번 충돌, 두 번째 하락 지점은 전자가 2번 충돌한 것을 나타낸다.

243. 기본   정답 ③

| 정답해설 |

ㄱ. 광자 한 개의 에너지는 $\frac{hc}{\lambda}$에서 파장에 반비례한다. 따라서 파장이 짧은 a에서가 b에서보다 크다.

ㄴ. c는 흡수하는 스펙트럼이고, ㉠보다 에너지 변화량이 크다. 따라서 c는 ㉡에 의해 나타난 스펙트럼선이다.

| 오답해설 |

ㄷ. d는 b와 파장이 같기 때문에 $n=2$에서 $n=3$으로 전이될 때 나타나는 광자이다. 따라서 d에서 광자의 진동수는 $\frac{E_3 - E_2}{h}$이다.

244. 기본   정답 ③

| 정답해설 |

ㄱ. (가)에서 주양자 수는 4이다. $2\pi r_n = n\lambda$에서 원운동 궤도의 둘레는 전자의 드브로이 파장의 4배이다.

ㄴ. (나)에서 주양자수는 3이다.

| 오답해설 |

ㄷ. $E_n = -\frac{E_0}{n^2}$이므로 (가)에서 (다)로 전이할 때 방출되는 빛의 에너지는 $E_0(\frac{1}{2^2} - \frac{1}{4^2})$이고, (나)에서 (다)로 전이할 때 방출되는 빛의 에너지는 $E_0(\frac{1}{2^2} - \frac{1}{3^2})$이다. 빛의 진동수는 빛의 에너지와 비례 관계에 있기 때문에 전자가 (가)에서 (다)로 전이할 때 방출되는 빛의 진동수는 (나)에서 (다)로 전이할 때 방출되는 빛의 진동수보다 크다.

245. 정답 ①

| 정답해설 |

ㄴ. $\frac{hc}{\lambda_a} = E_3 - E_1$이고, $\frac{hc}{\lambda_b} = E_2 - E_1$이며 $\frac{hc}{\lambda_c} = E_3 - E_2$이므로 $\frac{hc}{\lambda_a} = \frac{hc}{\lambda_b} + \frac{hc}{\lambda_c}$이다. 따라서 $\frac{1}{\lambda_a} = \frac{1}{\lambda_b} + \frac{1}{\lambda_c}$이다.

| 오답해설 |

ㄱ. a에서는 에너지 준위가 높은 곳에서 낮은 곳으로 전이가 일어나기 때문에 a에서 빛을 방출한다.

ㄷ. $\frac{hc}{\lambda_a} = E_3 - E_1$와 $\frac{hc}{\lambda_c} = E_3 - E_2$에서 두 식을 나누면 $\frac{\lambda_a}{\lambda_c} = \frac{E_3 - E_2}{E_3 - E_1}$이다.

246. 정답 ①

| 정답해설 |

주양자수가 $n=3$인 상태의 전자가 진동수 f_A인 빛을 흡수하여 전이하였으므로 주양자수가 $n=3$보다 큰 상태로 전이하였고, $f_B < f_A$이므로 두 번째 전이 과정은 $n=5$에서 $n=4$인 상태로 전이하였다. $f_A < f_C$이므로 세 번째 전이 과정은 $n=4$에서 $n=2$인 상태로 전이한 ①이 가장 적절하다.

247. 정답 ⑤

| 정답해설 |

ㄴ. c는 b에 의해 유도되어 방출된 빛이므로 위상은 b와 c에서가 같다.

ㄷ. 유도 방출된 빛에 의해 증폭된 빛이 레이저에서 방출된다. 따라서 (가)에서 s는 (나)에서 b 또는 c의 진동수와 같다.

| 오답해설 |

ㄱ. 에너지 준위 차이는 a에서가 b에서보다 크다. 따라서 진동수는 a가 b보다 크다.

248. 정답 ③

| 정답해설 |

ㄱ. A는 E_3 상태에서 E_2인 상태로 전이되므로 $hf_A = E_3 - E_2$에서 $f_A = \dfrac{E_3 - E_2}{h}$이다.

ㄷ. C에서 방출되는 광자 1개의 에너지는 진동수가 f_C이므로 hf_C이다.

| 오답해설 |

ㄴ. ㄱ과 마찬가지로 $f_B = \dfrac{E_3 - E_1}{h}$이므로 $f_A < f_B$이다. f_A는 가시광선 영역이므로 f_B는 진동수가 가시광선보다 작은 적외선 영역이 될 수 없다.

VI. 현대물리학

249. 연습 정답 ②

| 자료해석 |

아인슈타인의 질량-에너지 보존의 법칙에 따르면 핵융합 반응에서 질량이 감소하고 이 감소한 질량에 빛의 속도를 제곱하여 곱한 값만큼의 에너지가 방출된다.

| 정답해설 |

ㄴ. (가)의 핵반응식에서 X의 질량수는 2이고 원자번호는 1이라고 추론할 수 있다. 따라서 반응 전의 질량은 $2M_2$이다. He의 원자번호는 2이고 질량수는 4이므로 원자핵의 질량은 M_5라고 할 수 있다. 따라서 (가)의 핵반응에서 결손된 질량은 $2M_2 - M_5$이다.

| 오답해설 |

ㄱ. He의 원자번호는 2이므로 양성자의 수는 2이다. 질량수는 양성자 수와 중성자 수를 더한 값인데 He의 질량수는 4이므로 He의 중성자수는 2이다.

ㄷ. ㄴ에서 X의 질량수는 2이고 원자번호는 1이라고 추론할 수 있다. 따라서 반응 전 총 질량수는 5이고 원자번호의 합은 2이다. (나)의 반응식에서 반응 후 He의 질량수는 4이고 원자번호는 2이므로 Y는 중성자이다.

250. 연습 PLUS 정답 ①

| 자료해석 |

핵자당 결합 에너지를 나타낸 그래프 해석 문제이다. 핵자당 결합 에너지, 원자핵의 결합 에너지, 원자핵의 안정화 정도, 핵자당 질량 등의 물리적 개념을 구별하는 것이 중요하다.

| 정답해설 |

ㄱ. 그래프에서 보는 것과 같이 핵자당 결합 에너지는 $^{56}_{26}\text{Fe}$가 가장 크다.

| 오답해설 |

ㄴ. 원자핵의 결합 에너지는 핵자당 결합 에너지에 그 원자핵의 질량수를 곱한 개념이다.
따라서 $^{238}_{92}\text{U}$가 $^{56}_{26}\text{Fe}$보다 크다.

ㄷ. 핵자당 질량 결손은 핵자당 결합 에너지와 등가이므로 ㄱ처럼 $^{56}_{26}\text{Fe}$가 가장 크다.

MEMO